泉州市全国老中医药专家
学术经验传承系列丛书

调中州 安五脏

中国人民政治协商会议泉州市委员会 编

海峡出版发行集团
THE STRAITS PUBLISHING & DISTRIBUTING GROUP | 福建科学技术出版社
FUJIAN SCIENCE & TECHNOLOGY PUBLISHING HOUSE

图书在版编目（CIP）数据

调中州 安五脏 / 中国人民政治协商会议泉州市委
员会编. -- 福州 : 福建科学技术出版社,
2024.9

（泉州市全国老中医药专家学术经验传承系列丛书）
ISBN 978-7-5335-7298-3

Ⅰ.①调… Ⅱ.①中… Ⅲ.①中医临床 – 经
验 – 中国 – 现代 Ⅳ.①R249.7

中国国家版本馆CIP数据核字(2024)第098953号

出 版 人　郭　武
责任编辑　郑琳娜　林　栩
装帧设计　刘　丽
责任校对　蔡雪梅

调中州　安五脏

泉州市全国老中医药专家学术经验传承系列丛书

编　　者　中国人民政治协商会议泉州市委员会
出版发行　福建科学技术出版社
社　　址　福州市东水路76号（邮编350001）
网　　址　www.fjstp.com
经　　销　福建新华发行（集团）有限责任公司
印　　刷　福建新华联合印务集团有限公司
开　　本　787毫米×1092毫米　1 / 16
印　　张　23
字　　数　343千字
插　　页　16
版　　次　2024年9月第1版
印　　次　2024年9月第1次印刷
书　　号　ISBN 978-7-5335-7298-3
定　　价　80.00元

泉州市全国老中医药专家学术经验传承系列丛书

中国人民政治协商会议泉州市委员会 编

编委会

顾　　问：	肖汉辉	刘林霜	周真平	王祖耀	洪川夫
	戴仲川	蔡萌芽	庄灿霞	黄世界	黄碧煌
主　　任：	肖惠中				
副 主 任：	黄捍卫	吴艺阳	王家春		
委　　员：	林庆峰	黄清地	黄明哲	郭赐福	徐明侃
	王建芳				
主　　编：	肖惠中				
副 主 编：	林进辉	胡柏青	洪如龙	崔丽华	
编 撰 者：	李智虎	许　讯	余治国	林家参	陈小平
	庄增辉	吴盛荣	郭伟聪	陈　敏	周文强
	张闽光	颜尧民	柯晓虹	阮传亮	叶　靖
	吴志平	陈毅菁	张旭岗	林剑明	苏全贵
	苏福彬				
指导专家：	郭鹏琪	张永树	林禾禧	周来兴	丁秀贝
	苏稼夫	刘德桓	郭为汀	崔闽鲁	曾进德
	白剑峰	颜少敏			

调中州　安五脏

编委会

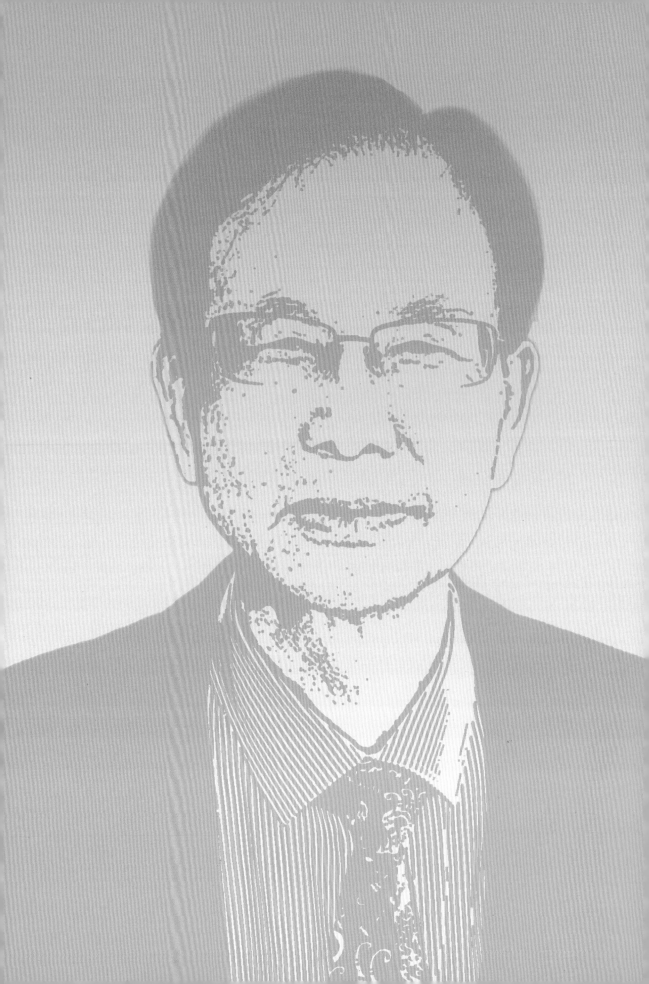

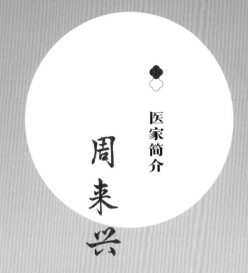

医家简介

周来兴

男，1943 年 11 月出生，福建省泉州市惠安县人。主任医师，第三、第六批全国老中医药专家学术经验继承工作指导老师，全国基层名老中医药专家传承工作室指导老师，福建省基层老中医药专家师承带徒指导老师，国家中医药管理局农村医疗机构中医特色专科（专病）建设项目脾胃病专科学科带头人，福建省名中医。师从国家级中医专家骆安邦，闽南经方流派传承人。

永春县中医院名誉院长。曾任永春县一都卫生院负责人，永春县卫生学校校长，永春县中医院党支部书记，中国人民政治协商会议永春县委员会第九届、第十一届常委，永春县中医药学会秘书长等。泉州市第二层次人才、永春县第二批第二类高层次人才。

从治病救人，再到教书育人，周来兴从事医疗工作 60 余载，形成了"调中州，安五脏"的学术特色，擅长中医内科，兼治妇科、儿科，尤精于脾胃病、肝胆病、哮喘、癫痫、失眠等疑难杂病的诊治。创制了"胃1方""胃2方""胃3方""健脾养胃散""癫痫1方""癫痫2方"等多首经验方，临床疗效显著，所研创的"清清香"取得国家发明专利。编撰出版了《佛手茶养生》《经方薪传1865》《骆安邦论医集》《周来兴论医集》《疑难病症临床经验》等8部专著，发表论文90余篇，其中论文获奖13次。曾入选永春县优秀科技拔尖人才，被评为全国"德艺双馨"医护工作者、泉州市卫生系统"天使杯"竞赛活动先进个人、"泉州市首届卫生示范户"、永春县老年教育发展30周年突出贡献者等。

我自故乡来，应知故乡事。欣悉泉州市政协组织编纂"泉州市全国老中医药专家学术经验传承系列丛书"，作为一名中医人，难掩情动，读之为快。

应邀作序，唯诚惶诚恐。这些老中医，亦师亦友，或常有互动，相谈甚欢；或时有耳闻，神交已久，常被他们宽厚随和、严谨朴实的为人，以及精湛的医术、高尚的医德、诲人不倦的为师风范所折服。

这些老中医，生于斯土，悬壶故里，均熟谙经典，勤于临证，发皇古义，承创新学，锲而不舍地坚持读经典、做临床，其辨证思路、立法立方，无不以阴阳、表里、寒热、虚实、气血辨证为重，依主诉，究主症，察形态，识脉象，审病因，辨证候，分阴阳，定虚实，明部位，定治法，理方药，治本与治标，扶正与祛邪，正治与反治，同病异治与异病同治，酌古准今，论深注浅，因病制宜，用药灵活，代表着当代泉州中医临床的最高水平。

丛书别开生面，分医路、医案、医论、传承和年谱五大部分，突出中医思维方式，真实记录各位老中医的成长、成才、成功之路，呈现各位老中医承师学术思想特色、医疗实践中的丰富临床经验、独特临床验案、成功带教授徒案例，以显著疗效诠释、求证前贤理论，以阐微论辨启迪、开拓后学慧心。所言所述，言简而意赅，语近而旨远。全书理趣兼顾，雅俗共赏，文史交融，图文并茂，是中医理论与临床实践相结合的生动范例，读者若能深研细究并逐渐理解其中奥妙，不失为我辈学习中医理论、提高临床诊疗水平的上佳门径。

　　于历史深处探寻，中医文化绵延传承，始终在兼收并蓄中历久弥新。站在新时代、新起点，中医学的系统观念在解开生命健康奥秘的征程中显现出前所未有的优势。悬壶济世，庇佑苍生，需要医者精诚至上、大爱无疆，需要接续前行、不懈求索。我们有理由相信，丛书的付梓，定会让中医更好地造福人类，让更多读者大众感悟中医的奥妙，领略中医的真谛，更好地认识中医，享用中医。

　　兹不揣浅陋，聊叙数语以为序。

中华中医药学会副会长
福建中医药大学校长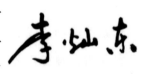
全国名中医、岐黄学者

2023 年 9 月

泉山晋水，草木芳华；杏林春暖，岐黄传薪。

泉州，中医药事业源远流长，独具特色。唐设医学博士与助教，宋置惠民和剂局，元有医学提举司，明清立医学正科，留有《随堂医稿》《妇人科杂症医方》《手书医传》《活婴金鉴》等一批泉州特色医书，以及秋石丹、五痔膏、养脾散、疥疮膏、赛霉安等丹膏丸散，存史传世，流通异域，滋育民众，至今仍熠熠生辉。

更有名老中医代不疏出，如唐代的杨肃，宋代的林颐寿、苏颂，元代的余廷瑞，明代的李旸、庄绰、蔡璇，清代的何天伯、黄秉衡、张廷扬，民国时期的郑却疾、涂去病，当代则有傅若谦、傅铮辉、留章杰、林扶东、王鸿珠、张志豪，以及获评的七批十几位全国老中医药专家等。这些名老中医，博览群书，日求精进，虚心应物，融合不同时代中华民族，尤其是泉州地区中医的经验与智慧，身体力行，对后学耳提面命，口传心授，使中医薪火相传，助推泉州中医药事业长期居全省领先地位，使泉州成为全省唯一获国家中医药管理局授予的"全国基层中医药工作先进市"。

时逢盛世，中医勃兴，泉州正全力推进"健康泉州"建设。中国人民政治协商会议泉州市委员会乘势而为，通过市县两级政协纵向互动、市直部门横向联动的方式，将泉州获批"全国老中医药专家学术经验继承工作指导老师"的这些专家的学术经验和临证传承编撰成书，各立专册，全方位多层面展现老中医开启良知、一心为病的道德风范和职业坚守。各分册分五大版块，医路篇，主要记述老中医成长、行医、带教经历、学术成就和科研成果等；医论篇，主要记述老中医的学术流派、学术思想、临床经验、临床科研、医学探索等；医案篇，精选了老中医的经典医案、处方等；传承篇，主要记述医术传承工作，包括老中医对自己老师的回忆和学习心得，老中医弟子跟师的经历、感悟等；年谱篇，以谱主为核心，以年月为经纬，记载老中医的学习、从医经历和学术活动等。全书力求突出学术性和资料性，兼顾通俗性和可读性，并配以老中医访谈音视频二维码，影音再现老中医的应诊实况、操作手法、带教和医路趣事等。

丛书理新验丰、观点新颖、资料翔实、评述确当、论证规范、文字顺畅，出版后可供中医药、西学中人员及中医药爱好者学习参考。基于忠实原著的精神，方中药量多为老中医个人经验用量，有部分超过了药典规范，读者应在专业医师的指导下斟酌使用。

丛书编撰过程中，得到中国共产党泉州市委员会、泉州市人民政府的鼎力支持，中国人民政治协商会议晋江、南安、安溪、永春、德化县（市）委员会，泉州市中医院等单位的有力协助；老中医们无私奉献，执笔人倾力而为，参编人员竭诚工作。借此，谨对关心支持本丛书编撰工作的领导、老中医及所有参编人员致以衷心感谢和崇高敬意！

由于编撰水平有限，丛书还存在不少不足之处，敬请广大同道及读者批评指正。

丛书编委会

2023 年 10 月

目录

传承篇 　　　329

年谱篇 　　　349

医路篇

第一节　勤奋好学的渔村子弟

● 一、因父立志，悬壶济世

1943 年，周来兴出生于漳州市东山县一户张姓人家，出生两个多月就被亲人用一张草席包着遗弃在东山岛的路边。幸被养母发现，把他抱回老家惠安净峰松村这个小渔村抚养。

净峰，位于惠安东部，这里的百姓世世代代以海为生。周来兴的养父是一介渔民，收入单一，家庭条件困难，家中大哥很早就失去上学机会，在家帮助父母干活，姐姐也早早出嫁。周来兴在敦中小学毕业后，被保送到荷山中学读书。其间，养父要求周来兴辍学，出海打鱼贴补家用。对学习抱有浓厚兴趣的周来兴不愿放弃学习机会，班主任极力帮忙做养父的思想工作，他认为周来兴会读书，有前途，并愿意提供一部分学费上的支持。姐姐也给予周来兴很大的支持和帮助。于是，在磕磕碰碰中，周来兴读完了初中。

也是在那个时候，养父患上肺结核咯血。20 世纪 50 年代农村医疗条件差，农民看病寻医难，绝大多数农村家庭生活困苦，得病了能拖则拖、能挺则挺，能用土方土法的就用土方土法，养父亦是如此。眼看养父病痛难忍，少年周来兴有心无力，内心无比煎熬。受尽 7 年病痛折磨，60 多岁的养父离世了；而养母因舌头生疮去世，年仅 50 岁。

《伤寒论》里有这样一句话："上以疗君亲之疾，下以救贫贱之厄，中以保身长全，以养其生。"养父看病之难、百姓求医之苦，使周来兴决定学医，立志从医救民，为家乡父老做点事。

● 二、少年医生，发愤学习

1958 年，惠安县创办卫校，净峰片区分配到一个招生名额。周来兴觉得机会难得，便迫不及待报名参考。在众多竞争者中，他如愿考上了惠安县卫生学校。

那个年代，医生紧缺，为了让学生尽快掌握规定课程，卫校日夜开课赶进度，原定学制2年的班次，实际1年就毕业了。在卫校，周来兴如饥似渴，跟着王硕卿、刘跃南、孙松樵等惠安当地名医学医就诊。一年后，周来兴被分配到惠安净峰保健院当帮工，当时他只有16岁，工资每月21元。他一边工作，一边潜心自学中医，周来兴回忆说："接触中医差不多就是从当帮工开始的。"

在保健院，周来兴特别勤快，护士招呼周来兴帮忙打针，他就跑过去当帮手；药房药师叫他帮忙抓药，他也去。在抓药的同时，他渐渐认识了一些药材。患者们初来取药时，周来兴会顺便问一下他们患的是什么病；患者们再来取药时，他会再问："情况如何，好些了没有？"日子久了，周来兴渐渐摸出了门道，懂得患什么病得用什么药治。

周来兴发现，中医博大精深，传承数千年，而且中药材相对便宜，花小钱治大病，农村群众对中医非常信赖，于是他想学中医的愿望越发强烈。儿时身边发生的一件事，也坚定了他选择学习中医的信念。当时，老家有一位渔民患肺结核，身体日渐消瘦，常咳嗽、吐血，他一边自己看医书，一边给自己治病，就吃花生米，同时经常到海边散步，到树林里呼吸清新空气，竟然把自己治好了。后来这位渔民当起土郎中，帮乡里乡亲看病，这件事对周来兴触动很大。

恰好当时保健院有一位民间家传邓姓老郎中，经常骑马帮群众看病，周来兴想拜老郎中为师。老郎中被年轻的周来兴感动，但始终不开口答应收他为徒，只说"你把《汤头歌诀》《药性赋》《濒湖脉学》三本背一下，背好再来"。待周来兴背好，老郎中也不具体讲解，只让周来兴骑着自行车载着他一起出诊。于是，周来兴一边跟诊，一边学习中医古籍经典。经过一年的努力，周来兴能背诵400味中药药性及200多首方剂，掌握28脉的脉形主症，为深造中医打下了良好的基础。

1960年，惠安县沿海受灾，净峰镇地势较低，海水淹没沿海耕地，当地种植的番薯严重泡水，不少村民食用后出现腹泻等症状。时任晋江地区卫生局副局长的许仁贵带领医疗队驻扎在净峰保健院开展诊治工作。看到周来兴勤快、好学，许仁贵推荐他到晋江专区卫生学校中医专业（四年制）学习深造。

不料，因为灾后诊治工作任务重、人手少，净峰保健院将周来兴的入学报到证拖延了近 2 个月才给他。1961 年初冬，当周来兴到学校报到时，校长说："开学这么久才来报到？这样吧，若这学期期末考试你超过三科不及格，就当作自动退学处理。"

　　周来兴深知求学机会来之不易，他刻苦攻读，把书中一些重要的知识用红笔逐句圈点，加译加注，还将《伤寒论》《金匮要略》的重要条文抄在小本子上随身携带，起早挂晚背诵，与同学相互提问，及时请教老师，探明原意，力求读懂、读通。再加上在基层保健院积累的基础知识，那学期末，他的成绩不但及格了，还名列班级前茅，后来还被评为"五好共青团员"。

第二节　刻苦探索的山区医生

● 一、根扎山区，以苦为乐

1965 年，周来兴毕业了。毕业那年，国家统一分配工作。当时，中国共产党泉州市委员会、泉州市人民政府提倡毕业后支援山区，战备医院、泉州一院为一线，永春蓬湖为二线，永春一都为三线。"党的需要就是我的志愿"，最终，周来兴选择毕业后到最苦的三线地方永春一都工作。

习惯了沿海生活的周来兴刚开始特别不习惯边远山区崎岖蜿蜒的道路。去永春县一都卫生院报到的那天，他一路晕车、呕吐。到达后，舟车劳顿、水土不服，整整晕睡了三天三夜。

一都镇，名字始于元代，地处永春县南部，离县城 96 千米，西接漳平，北与大田接壤，群山叠嶂，山高林茂，水深路窄，交通不便。当年，医疗条件极差，疟疾、丝虫病、地方性甲状腺肿等流行，医疗任务繁重。周来兴出诊常常需要翻山越岭，不是爬山就是下坡，有时往返一趟要花五六个小时，夜间出诊也并不少见。为了尽快熟悉山路，周来兴常借助群众画的草图认路。20 世纪 60 年代，永春一都的虎患还比较严重，卫生院的医护人员都特别害怕夜间出诊，这对高度近视的周来兴来说，更是一个严峻的考验。然而，想到患病群众的痛苦，他还是克服了种种困难，竭尽全力地帮助患者消除痛苦。

有一次，周来兴和同事夜间出诊，在深山里迷了路。他们走了很久很久，依旧在山林里打转。他们特别害怕，只要看到远处有一点灯光，就赶紧顺着光的方向寻找出路，总算遇见了当地群众。一都的群众热情淳朴，见到这两位夜里迷路的医生，赶紧烧水煮米粉，还特别加了几片大肥肉。那时群众的生活普遍清苦，他们拿出了最好的饭菜和最厚实的棉被招待医生，实属不易。但山区夜间寒冷，群众的被子稍显单薄，怎么盖都不暖和，两人不敢脱衣睡觉，瑟瑟发抖了一个晚上，总算熬到了天亮。

就在这样艰苦的条件下，周来兴每日有看不完的病、出不完的诊，十三年间，他踏遍了一都的山山水水，走遍了家家户户。虽然辛苦，但一都群众纯朴热情，他们说，"多亏有这样一位好医生"，群众的肯定与赞许让周来兴心里踏实，也感到无比的欣慰和充实。

◆◇ 二、初斩顽症，名气大振

到一都卫生院工作时，周来兴年仅 21 岁，刚开始群众很是怀疑他的医术，认为这么年轻怎么会看病。坐"冷板凳"、患者少甚至没有患者是常有的事。而一些其他医生不愿意接诊的疑难杂症，却常被推到周来兴这边。

这可苦了初来乍到的周来兴。年轻的周来兴不怕困难，遇到疑难杂症他只能尝试着开一帖药先让患者回去服用，并千叮万嘱第二天一定要再来医院面诊。当晚下班回到宿舍后，周来兴废寝忘食，立即将白天遇到的病症对照医书潜心研究，实在不懂就打电话请教老师，第二天再根据患者服药后的情况调整处方。

靠着这股韧劲和拼劲，很多患者得到了医治。一位患者患类风湿关节炎 6 年，看了很多医生但效果并不理想，他怀着试一试的态度，找到了周来兴。经过周来兴 3 个月的研究和精心治疗，疗效十分显著，该患者病情基本得到控制。从此，慕名前来就诊的患者日益增多。

随着时间的推移，被周来兴治愈的患者越来越多，口口相传，周来兴在当地有了不小的名气。周来兴并不满足于此，不断告诫自己"医海无涯，患者第一"。他曾在日记中写到"青松翠柏，根深叶茂；治病救人，志比山高"，不管刮风下雨，还是严寒酷暑，他始终坚持在山区工作，只要群众有需要，周来兴总是二话不说就出诊。

1967 年冬天，一个风雨交加的夜晚，一都仙友村有一个小孩因肺炎引发呼吸衰竭，情况危急。患儿家长在卫生院焦急等候，一定要请周来兴前往仙友村出诊。刚出诊回来的周来兴一听说，马不停蹄地跟着家长出发了。那天大雨倾盆，大水把田地与道路都淹没了，走着走着，周来兴一不小心掉进深泥田里，情况十分危急。幸亏走在前面的患儿家长及时发现，才避免一场灾厄。被救后，周来兴一心想着患儿的安危，忘了寒冷和伤痛，拖着扭伤的脚，继续冒雨赶路。经过一夜的紧急抢救，患儿转危为安，周来兴这才拖着疲惫的身躯返回卫生院。这件事，让周来兴得到广大患者及家属的认可和赞扬，名声大振。后来，周来兴还被评为当地活学活用毛主席著作积极分子，出席地区活学活用宣讲大会并作事迹报告，成为永春县先进事迹巡回报告团八位成员之一。

◆ 三、随时诊疗，因病制宜

作为一名山乡医生，周来兴的生活中从来没有休息日，十年如一日为群众治病，只要有病患，哪怕是在路上遇见的，他都要停下脚步，及时救助。

1968年秋天的一天，周来兴在出诊的路上，偶遇一挑柴妇女倒地不起，上前查看发现她下体大出血，他赶快针灸百会、血海、三阴交穴为她止血。待妇女神志清醒后，他嘱咐热心路人尽快将妇女送一都卫生院就诊。1974年10月的一天，周来兴返回惠安老家探亲，路上遇到几个妇女吵架，突然，其中一人因发怒而吐血昏厥。正当大家束手无策时，有人认出了路过的周来兴，大喊"周医生来了"，周来兴赶忙上前查看其病情。正当周来兴苦于手中无急救药时，恰见一小男孩正要撒尿，便急中生智，对小孩喊了一声"先不要拉"，然后取一杯童子尿给患者灌服，片刻后吐血止住了，人也苏醒了。原来，童子尿能清热降火，应急时也只能这样处理。此后，周来兴用童子尿救命在惠安一带传为佳话，也让周来兴深感中医学博大精深。

对于一些疑难杂症，周来兴更是不断探索，或翻书对照，或与同事探讨，或请教老中医，以求疗效佳。若有不放心之处，哪怕山高路远，都会赶去会诊，或电话回访，检验自己的行医疗效，并不断反思总结经验。

1974年，一位9岁男孩患病1年多，面黄肌瘦，右肋下有明显肿物，地区医院诊断为慢性肝炎、肝部肿块待查。经多方治疗，均不见效。家属抱着试试看的心态找到周来兴。通过诊断，周来兴认为是"积聚"，他以养肝疏肝健脾、活血化瘀、软坚消肿为治疗原则，采用中药治疗。经过3个多月的精心诊治，患儿肝部肿块逐渐消失，身体逐渐康复。还有一位陈姓乡干部患慢性肾炎13年，曾先后住院治疗5次，反复求医，病情时轻时重。就诊前一个月病情加重，面色苍白、全身浮肿、下肢肿胀按之没指、腹胀、纳呆，肾功能检查提示慢性肾衰竭。患者找到周来兴，经周来兴多次详细会诊，诊断为脾肾两虚、湿毒内阻，采用宣肺健脾益肾，补气活血利水等多脏腑合治，3个多月后，患者得以康复。

在边远山区，胃病、肝胆病等常见疾病，严重困扰当地群众的生产生活。周来兴也因长期出诊劳累，加上三餐不定时，患上了胃病。为了当地群众，也为了自己的健康，他一边治病一边研究，综合搜集有效经方和民间单方，在自己身上进行临床试验，终于创立治胃病的胃1方、胃2方、胃3方系列方药，临床疗效显著。其中胃1方，治疗消化性溃疡患者1500余例，有效率达98%。同时，多方研配出对癫痫有特殊疗效的中草药，解决了边远山区群众的病痛之苦。

◆◆ 四、负重前行，尽心尽责

1967年8月，周来兴担任永春县一都卫生院领导班子成员及负责人。其间，主要抓卫生院建设工作，卫生院用房原为一所破旧小学校，逐渐建成新门诊楼、病房楼、职工生活楼，满足了当时的医疗和生活用房的需要。

卫生技术人员由10多名增加到30多名，病床扩增至30张。卫生院扩大了业务范围，逐步开设普外科（以胃、阑尾手术为主）、内科、妇产科、小儿科、急诊科等，基本满足边远山区人民群众的就医需求。同时，重视医疗水平的提高和农村医疗技术人员的培养，先后举办两期乡医培养班，让每个村至少都有一名以上"赤脚医生"，方便群众就近就医。

通过10多年的努力，这所创办于1958年的卫生院由简陋的乡村卫生院发展到初具规模的中心卫生院，与蓬壶、湖洋两所中心卫生院并列。

第三节 精研博学的中医学者

一、博及医源，孜孜以求

周来兴常说："中医学博大精深，古往今来，凡欲成大医者，都必须具有广博的知识，且精勤不倦"，"不具备牺牲精神是不能到达彼岸的"。

不管是学生时代，还是在工作期间，周来兴一直博览好学，苦读医书，钻研医术。学生时代背诵中医经典著作，尽量做到烂熟于心，信手拈来。参加工作后，日应诊、夜读书，广涉医籍，成为他每天的生活状态。对张锡纯、蒲辅周、岳美中的医疗经验及《中医杂志》《中华中医药》《中国中医药现代远程教育》等杂志，无不用心研读。周来兴认为，阅读医学经典对于学好中医有很大的帮助，这是一种从源到流的学习门径；而临床各科教材是一种从流到源的学习门径，二者循环闭合互相佐证，能为更加深入学习中医打下良好的基础。

对于阅读中医经典著作，周来兴有五点体会：一是精读，"读书破万卷，下笔如有神"，应以中医四大经典奠定阅读基础；二是勤记，多抄写摘要、卡片、笔记，并写下心得体会、论文等；三是深思，深思明辨，敢于质疑，如肾无实证亦无泻法；四是熟背，熟能生巧；五是多问，学问学问，就是要不耻下问，问道于师。他感叹要珍惜现在的学习条件，过去自学成才的人，往往是"偷"学的有心人，苦于无师可问。

二、善于总结，勇于创新

从医多年，周来兴学习不断，实践不断，总结提升不断。他日则应诊、夜则读书，坚持自学，勤求古训，强化理论基础，提升思维能力，将中医理论与临床实践紧密结合，形成自己的认识，并加以升华。

周来兴常说，"读经典首先是领悟，使心有所感，豁然贯通"。对《金匮要略》，周来兴每精读一遍就会有新的心得体会和收获。《金匮要略》中的几条论痹条文，周来兴不但背得滚瓜烂熟，而且掌握了各条特点，灵活运用。他整理出治实痹当选麻黄加术汤、麻杏苡甘汤，前者偏用于风湿寒痹，后者偏用于风湿热痹。而虚痹又分表里之虚、气虚、阳虚及气血虚。他总结出治痹八法：表气虚用防己黄芪汤、表阳虚用附子白术汤、表里阳虚用甘草附子汤、阳虚风邪偏胜者则用桂枝附子汤、气血不足用黄芪桂枝五物汤、寒热错杂之痹用桂枝芍药知母汤、沉寒痛剧用大辛大热乌头汤、热痹非甘寒用白虎加桂枝汤，临床运用效果极佳。一位患类风湿关节炎20多年的陈姓患者，四肢关节已肿痛变形，求医无数，并长期服用雷公藤片及西药，肝、肾均严重受损，周来兴对症下药，以桂枝芍药知母汤加减，调治一年，顽疾竟获痊愈，患者万分感激，逢人就称赞周医生妙手回春，中医药是中华民族的伟大瑰宝。

在周来兴看来，学中医，重理论，更要重实践。他认为理论可指导实践，而实践可出真知。因此，每次坐诊周来兴总是带着笔记本，每天晚上将当天坐诊遇到的情况详细记录并写下心得体会，过后还时常回访患者，跟踪治疗情况，对自己开的药方进行反思与调整。同时，他充分吸收西医的成果，努力实现中医疗效最大化。周来兴不断精进医术，不仅普通病症手到病除，一些疑难杂症也均能取得较好疗效。1972年有一患儿，每因发热而惊风，每月发作三四次，大多在月中发作，且屡治屡发4年多。周来兴详细问询，了解患儿平时偏爱零食、补品多，易伤脾胃致积滞，从而湿聚化热、热盛生风而发病。周来兴采用健脾祛湿、清肝息风治法，方选保和丸加天麻、双勾藤、僵蚕、白芍等，于每月中旬左右调治7剂，经治半年后顽疾而愈。家长为感念之恩，竟将患儿改为与他同名（来兴），让周来兴深感一个医生的荣耀与责任。

根据《黄帝内经》"治未病"的思想，周来兴提出"治其未生、治其未成、治其未传、愈后防复"的观点，运用于临床屡获效验。他采用健脾养肝、活血通络等干预措施，防治肝纤维化、肝硬化、肝癌的发展，治疗外感热病，凉其血、清其热，防邪入营血；医治糖尿病患者，应及早配合疏肝、活血、通络，以防其并发症等均有独到之处。肾虚阳痿是阳痿中常见一型，古今多从补肾入手，周来兴根据脏腑相关学说，认为肾虚阳痿与心、肝有关，提出"治肾勿忘治心，真精勿忘疏肝"，活血通络，打破肾虚阳痿仅靠单纯补肾的常规方法。依照此思路，周来兴创制春阳汤治疗肾虚阳痿 310 例，总有效率达 97.5%。曾有一位李姓侨亲患阳痿，求医问药 6 年疗效甚微。经人介绍求诊于周来兴，周来兴采用补肾宁心、疏肝通络的治疗方法，以振阳起痿之品治疗 1 个多月病愈，1 年后得偿所愿，妻子顺利产子。李姓侨亲从海外送来"杏林春暖，橘井泉香"横匾，表达对周来兴的感激之情。

2003 年严重急性呼吸综合征（非典）流行期间，周来兴在宫廷避秽香配方的基础上，酌情加减，配置出"清清香"药方，该方对流行性感冒、呼吸系统疾病和慢性疲劳综合征有着显著疗效，并成功申请国家发明专利，现已开发产品投向市场，为发展永春香业做出了贡献。同时研制出的健脾养胃散应用于脾胃病的治疗，取得较好疗效。

三、拜师求艺，精益求精

周来兴认为，学无止境，艺也无止境，"梅花香自苦寒来"。学习中医，师承方式相当重要。因为，书本上的理论知识只是一部分，而传承是理论知识的经验结晶。老师的从医经验往往是书本上学不到的，要靠名师传授点破，才能真正学到更宝贵的知识。于是，拜师求艺，注重探索，成为周来兴行医生涯中必不可少的一条路。

为提高医术，扶危救急，周来兴几度拜师求艺，师从全国老中医药专家蔡友敬、骆安邦，以及当地名医张志豪、王硕卿、刘跃南、孙松樵等。对于一些民间中医高手，周来兴也经常登门求教。

在周来兴看来，拜师求艺，首先要尊敬老师，建立良好的师生关系，成为可教之才，不要成为"非其人勿教"之人。对于恩师蔡友敬、骆安邦、阮传发等，周来兴始终恭敬如一。跟师蔡友敬 1 年、骆安邦 3 年，周来兴吃住基本在他们家，感激之情无以言表，唯有铭记于心，他们传道授业之情胜似父母情。阮传发老师至今仍然经常关心帮助周来兴，时常赠送中医古文读本，周来兴感激不已。

既拜师又不拘泥于师传，周来兴注重探索并勇于创新。"每触见活人之一法一式，皆着之于骨髓，深不敢忘，必欲尽学通之而后休"，这是周来兴的行医信条。他认为在临床实践一段时间后再去深造，带着问题学习，往往收获更多。1973 年，周来兴师从全国老中医药专家蔡友敬，从医后的这段学习经历让他受益匪浅。蔡友敬重脾胃，认为宗东垣与中梓之长，治病用药倡导顾护脾胃之气，注意调节肾之阴阳，运用六君子汤加减治疗一些疑难杂症，堪称一绝。他对周来兴影响很大，促使周来兴日后主攻脾胃之症，并在脾胃专家杨春波的指导下进入全省脾胃病专家行列，成为固护后天之本的"土派"。而骆安邦老先生精研《金匮要略》并将知识与经验倾囊相授，使周来兴在应用《金匮要略》方药治疗疑难杂症上积累了不少经验。骆安邦还善用经方治疗肝胆疾病，对周来兴启发很大。在骆安邦学术理论的基础上，周来兴提出"疏通论"，认为胆汁源自"肝之余气"，肝为胆之上源，胃为胆之下邻，肝、胃与胆相通，上疏下通则胆自安。他归纳出若肝失疏泄，则胆汁不利，涉及阳明，腑气不通，肺气不降的病理特点，认为疏肝利胆、宣肺通腑是治疗肝胆疾病的良法，以柴胡汤类、四逆散为基本方，证之临床，疗效较好。另用防己黄芪汤治疗急慢性肾炎、风湿性心脏病、表气虚等痹证；当归芍药散治疗慢性盆腔炎、习惯性流产；半夏泻心汤治疗胃炎、消化性溃疡、口腔溃疡、白塞综合征；甘麦大枣汤治疗神经官能症、癔症、围绝经期综合征、神经衰弱、抑郁症等，均有效验。

跟师在路上，探索不止步。周来兴不但消化吸纳老师们的学术经验，而且在临床实践中不断积累经验，丰富完善自己的知识储备。针对治疗哮喘缓解期，周来兴以健脾化痰、宣肺降气、补肾纳气为法配制哮喘丸。他结合冬病夏治法，采用外治（三伏日灸贴）与内治（哮喘丸）相结合，治疗 380 例虚寒性哮喘，总有效率达 93.1%。

1980 年，患哮喘 30 多年的郑姓患者，到处求医未果，终日以雾化剂吸疗，饱受病痛折磨。周来兴会诊后，经内外调治 3 年，病竟痊愈。又有一位陈姓患者，患骨髓增生异常综合征，省级医院认为西医难以救治，建议患者可以尝试找当地老中医治疗。经友人介绍找到周来兴。患者泪流满面，恳求周来兴医治自己。原来，患者一家 5 口人的生活费全靠他的退休金维持，他是家中的"顶梁柱"，他想活下去。这件事对周来兴触动极大，决心尽全力治好他。周来兴查阅大量资料，在继承先人和老师宝贵经验基础上，大胆创新，认为骨髓的疾病与肾虚、脾不生化、气血不足、瘀毒内蕴有关。他采用健脾益肾、调补气血、活血解毒的方法治疗，经过 1 年时间的调治，绝处逢生，患者病愈。患者及其家人万分感激，送来一块"医术高明，医德高尚"的横匾。

为了更全面掌握中医理论知识和临床经验，周来兴还积极参加各级各类培训，不断进修学习。1982 年，周来兴参加由福建省卫生厅在泉州开办的"内经进修班"，系统学习 1 年。1990 年，参加全国男性病学习班半年。1994 年，参加香港亚洲函授学院，学习中西医结合专业 2 年。1997 年，参加美国世界传统医学科学院（American Academy of World Traditional Medical Science）博士研究生远程教育，学习 4 年获传统医学（MD）博士和哲学（Ph.D）博士学位。通过不断地学习，他的医术大有长进，他深悟中西医各有所长，必须相互结合促进，以提高治疗效果。周来兴认为，工作一段时间后，带着问题再学习，确实对提高业务水平有很大帮助。

🔷 四、博采偏方，辨证施用

周来兴不仅从《黄帝内经》《金匮要略》等经典中汲取中医营养，并运用于实践，还从孙思邈的《千金方》得到有益启示，认识到丰富的民间医药是临床取之不尽、用之不竭的源泉。于是他广泛涉猎，搜集民间有效验方、偏方，在实践中加以验证。如生姜羊肉绿豆汤治疗慢性口腔溃疡，鹅肉生姜汤治疗类风湿关节炎，二百汤治疗久咳，结核散治疗肺结核，仙鹤草治疗前列腺炎，马齿苋治疗糖尿病，桃寄生治疗慢性肾炎，减肥汤治疗肥胖症，三根汤治疗黄疸等。这些，都是周来兴反复验证行之有效的奇方。

行医中，周来兴曾遇到过这样一个病例。一患儿在某县级医院诊断为急性黄疸型肝炎，治疗一个月未见明显好转。家长找到周来兴时，他见患儿目黄、尿黄、肤黄、纳呆、腹胀、欲呕、舌苔厚腻黄、脉弦滑，诊断为湿热内蕴、脾胃受阻。周来兴选用民间偏方三根汤（山豆根、白茅根、苦参根）加白豆蔻、麦芽，以清热利湿、健脾化湿。当时，患儿父亲见周来兴只开了5味药，带着疑问对他说："我儿子看病已经花了两三千元，却治不好，您开这么便宜的药方，能治好我儿子的病吗？这不是开玩笑吧？""人命关天，岂能儿戏？您放心吧！治病只需对症下药，药不求名贵。"周来兴说。7剂过后，患儿黄疸退去，纳香。再用5剂调治，10天后复查肝功能正常，患儿父亲高兴得逢人便讲中医功效神奇，中药便宜而且见效快。

周来兴认为"民间处处都是宝"，也一直努力挖掘、整理民间流传的中医药知识，通过辨证分析和在临床大胆实践，为研究闽南地区的中医药文化提供了有益的借鉴和补充。

● 五、抢救古方，成果丰硕

周来兴认为，虽然国家对中医越来越重视，但存在部分群众为追求快速治病舍弃中医药"简、便、效、廉"的优势，选择西医，致使中医被边缘化甚至西化。但周来兴始终对中医药充满热爱，"矢志传承古方存"，他精研传统医学，整理名家文集、抢救古方古法，坚持为中医药文化传承作贡献。

为抢救中医古方、文献，周来兴繁忙的工作之余，进图书馆，淘古籍网，理处方笺，访知情人，忆恩师行，主编了《蔡友敬医案》《骆安邦论医集》，为抢救和继承老中医学术经验做出努力。

熟悉周来兴的人都说他有"四多"。一是论文著作多，二是科研奖项多，三是获得荣誉多，四是社会职务多。对于前"两多"，周来兴尤为自豪，因为这是他对中医学一以贯之的热爱的结晶，是他孜孜以求、刻苦钻研的产物，努力实践、勇于创新的成果；对于后"两多"，周来兴同样珍视，因为那是前"两多"的延伸，是激励，是鞭策，是义务，更是责任。

前"两多"源于周来兴有记录病案的习惯。他时常回顾反思，久而久之从中悟出许多治疗规律和方法，整理出许多有效病例和方药。治疗之余，他不断总结经验并撰写文章。周来兴先后在《世界传统医学杂志》《中国医药学报》《中医杂志》等刊物发表论文90多篇，获省、市级优秀论文奖17篇。其中，《绝妙回生散》《长寿保健酒临床应用体会》《养阴开音汤治疗慢喉喑 210 例》等 9 篇论文获全国优秀论文一等奖。结合自己临床经验和思考，他先后参与编写了《周来兴医学文集（一、二）》《疑难病症临床经验》《佛手茶养生》《周来兴论医集》《经方薪传 1985》《内经证候类诠》《现代中医消化病学》等。

　　周来兴荣获的县以上科技成果奖共计 13 项。其中，《刮抓疗法治疗小儿消化不良 100 例临床小结》《三伏日灸为主治疗虚寒性哮喘 380 例》在"第一届世界传统医学大会"上获"金杯三等奖"；《骆安邦治痹八法》在香港获"李时珍杯全球华人医学科研创新发明金奖"；《春阳汤治疗肾虚阳痿 200 例临床观察》获中国中医研究院特色医药合作中心颁发的"中华医药高新科研成果金杯奖"；《再发汤治疗斑秃 244 例的疗效观察》获世界传统卫生组织"圣塔莫妮卡科技进步三等奖"。此外，"清清香"防病养生获国家发明专利，《周来兴医学文集》在全国第二届中医药科研成果与临床应用研讨会上被评为优秀论著二等奖，以及第十六届世界传统国医节暨世界中医药成果高峰盛会"世界传统医学金手指奖"。

第四节　诲人不倦的名老中医

◆ 一、卫校讲堂，初露锋芒

1976 年，永春县创办卫校，县里开办西学中班，将全县 28 名西医医生集中在一起学习中医一年，半年学理论半年实践。

在基层有一定名气的周来兴被抽调到卫校工作，主讲中医内科和中医基础学。周来兴有深厚的中医理论基础再加上丰富的临床经验，讲起课来生动有趣、通俗易懂，很受学员欢迎。学员在闲聊时常讲，"这位姓周的老师怎么这么会讲课"。就这样，周来兴一边在卫校上课，一边继续在一都中心卫生院上班。

1978 年，周来兴任永春县卫生学校校长。为了继续看病救人，周来兴在卫校设立门诊部，自己兼任门诊部主治医师。在卫校期间，周来兴深知山乡群众看病不易，主抓在职卫生技术人员及乡村医生的培训工作。他先后举办乡医学习班 14 期，在职培训班 6 期，西学中班 1 期，统招护士班 1 班（学制 3 年），为培养医护人才尽心尽力。

教学过程中，周来兴不断告诫学员，若想成为一名好中医，首先，要有悬壶济世的仁心、有欲学岐黄救民的决心，才能做人民信任的医生。这是学医的动力，亦是学医的前提。其次，要有对医疗事业的热忱之心，才能专心致志求真谛；要有弘扬国粹、学好中医、努力发掘中医药宝库的衡心，才能不断探索，精益求精，从而更好地为人民健康服务。干一辈子，学一辈子，读经典、多临床、跟名师、纳经验、善总结。

周来兴一边忙于学校行政事务，一边上课、门诊带教学生，在他的言传身教下，他的学生纷纷投身一线，很多学生现在已经成为永春等地医疗骨干。他将治学与行医生涯中的经验撰写成《难忘的经历与趣事——我的行医之路》，读后让人为之动容。

1984 年，周来兴调任至永春县中医院任党支部书记。周来兴认为，要保证中医院健康有序发展，人才是核心，医德医风是关键。他以抓党建、医德医风建设、精神文明建设为主，率先垂范，发挥党员先锋模范作用，团结带动全院医护人员，不断提高诊疗水平。他对全院医护人员讲，"学医之道，以德为要，救死扶伤乃医生天职。要同情、关心、体贴病人，对待病人要一视同仁、不能敷衍了事"。

周来兴带着同事一道践行医德医风，开展"承诺、评诺、践诺"等活动。他的诊室里总是挤满患者，也因此经常加班加点，直到送走最后一位患者才下班。一次，他因劳累过度导致胃出血，但即便是躺在病床上，他也始终不忘关心患者病情。几十年来，周来兴奉行"堂堂正正做人、清清白白为医"的宗旨，对送上门来的"红包"及贵重礼品一律婉拒。在患者面前，他是良医；在同事面前，他是榜样。

周来兴常说："当一名称职的医生不容易，当一名人民群众满意的名医更难！"为了掌握更全面的医学知识和更高的医疗技能，更好地为人民服务，他几十年如一日，尽量谢绝不必要的应酬和社会活动，确保绝大部分时间用在钻研医学和业务上。

在周来兴的熏陶和带动下，永春县中医院的医德医风建设取得可喜成效，业务水平也有了较大提升。他任职期间，医院顺利通过二甲评审，曾被福建省卫生厅授予"文明医院"称号，荣获市县两级文明单位、先进党支部和科技工作先进单位等。

2003 年退休后，周来兴任名誉院长至今。退休后的周来兴依旧积极参与医院建设，还创建了传承工作室，主抓人才培养，力求将中医学术传承下去。

三、老骥伏枥，力育新人

周来兴常说："学习中医的医生成才比较慢。一要靠学校培养，二要靠导师引导带教，三要自身不断进修学习，四要勤于实践。"他希望能将自己所学所获贡献出来，培养更多优秀的中医人才，为大众健康尽心尽力。

虽然年事已高，但周来兴仍然热爱中医事业，每周只有周末休息，其他时间都在永春县中医院的周来兴全国名老中医药专家传承工作室坐诊、带学生，经常和学生们就某个病案展开热烈讨论，孜孜不倦指导他们的工作，有时候甚至错过了饭点。晚上或者周末休息时间，常常坐在台灯前奋笔疾书、著书立说。他倾力推动传承工作室建设，每月为年轻医生讲课、进行病案讨论、指导诊疗工作等，力图通过传、帮、带，培养一批有理想、有担当、有责任的中医人才。

周来兴认为，工作有退休年龄，但事业无止境，他将怀着对中医事业永远的热忱，继续为山区人民健康尽绵薄之力。"一花引来百花开，代代传承春意在"。目前，周来兴带教的20多位中医人才，大部分已成为永春县中医院等医疗单位的中坚力量。业余时间，周来兴还参加一些义诊活动。

四、德艺双馨，荣誉等身

周来兴讲："中医药博大精深，在中医的道路上，我永远是一名充满激情的学生、一名为百姓健康护航的卫士。"

从治病救人，再到教书育人，周来兴在中医的道路上精研细作60余载，救人无数也荣誉等身。他曾获得泉州市优秀共产党员、泉州市卫生先进工作者、永春县先进工作者、永春县优秀科技拔尖人才等称号，获评全国"德艺双馨"医护工作者，泉州市第二层次人才。

有趣的是，在1994年周来兴参加首届世界传统医学颁奖大会时，差点闹出笑话。那年，中国代表团80人在吴阶平、胡熙明的带领下前往美国参加会议。会上，主持人宣读获奖名单时，由于周来兴语言不通加上心里认为国际优秀成果金杯三等奖应该与他无缘，主持人重复了三遍他的名字，他都没听清楚，迟迟没有上台领奖。旁边一位中国代表团成员告诉他获奖了，让他赶快上台领奖。周来兴站起来又踌躇了，不敢想象能获此殊荣，不敢上台领奖。礼仪小姐误以为周来兴行动不便，于是，彬彬有礼地将闪闪发光的金杯送到他面前。此时，会场上响起热烈的掌声，让周来兴既高兴又抱歉。

当被问到"周老，您这一路走来，有什么感触和收获"时，周来兴总是笑着说："最大的感触是我如愿成为一名中医，能够解除患者的病痛，救治无数患者，为民保一方安康，我感到无比欣慰。疗效好才是说得清、道得明的硬道理。病人的病，我把它治好了，病人高兴，我也高兴，我从中得到更大的快乐，这就是荣誉，就是收获。同时，我培养了一批中医人才，看到后继有人，很欣慰，这也是收获。传承是中医的必经之路，中医不能断层。"

大音希声，大象无形，朴素无华语言的背后是一颗滚烫的仁者之心，周来兴被老百姓亲切地称为"健康守护者"也就不足为怪了！

医论篇

第一章

学术特色

第一节 "调中州，安五脏"之说

"调中州，安五脏"是指始终围绕中州脾胃的特性和生理功能，结合脾胃与四脏等各脏腑的生理病理关系，治疗与脾胃相关的各种疾病的治则治法。正如《脾胃论》云："善治病者，唯在治脾，治脾以安五脏。"脾胃是五脏六腑生化之本。

◆ 一、生理观

（一）土生万物，滋养五脏

《中藏经》云："胃者人之根本也，胃气壮，则五脏六腑皆壮。"脾土四季皆旺，俾中州脾土功能正常，其他脏腑皆得精微物质滋养则皆健壮。

（二）土主生化，五脏之本

《黄帝内经·灵枢》"营卫生会"云："人受气于谷，谷入于胃，以传与肺，五脏六腑，皆以受气。"说明脾胃是五脏六腑生化之本。

（三）土主升降，运化之枢

李东垣认为：脾胃为后天之本，居中焦，通连上下，是升降运化的枢纽，升则上输于心肺，降则下归于肝肾，若脾胃气虚就会导致升降失常，气机紊乱，百病由生。

（四）运化精微，滋养九窍

《脾胃论》云："九窍者，五脏主之。五脏皆得胃气，乃能通利……胃气虚，耳、目、口、鼻俱为之病。"

（五）滋润经络，四肢百骸

《黄帝内经》云："阳明者，五脏六腑之海，主润宗筋，宗筋主束骨而利机关也。"

◆ 二、病理观

（一）内伤脾胃，百病由生

《脾胃论》曰："百病皆由脾胃衰而生也。"李东垣云："胃虚则脏腑经络皆无以受气而俱病。"脾胃为气血生化之源，后天之本。若脾胃运化功能失职，不能正常化生水谷精微，其他脏腑得不到滋养，就会造成五脏六腑之功能失调而出现各种病证。故强调五脏有病，当治脾胃。

（二）身心不调，难病突显

饮食失调，情志怫郁是诱发冠状动脉粥样硬化性心脏病（冠心病）、脑卒中、高血压、糖尿病等疾病的主要病因，当前这些病发病率呈显著上升趋势。过食肥甘，恣食厚味，喜饮生冷，饮酒过度等食伤，以及久坐少动，心理压力过大，情志失调，不慎调摄，易导致脾胃损伤，进而出现心、脑、肝、肺、肾脏腑疾病，在一些慢性病、疑难病中尤为突出。现代的研究认为，脾的生理功能不仅限于消化系统，通过治脾可治疗多系统的疾病。所以"调中州，安五脏"不仅是对中医经典理论的发扬升华，也是根据现代疾病特点而发，对现代疾病谱具有指导性和普适性。

◆ 三、实用价值

（一）治未病

中医历来强调治未病。张景岳言："土气为万物之源，胃气为养生之主。胃强则强，胃弱则弱。有胃则生，无胃则死，是以养生家必当以脾胃为先。"说明通过调理脾胃功能可以防止疾病的发生。

（二）防传变

《金匮要略》云："见肝之病，知肝传脾，当先实脾。"故在治肝病时往往采用扶土抑木或清肝护脾之法，以防止肝病传脾，同时临证处处顾护脾胃，扶助正气，辅佐他脏，在防治慢性病、老年病时尤为重要。

（三）防复发

《诸病源候论》云："夫病新瘥者，脾胃尚虚，谷气未复，若即食肥肉鱼脍、饼饵枣粟之属，则未能消化，停积在肠胃，使胀满结实，因更发热，复为病者，名曰食复也。"疾病复发常因脾胃功能不佳，故可用健胃运脾入手而收功。

（四）安五脏

《医权初编》云："治病当以脾胃为先。"《类经》云："治五脏以调脾胃。"《景岳全书》云："凡欲治病者，必须常顾胃气，胃气无损，诸可无虑。"凡出现各种五脏气血津液不足或虚损劳伤，可采用补养后天之法以助五脏生化，恢复其正常生理功能，求其复原，调脾胃，安五脏，医家之王道也。

（五）通肢窍

调中州可以长肌肉、利机关、通九窍、滋脉络，凡出现肌肉肥瘦、四肢百骸不利、九窍不通、脉络病变等均可从脾胃论治。

● 四、临证经验

（一）强调五脏有病，当从脾胃论治

脾胃为后天之本、气血生化之源、气机升降之枢纽，在人体生命活动中占有重要的地位，与一切疾病发生有着密切的关系。周来兴认为随着当今人们生活环境、饮食习惯的改变，脾胃病的主要病因也产生了变化，精神压力大则肝郁乘脾、恣食酗酒则伤胃、冷饮凉食则损伤脾阳等成为内伤脾胃的主要因素，致使脾胃运化失常，损及内脏，体质下降，富贵病之势突显，故而提出"调中州，安五脏"的学术观点，以健脾和胃，消食助运，振生化之源，增强体质，从而达到有病治病、无病防病、强身健体的目的。临床上，则强调五脏有病当从脾胃论治，并以此治愈不少疑难杂症。

周来兴曾配制一青二白汤的经验方，运用于临床多种病证多获良效。配方组成：大青叶 15g，白术 30g，白芍 30g，杜仲 12g，鸡血藤 12g，枸杞子 12g，山茱萸 10g，红参 10g，牡丹皮 10g，绞股蓝 10g，茯苓 9g，柴胡 6g。功能调理

脾胃，补益五脏。主治各种虚劳病证，如现代医学中的贲门失弛缓症、胃肠功能紊乱、甲状腺疾病、糖尿病、肾上腺疾病、围绝经期综合征、贫血等多系统、多脏器、多种慢性消耗性疾病，以及类属中医虚劳临床范畴者、亚健康人群。水煎服，每日 1 剂，1 剂两煎，汤液混合（约 300mL），晨起与临卧时温服，红参一味，可从药渣中拣出，蘸饴糖食用。方名"一青二白"，简意此方以调理脾胃为宗，补益五脏为旨。大青叶领军，蠲清浮躁淫邪、菌毒于内里，白术、白芍为臣，补脾胃、醒脾运、益气血，激发胃肠蠕动，疏布一身血液，三药顾护气血阴阳，又皆具强壮脏腑、提高机体免疫力的功能，故可解除虚劳病之寒、热、痹、痛、瘕、积等证候。枸杞子、杜仲、山茱萸、牡丹皮，陪佐白芍隅经肝肾之药性；红参、鸡血藤、绞股蓝，堆砌白术增灌心腑之药力；茯苓、柴胡为使，香悦脾土、溢盈表里、运化精微、交通脏腑。整方布局源自"调中州，安五脏"的临床经验理论。虚劳多汗者，减牡丹皮加黄芪、防风；潮热者，减红参加黄柏、怀牛膝；肢冷者，减枸杞子加桂枝、制附子；心悸者，减杜仲加龙骨、牡蛎；滞痛者，减绞股蓝加葛根、三七；失眠者，减山茱萸加半夏、麦冬；烦扰者，减鸡血藤加大黄、甘草；便秘者，换炒白术为生白术。注意慎摄饮食，避恶情绪。

（二）心病治脾，健脾以养心

周来兴以健脾益气养心、活血渗湿、利水消肿为法治疗心源性水肿获效。

颜某，女，40 岁。就诊时诉右下肢浮肿 15 天。缘于半个月前因"先天性心脏病"到福州某医院做心脏介入手术，出院后右下肢浮肿，心时悸，纳食少，小便短少，大便稍溏，面色苍黄，精神萎靡，口唇及肢端轻度发绀，舌淡，苔腻微黄，脉滑，沉按无力。尿常规无异常，心率 86 次 / 分。中医辨证为心脾两虚，血瘀湿着。治以补脾养心，益气活血，利湿消肿。方用党参 20g，白术 10g，茯苓 30g，猪苓 15g，牛膝 20g，丹参 30g，薏苡仁 30g，赤小豆 30g，大枣 7 枚，炙甘草 3g，共 7 剂，水煎服，每日 1 剂，分早晚两次服。服药后下肢浮肿消退，纳增，小便清长，唯心时悸，夜寝难安，原方加麦冬 10g，五味子 6g，以养心宁神。上症悉愈，继用归脾丸调治。

（三）肝病多以健脾疏肝入手，补土可抑木

周来兴对肝硬化患者应用健脾利水、疏肝理气、活血通络而取效。

康某，男，65岁。肝硬化3个月，右胁时有闷痛，纳食减少，食后脘腹胀满，体倦乏力，下肢浮肿，少气懒言，动则气促，大便溏薄，小便短微黄，精神萎靡，面色黧晦，面容憔悴，颈项出现蜘蛛痣，手见肝掌，舌暗红，苔腻微黄，脉弦细，右关弱。生化全套提示肝功能异常。B超提示肝脾肿大。中医辨证为肝郁脾虚，湿浊内停，气滞血瘀。治以疏肝理气，健脾利水，活血化瘀。方用柴胡6g，白芍15g，白术10g，茯苓30g，太子参15g，麦芽15g，谷芽15g，川楝子10g，丹参30g，鳖甲30g，大腹皮10g，甘草3g，水煎服。服上药6剂，胁痛腹胀减轻，纳香，下肢浮肿消退，体倦乏力改善，但口稍干，睡眠欠佳，原方去大腹皮，加麦冬、枸杞子、五味子滋肾养阴。服后，精神较爽，疲乏明显好转，睡眠较佳，口干已止，唯腹稍胀，大便尚未成形，舌红苔薄，脉弦细，上方去川楝子、麦冬、白芍，加鸡内金20g，赤芍10g，陈皮10g，以健脾和胃，化源养肝。后用四君合一贯煎加二芽、丹参、赤芍调治2个月，诸症悉愈，肝功能复查正常，B超复查肝脾无肿大，肝掌及蜘蛛痣亦消减大半。

（四）肺病治宜补土生金为法

脾为生痰之源，肺为贮痰之器。健脾可化痰之源，脾旺则肺不受邪。周来兴在临床应用健脾益气、宣肺化痰、补肾纳气治疗哮喘，使顽痰痊愈。

郑某，男，50岁。咳嗽反复发作30余年，见胸闷气促，咳喘难安，呼吸困难，夜不能平卧，动则气喘，口唇发绀，痰稀量多，纳少便溏，腰酸尿频，舌晦暗，苔白滑，脉沉细，右寸滑，尺弱。胸片提示肺纹理增粗，伴轻度肺气肿。中医辨证为脾虚痰阻，肺肾两虚。治以健脾益气，宣肺化痰，补肾纳气。方用党参15g，白术10g，茯苓30g，陈皮10g，姜半夏10g，蜜麻黄4g，莱菔子15g，紫苏子10g，紫菀10g，补骨脂10g，炙甘草5g，共6剂，水煎服。服药后症状明显改善，唯腹稍胀，上方去麻黄，加厚朴、旋覆花各10g（袋包）下气燥湿，降逆平喘。按上方调治20天，病情稳定，而后连续3年接受三伏日灸贴消喘膏（细辛、白芥子、延胡索、甘遂、麝香等），随访多年顽疾未再发作。

第二节 "调气血"之说

◆ 一、理论渊源

（一）人以气为本，当调气为先

天地之间的一切事物实际上就像太阳东升西落一样，升降回旋，如环无端，构成一气周流，以生万物。而人身是一小天地，体内同样有一气周流。气者，一身之主，有升有降，有出有入，内无七情所伤，外无寒暑所犯，则一气周流百骸舒畅，维持人体生命正常运转。若人体被七情所干、寒暑所犯，气机窒碍则气血逆乱，病由此生，正如《黄帝内经》中"出入废则神机化灭，升降息则气立孤危"所言，故有"百病生于气"之说。据此，周来兴在临床上重视气的作用，认为一气周流，气机畅达，百病不生，而一有郁滞，则诸病丛生，治当调气机为先。而气与脏气相关，气之升在于肝气与心气，气之降在于肺气、肾气，脾胃之气位居中焦而成为肝、心、肺、肾升降的枢轴，而气之升始于肝木，肝之疏泄斡旋周身阴阳气血，调节精神、气机、水谷运化。一旦肝失常度则阴阳失调，气血乖违，于是气滞、血瘀、痰生、火起、风动，诸病从生；若气机畅达，则其他方面的障碍均可减轻或消失。所以，多数病证可以通过调气机、疏肝郁来治疗，临床辨证无论运用何法，均可配以调畅气机。

（二）治疗疑难杂病，多从气血痰瘀

疑难杂症多缠绵难愈，证候复杂。治多从调气血、祛痰浊入手。《黄帝内经》云："出入废则神机化灭，升降息则气立孤危。"盖人身一小天地，气机有一毫滞碍则气血逆乱，病由此生也。《医学心悟》云："杂症主治在于气血痰郁。"诚如《丹溪心法·六郁》所说："气血冲和，万病不生，一有怫郁，诸病生焉。"故有"百病生于气""血为百病之胎"之说。周来兴认为气血冲和，百病不生，一旦气滞血凝，脏腑经脉失其濡养，功能失常则疾病丛生。而疑难病症多由气

血乖违，机体功能紊乱，以致寒热交杂，虚实互见，缠绵难愈，则出现久病入络，久病必瘀，攻之无效，补之无益，唯有疏其血气，令气血条达，方能奏效。具体治法则宗：人身以调气为上，调血次之。气机失常是形成血瘀最常见的病因。瘀血一旦形成，反过来又可导致或加重气滞，从而形成恶性循环，故在治疗上祛瘀必兼理气，治气亦可治瘀。古人云"怪病多为痰作祟"，故治痰也是治疗疑难杂症常用之法。

● 二、临证经验

（一）治疗以调气为先

周来兴重视气在人体的作用，调畅气机首选四逆散，方中柴胡具有生发之气，能调肝解郁，较好地疏通升散之气，把体内郁滞之气疏通；以枳壳代替枳实，其作用相对缓和，其味苦，能降能下，行气散结，与柴胡同用则一升一降，合而周流；白芍偏于敛润，有护阴柔肝收敛之效，与柴胡配伍，一升一敛，可防肝气太过而暗伤肝血；与甘草缓急和中，调和诸药，使气者升降行散有度，周流畅通无阻，所以在临床上广泛运用调气之法。例如，用四逆散加丹参、檀香、三七活血行气，治疗冠心病、心绞痛（气滞血瘀型）；用四逆散合异功散疏肝和胃，治疗慢性浅表性胃炎（肝郁脾虚型）；用四逆散合痛泻要方补土抑木，治疗结肠炎（肝胃不和型）；用四逆散加郁金、茵陈蒿、金钱草、鸡内金疏肝利胆，治疗胆石症（肝胆湿热型）；用四逆散合四物汤调气血，治疗月经不调、痛经（气滞血虚型）；等等。另外，将四逆散用于男性病也获得了很好的疗效。

曾治一例患者陈某，男，36 岁。就诊时诉半年来精神压力较大，情志不遂，阳举不坚，同房力不从心，导致夫妻不和、精神抑郁。胸闷胁胀，遇事易怒，头晕心悸，失眠多梦，腰膝酸软，四肢欠温，查阴茎松弛，舌边红，苔薄黄，脉沉弦尺弱。初投温肾壮阳、填精补髓剂 10 余帖，除腰酸膝软好转外，余症如故。后揣度病机，此证当系情志不畅，气机逆乱，伤及心、肝、肾，宗筋失养所致。治以疏肝解郁，通络兴阳，宁心定志，荣养宗筋。方用四逆散加味。柴胡 6g，枳壳 10g，白芍 15g，五味子 10g，菟丝子 10g，车前子 10g，枸杞子 10g，覆盆子 10g，远志 10g，当归 8g，牡丹皮 10g，甘草 6g，蜈蚣 2 条（研细末冲服）。6 剂，水煎，日 1 剂。服药 6 剂后，诸症悉减，阴茎有欲勃之势，效不更方，嘱其继服原方 12 剂。后诸症悉瘥，阴茎勃起坚而有力，同房能成功，夫妻言归于好。

（二）治气以通达气机为要

治气以通达气机为先，而气与肝气、肺气、脾胃之气有关，肝主疏泄，斡旋周身阴阳气血，调节精神、气机、水谷运化。一旦肝失常度则阴阳失调，气血乖违，于是气滞、血瘀、痰生、火起、风动，诸疾丛生。因此，通过舒畅气机，疏肝解郁，可治疗多脏腑疾病。临床辨治无论运用何法，均可配以舒畅气机，如取枳壳、郁金配金钱草治疗胆囊炎、胆结石；川楝子、泽兰配当归芍药散治疗月经不调、卵巢囊肿；四逆散加丹参、檀香、三七治疗冠心病、心绞痛；逍遥散加牡丹皮、赤芍、板蓝根治疗乙型肝炎。脾胃为气机升降枢纽，脾主升，胃主降，若脾气失健不升，胃气失和不降，湿、痰、瘀诸疾内生，则心下痞满、脘胁胀痛、形体消瘦等迭生。周来兴习以升麻、柴胡、苍术升脾气，旋覆花、制半夏、代赭石、百合降胃气，使升降有度，脏腑平衡，则病自安，临床辨证加入诸方中，治疗胃炎、胃下垂等，颇多效验。肺主气，以降为顺，肺气上逆则为咳喘。因而呼吸系统的疑难杂症多缘于肺失宣肃，故对咳呛频繁、喘促胸闷、痰多气涌、头胀目眩等肺气上逆症，用药每加入紫苏子、葶苈子、旋覆花、枇杷叶等肃降之品，以使上逆之肺气得以肃降，如用旋覆花、半夏曲配冬瓜子、葶苈子、大枣治疗渗出性胸膜炎，其效甚验；又如取白前降气，前胡宣肺，一宣一降，治疗急、慢性支气管炎均有良效，而关键在于随症增减；对寒痰为患、阻滞气机、咳逆上气等，则用五味子、干姜辛温酸敛，下气平喘，化痰止咳治之；对肺热气逆咳嗽则以桑叶、桑白皮轻清泻肺，降气止咳平喘治之。以上治疗均为平逆之法。

曾治一例患者张某，女，38 岁，已婚。求诊时诉反复发作头痛 10 余年，加剧近 10 天。头痛以两侧为主，每于外感、情志不遂、失眠、月经来潮时发，经某院诊为"血管神经性头痛"，屡服中西药但未能控制。就诊 10 天前因与人发生口角，夜眠不佳，继则头痛复作，头晕且胀，头晕目不欲睁开，两颞抽掣，血管跳动，触之弹指，胸闷胁胀，睡眠不宁，口干微苦，大便稍秘，小便色黄，舌质红，苔薄黄，舌下静脉怒张紫暗，脉弦细。治以疏肝解郁。方用芎芷逍遥汤加味。当归10g，白芍20g，茯苓20g，白术10g，柴胡6g，川芎15g，白芷8g，甘草3g，夏枯草10g，水煎服。服药3剂，头痛大减，他症随之消失，唯头晕、腰酸，改用六味地黄丸、逍遥丸调治半旬，头痛已止，随访半年未发作。

（三）治血以活血为主

治血以活血为主，或清热活血，或温经活血，或活血通络，或活血止血，但处方用药多以"通"字着眼，以"气血流畅而安脏腑"为治疗原则。对于各种感染发热，若多用寒凉往往会导致血受寒则凝之弊，治疗用药则宜"温病用凉药需佐以活血化瘀之品，始不至于有冰伏之虞"。周来兴习于清热解毒方药中加牡丹皮、丹参、赤芍等化瘀之药，不仅能提高疗效，还能防止血瘀形成。血受热煎熬成块，故在清热方中配入活血药，不但能改善微循环，促进炎症吸收，还能达到降温的作用，如治急性传染病，邪入营血，常取丹参、牡丹皮、大黄加入清营汤，效果颇佳；又如急、慢性肝炎，根据肝的病理易郁易滞，易涩易阻，从而影响气血运行而致瘀的特点，可取茜草、丹参、赤芍、牡丹皮、桃仁、大黄配入辨证方药中，以提高疗效；对血得寒则凝，宜温经活血，可使阳复寒去瘀血化，取附子、肉桂配活血药，治疗寒痹、四肢冰冷，效果颇佳；以阳和汤加丹参、赤芍等治疗骨结核、骨髓炎，用于其证属寒、尚未溃疡的病例，可使病灶逐渐消除，骨质恢复；对于久病入络、脉络痹滞、败血留瘀而成顽痛、癥积者，常用辛温可走窜通络之品，如桂枝、小茴香、威灵仙、羌活、独活、酒制地龙、蜈蚣、全蝎、蟅虫等与活血药配伍，使其能引诸药直达病所，且通行血脉；临床多以活血药为基本方，佐以桂枝、地龙等治疗子宫肌瘤；以活血药配蟅虫、鳖甲、枸杞子、牡蛎、马鞭草治疗肝硬化。凡出血必有瘀血停滞体内脉外，瘀血不去，新血不生，血难循经而行，以致出血反复不止。活血与止血同用，则去蓄利瘀，使血返故道，血止则不留瘀，如以失笑散加三七、川芎、白芍治产后恶露不止、月经淋漓不断，配仙鹤草、大黄治疗上消化道出血等；又如三七配白及，一散一收，化瘀止血治疗肺结核咯血。除此之外，根据"血为气之根，气为血之帅"的相互依存关系，临床上应注意气血双治，或理气活血，或益气活血。周来兴习用血府逐瘀汤，随症加减治疗多种疑难杂症，如以肺主皮毛为依据，加桑白皮、桑叶、荷叶疏风宣肺，引药入肺治面部色素沉着等多种皮肤病；又如用补阳还五汤治疗心脑血管疾病、顽固性水肿等气虚血瘀者，多获良效。

曾治一例患者黄某，男，42岁。求诊时诉右胁闷痛，伴疲乏、纳差3个月。缘于3个月前右胁不舒、疲乏，由他人发现面部成片毛细血管扩张而到某院检查，发现肝功能及血常规异常而住院，诊为"早期肝硬化"。住院治疗以西药保肝为主，50多天未见好转出院，而求中医治疗。就诊时见精神稍萎，面暗黑色，颈项部出现蜘蛛痣，手见肝掌，少气懒言，在胁下有时闷痛，纳差，食后脘腹胀，体倦肢怠。舌暗红，苔薄黄，脉弦细。目无黄染，肝于胁下0.5cm，有压痛，脾肿大2cm，颈项无淋巴结肿大。肝功能见，总蛋白80.3g/L、谷草转氨酶108.8U/L、谷氨酰转肽酶676.9U/L。血常规见，红细胞计数2.5×10^{12}/L，血红蛋白8.5g/L，白细胞计数2.6×10^9/L，血小板计数440×10^9/L。B超见，肝脾肿大。治以疏肝健脾，理气活血。方用四逆散加味。柴胡6g，枳壳10g，白芍30g，白术10g，茯苓30g，丹参20g，川楝子10g，谷芽15g，麦芽15g，赤芍15g，莪术10g，鳖甲30g，甘草3g，水煎服。服药5剂，胁痛减轻，纳增，但口干、睡眠欠佳，舌红，脉细带数，乃肝阴亏损，治改滋养肝阴。方用生地黄15g，沙参15g，川楝子10g，枸杞子12g，当归10g，麦冬10g，甘草3g，赤芍15g。服上方7剂，睡眠转佳，口干已止，舌红转淡，但胃脘胀闷，脉弦细，此属脾胃不健，治宜健脾和胃。方用党参12g，白术10g，茯苓30g，陈皮10g，赤芍15g，谷芽15g，麦芽15g，鸡内金10g，丹参15g，甘草3g。后用一贯煎加健脾之类，如白术、茯苓、麦芽、谷芽，配丹参、赤芍活血之品，调服60剂后，诸症悉愈，复查肝功能已正常，B超见肝脾无肿大，肝掌及蜘蛛痣亦消失。

（四）怪病以治痰为本

怪病多为痰作祟，《锦囊秘录》云"痰之为物，随气升降，无处不到，或在脏腑，或在经络，所以为病之多也"，故有"痰生百病"之说。《医学心悟》

中有"杂症主治在于气血痰郁"，说明疑难病症治疗除从气血调治外，治痰是常用之法，并云"寻常之痰，可用二陈辈，而顽痰胶固致生怪症者，自非滚痰丸之类不济也"，提出治痰之代表方。盖痰证之情状，变幻不一，非见痰治痰。盖痰即水也，其本在肾，其标在脾。在肾者，以水不归源，水泛为痰也；在脾者，以治痰之本，若因脾虚失运，不能化湿，积湿生痰，治以健脾燥湿化痰。周来兴习以二陈汤加枳实、姜竹茹、酸枣仁、夏枯草、夜交藤，交通阴阳，治疗失眠、夜游；配天麻、丹参、钩藤、龟甲、山茱萸，滋肾平肝息风，治疗癫痫；取仙鹤草、泽泻、天麻、石菖蒲加入温胆汤，利湿化痰，平肝开窍，治疗内耳性眩晕；取党参、丹参、三七合温胆汤，除湿化浊，益气活血，治疗冠心病（痰浊瘀阻证），每获效验。若因肾虚水泛为痰，上犯于肺而致咳喘者，治宜补肾以引其归藏。临床所见之肺源性心脏病（肺心病）、慢性支气管炎、哮喘均有肾虚之象。周来兴常以补骨脂、五味子、胡桃、淮山、车前子补肾纳气利水，使肾气充足则水无泛溢之虞，气化复常，而水湿祛，痰自除；配以生脉散、白术、茯苓、紫苏子、葶苈子、制半夏、陈皮，健脾养心，降气化痰，治疗肺心病；佐以麦冬、制半夏、茯苓、白术，清心润肺，健脾化痰，治疗慢性支气管炎；投以麻黄、炙地龙、制半夏、紫苏子、炒莱菔子、白术、茯苓，宣肺、化痰、定喘，治疗虚寒性哮喘。对于外邪之痰者，有因风而生、因热而生、因湿而生、因寒而生，当随症辨治，如风热之痰，以桑叶、荆芥、防风、蝉蜕、川贝母、桑白皮等辛平清肺祛痰。周来兴习用泻白散加蝉蜕、鱼腥草、黄芩，治疗肺部感染之咳喘；配石膏、芦根清痰火，治疗急性肺炎（痰火壅肺证）；风寒之痰，以麻黄、紫苏、制半夏、干姜辛温宣肺化痰；临床上常以三拗汤加细辛、前胡、紫苏子、炒莱菔子、制半夏、蜜炙地龙，治疗寒性哮喘。痰浊留凝经络，则以软坚消痰为主。治疗痰核、瘰疬、子宫肌瘤、卵巢囊肿，多取山慈菇、制半夏、僵蚕、海藻、昆布、浙贝母、丹参、赤芍配夏枯草、柴胡，引经解郁而获效验；对半身瘫痪者则用搜逐风痰配补气活血通络之品，治之多验。

曾治一例患者骆某，男，66岁。求诊时诉头晕且重1年余，加剧20天。患者1年余前开始头晕、头重，经治不愈。1个月前因少腹生外痈手术，后头晕、头重加剧，两眼昏花，视物模糊，胃脘闷胀，嗳气泛酸，多口涎，痰白质黏，全身乏力，四肢欠温，夜难入寝，大便量少，小便清长，性情急躁易怒，舌红苔腻，脉弦滑。治以健脾化痰，平肝止晕。方用泽泻汤合半夏天麻白术散加减。泽泻30g，白术10g，制半夏10g，茯苓20g，陈皮15g，天麻10g，钩藤15g，炙甘草3g，水煎服，每日1剂。嘱节情志、慎饮食、多休息。3剂药后眩晕减半，口涎减少，舌苔转薄，脉弦，药已中的，宗上方再3剂。药后，眩晕已平，饮食正常，睡眠转佳，改用六君子丸健脾祛湿以杜绝痰源，配杞菊地黄丸滋水涵木以平其肝、善其后，随访半年未再复发。

第三节 "脾旺不受邪"之说

《金匮要略》曰："夫治未病者，见肝之病，知肝传脾，当先实脾，四季脾旺不受邪，即勿补之。"即脾的功能健旺，则人体百病不生。张仲景提出的"脾旺不受邪"的观点，经历代医家理论研究与临床实践，已成为现代医家防病、治病及强身健体的重要原则。本节将该观点简述如下。

● 一、学术渊源

在《易经》中，脾属土，对应坤卦。《易经·说卦》曰："坤也者，地也。万物皆致养焉。"即万物生长都依赖于大地的滋养。《易经》奠定了"脾旺不受邪"的哲学基础。

《黄帝内经》提出脾土是"生万物而法天地"的观点。脾脏贮藏胃的精气，而为胃行其津液，以营养四肢百骸，脾土的这种作用，就好像天地滋养万物一样。它从上到下、从头到足输送水谷精微，无处不到，而不专主于一时，而是四时皆主。脾气分旺于四季，脾气健旺则四脏之气皆旺，不为外邪所侮，《金匮要略》中"四季脾旺不受邪"的学术思想即形成于此。

《黄帝内经》中论述了脾胃为五脏运转之"枢轴"的思想。《黄帝内经·素问》"刺禁论篇"曰："肝生于左，肺藏于右，心部于表，肾治于里，脾为之使，胃为之市。"所谓"使"和"市"，通畅无阻之意，可引申为转枢。即在脏腑气机升降出入的运转体系之中，肝气从左而升，肺气从右而降，心为阳脏，气布于表，肾为阴脏，气治于里，但这些运动的正常运转均有赖于脾胃的转枢作用。脾运化水谷精微，并将之输送至其余四脏，为五脏之"使"。脾胃的转枢功能健旺，脏腑的气机才能正常运转，才不会停滞为病，正所谓"出入废，则神机化灭；升降息，则气立孤危"（《黄帝内经·素问》"六微旨大论篇"）。《黄帝内经·素问》"经脉别论篇"也提出了脾具有"四布水精"的功能："饮入于胃，游溢精气，上输于脾，脾气散精，上归于肺，通调水道，下输膀胱，水精四布，五经并行。"《黄帝内经·素问》"玉机真脏论篇"中说："脾脉者，土也，孤脏以灌四傍者也。"这些均提示了脾脏在五脏的中心地位，"脾脏不受邪"的学术思想初步形成。

◆ 二、脾的生理特点

（一）脾主运化

《黄帝内经·素问》"厥论篇"曰："脾主为胃行其津液者也。"《黄帝内经·素问》"太阴阳明论篇"曰："脏腑各因其经而受气于阳明，故为胃行其津液。"《黄帝内经·灵枢》"决气"曰："中焦受气取汁，变化而赤，是谓血。"脾主运化，指脾脏将食物转化为水谷精微和津液并将其吸收、传输至全身的功能。食物首先被运送至胃中，胃的受纳腐熟作用将食物初步消化为食糜，此时脾气的推动与激发进一步将食物消化，其中的精微部分也依赖于脾气的激发而由小肠吸收，化生为精、气、血、津液，进而经过脾气转输至周身，濡养五脏六腑、四肢百骸，故称脾为"气血生化之源""后天之本"。精、气、血、津液是组成人体的基础物质，以及五脏六腑进行各项生理活动的物质基础。脾气旺盛，运化功能强健，气血生化充足，脏腑组织正常运转，则体内正气充盛，卫外屏障稳固，外邪自然无以侵犯人体。

（二）脾主升清

精、气、血、津液是构成人体的基本物质，而气对人体尤为重要。《黄帝内经·素问》"宝命全形论篇"曰："人以天地之气生，四时之法成。"《难经》又云："气者，人之根本也。"皆说明了气对人体的重要性。气通过升、降、出、入运动推动和促进五脏六腑的生理运动，维持着体内的新陈代谢，气运行不息，则生命不息，气运行停止，则生命终止。

脾将水谷精微等营养物质上注于心肺，继而化生气血，营养周身。脾气主升，胃气主降，脏腑经络之气皆需通过脾胃之升降才能正常地运转。脾胃和调，则气机升降出入有序，气血调畅，阴平阳秘，健康少病。

（三）脾主肌肉

《黄帝内经·素问》"痿论篇"曰："脾主身之肌肉。"外邪侵犯人体皆由肌表而入，而肌肉遍布于体表，故肌肉的丰盛对机体抵御外邪亦十分重要，就如"城墙"一般，即《黄帝内经·灵枢》"经脉"中所云："人始生，先成精……肉为墙，皮肤坚而毛发长。"脾气健旺，肌肉得到水谷精微的营养，才能健壮丰盛而为"墙"，保护人体，抗御外邪。

（四）脾滋元气

元气是构成人体和维护机体正常生理活动的基本物质，是生命活动的原动力。元气充足，才能激发脏腑发挥其正常的生理功能，抵御外邪，正如《脾胃论》曰："元气之充足，皆由脾胃之气无所伤，而后能滋养元气，若胃气之本弱，饮食自倍则脾胃之气所伤，而元气亦不能充，而诸病之所由生也。"强调了元气在人体内的重要作用，元气越充沛，则脏腑的生理功能越旺盛，抵御外邪的能力也就越强，而元气只有依赖脾胃之气的滋养才能维持充沛。又如《医方集解》所说："人之元气强壮，邪气焉能为害。"脾为气血生化之源、元气之母，元气的生成完全依赖于"后天之本"，所以，脾脏的强弱与自身抵抗疾病的能力密切相关。

（五）脾充卫气

《黄帝内经·灵枢》"师传"所云："脾者，主为卫。"《黄帝内经·灵枢》"营卫生会"说："人受气于谷，谷入于胃……其清者为营，浊者为卫，营在脉中，卫在脉外。"卫气行于脉外，皮肤、肌肉之间，主要起防御外邪侵犯、温养周身、调节腠理的开合、排泄汗液的作用。它是人体抵御外邪的第一道屏障，卫气充盛，卫外得固，则外邪不易侵犯。而卫气的生成来源于脾所运化的水谷精微中剽悍滑利的部分，所以卫气的充养也依赖于脾的运化功能。

◆ 三、脾旺则五脏安和

清代沈金鳌在《杂病源流犀烛·脾病源流》中说："盖脾统四脏，脾有病，必波及之，四脏有病，亦必待养于脾，故脾气充，四脏皆赖煦育；脾气绝，四脏不能自生。"强调了脾脏在五脏之中处于统领的地位，脾旺则四脏皆旺，脾衰则四脏不能生。

（一）脾旺则肝疏泄畅通

脾主运化，肝主疏泄。脾的运化功能旺盛，气血生化来源充足，肝脏得到濡养，有利于肝气疏泄的畅达。正如《杏轩医案》中所说："木虽生于火，然江湖海无土之处，无木生。是故树木之枝叶萎悴，必由土气之衰，一培其土，则根本坚固，津液上升，布达周流，木欣欣向荣矣。"例如，对于慢性肝炎，周来兴往往以柴芍四君汤健脾疏肝来治疗。

（二）脾旺则心血充盈

心主血，营气和津液在脉中"奉心化赤"而化为血液，而脾所运化的水谷精微又是化生心血之源。脾气健运，有利于心血的充盈。《济阳纲目》曰："脾气化液而生血……故曰生化之源。心统血者，脾气化液入心而变赤为血也。故虽心之所主，亦借脾气化生。"例如，归脾汤补益心脾，用于治疗心脾两虚证的心悸、贫血、紫癜等，可获得明显效果。

（三）脾旺则肺不受邪

脾主运化，化生吸收的水谷精微为水谷精气，肺主气，司呼吸，不断吸进大自然的清气，肺脾两脏共同保证宗气及一身之气的生成。脾的运化功能健旺保证了肺正常生理功能的维持。马元仪《印机草》曰："肺为气化之源，又寄养于脾土也。"脾主运化水液，散布于肺，肺主行水，继而维持全身水液运行和输布功能正常。例如，用健脾养肺以培土生金法治疗慢性支气管炎、哮喘、肺结核等均可取得满意效果。

（四）脾旺则肾健不受邪

脾为气血生化之源、后天之本，肾藏先天之精气，为先天之本。而先天与后天之间又相互资生、相互协调。脾的运化功能健旺，能够不断地培补和充养肾中所藏之先天精气及其所化生的元气，先天之本得固，人体抗邪能力自然增强。正如《景岳全书》中所云："是以水谷之海，本赖先天为之主，而精血之海又必赖后天为之资。故人之自生至老，凡先天之有不足者，但得后天培养之力，则补先天之功，亦可居其强半，此脾胃之气所关于人生者不小。"脾主运化水液，协助肾主司水液的输布代谢。例如，用健脾利水之法治疗肾炎水肿、健脾降浊之法治疗肾功能衰竭、补脾益肾之法治疗骨髓异常增生综合征和五更泻等可取得满意效果。

◆ 四、脾不旺的病理变化

（一）脾气亏虚

脾为气血生化之源，若脾气亏虚，则气血生化乏源，脏腑官窍失却水谷精微的营养，元气、卫气均得不到及时充养，人体便不能正常发挥其抗御病邪的功能，诸病由生。《丹溪心法附余》中提出："人之一身，脾胃为主……人唯饮食不节，起居不时，脾胃损伤。胃损则不能纳，脾损则不能化，脾胃俱损，纳化皆难，元气斯弱，百邪易侵。"饮食不节伤于脾胃，运化失常，则元气虚弱，百邪易侵。

（二）脾气不升

脾胃为人体气机升降之枢纽，若脾气不升，则脾胃的转枢功能失常，气机的升降出入运动不能正常进行，则会引起气滞、气逆、气陷、气脱、气闭等多种气运动失常的情况，如肝气不舒、肺气郁滞、胃气上逆、中气下陷等，百病由生。清代黄元御《四圣心源》谓："阴升阳降，权在中气，中气衰败，升降失职，金木废其收藏，木火郁其生长，此精神所以分离而病作也。"强调了中气在气机升降中的重要作用，书中还说："中气衰则升降窒，肾水下寒而精病，心火上炎而神病，肝木左郁而血病，肺金右滞而气病……四维之病，悉因于中气。中气者，和济水火之机，升降金木之轴。"中气一病，"四维"皆为之病。

（三）脾不旺则诸病丛生

脾不旺时气血生化乏源，元气亏虚，卫外不固，气机升降失常，外邪易侵，诸病丛生。以《金匮要略》中涉及疾病为例，脾胃本脏病主要有腹满、寒疝、宿食、脾约、黄疸、吐衄、下血、呕吐、哕、下利、肠痈等，他脏病主要有心脾阳虚的胸痹、脾肺阳虚的肺痿、寒湿困脾的肾着、中气不足的虚劳等。

第二章

临证心得

第一节　论治消化性溃疡

消化性溃疡（下文简称"溃疡病"）属中医"胃疡"范畴。其发病机制尚未完全明了，目前公认的观点是多种因素综合作用，导致胃黏膜破坏因素和防御因素失衡，进而引起消化性溃疡。中医学对本病的认识和研究有着悠久的历史。纵观中医学对溃疡病的认识，呈现出在脏腑定位上以脾胃为中心，在病机病性上以虚为重点，在治疗上以辨证施治为主。这些认识为现代中医诊治溃疡病奠定了坚实的理论和实践基础。但由于条件有限，中医学对溃疡病病因病机的认识尚不是很全面和深入，诊断方法较单一，治疗措施不够完善，理论探索和临床研究也不够深入，因此有些理念和认识仍沿袭传统观念，从而阻碍了溃疡病诊治水平的提高。目前，中医学对溃疡病的临床研究已从传统型向现代型转变，但如何既保留传统中医的特色，又融入现代科学的新内容呢？应以传统方法和现代技术相结合为重点，融合中西医认识为一体，在论治方法上要多角度认识病因病机，多层次诊断病证，多方位综合治疗，以此提高中医对溃疡病的诊治水平。

◆　一、多角度认识病因病机

中医认为，溃疡病的病机以脾胃虚弱为主，治疗多以补脾健胃为主。但验之临床，这种以脾胃虚弱为主的学说有其局限性。只有从不同角度进行分析，才能全面认识本病的病因病机。

首先，从脏腑生理病理变化来看，非独脾胃功能不足可致溃疡病，肝、肾、肺的功能失调亦可致本病。因肝主疏泄，助脾胃运化，故若肝失疏泄，则脾胃运化失司，肝气犯胃，气机阻滞。肺为诸气之总司，肺气不降则诸气皆不调，肝胃之气则不和。肾阴亏虚，水不涵木，肝失柔和之性，失于疏泄，肝气横逆犯胃，肾阳不足，火不暖土，脾肾阳虚亦是溃疡病常见的病机。

从病证上看，溃疡病有虚、实、寒、热，近年来多见寒热错杂、虚实夹杂证，以单纯证型出现者则较为少见，而以虚实相兼，寒、热、湿、瘀错杂者多见。生活方式的改变、精神压力的增大、生存环境的影响、营养状况的改善、饮食结构的变化、疾病谱的推移，使正虚的发病率下降，而发生湿热、气郁、瘀滞、痰浊的机会增多。国内研究，通过对416例溃疡病胃镜诊断与证型之间的关系进行分析统计，发现脾胃虚寒者只占34.9%，而肝胃郁热者占50.7%，肝气犯胃者占9%，因虚致病的比例逐渐下降。

从现代医学角度看，目前一般公认的观点是多种因素综合作用，导致胃黏膜破坏因素和防御因素失衡，进而引起溃疡病。正常情况下，胃黏膜的破坏因素和防御因素的作用处于相对的动态平衡状态，与中医"阴平阳秘，精神乃治"相吻合。所以，一旦破坏因素作用增强和（或）防御因素作用减弱就会发生溃疡病。防御因素主要包括黏液—黏膜屏障、黏膜的血流和上皮细胞更新、前列腺素、表皮生长因子等，这些大多属于中医学"正气"之范畴，合乎"正气存内，邪不可干""四季脾旺不受邪"之义。破坏因素包括胃酸—胃蛋白酶的消化作用、幽门螺杆菌（Hp）感染、胃泌素分泌增多、胃潴留、饮食不节和失调、吸烟、饮酒、情绪应激反应、药物的不良作用等，这些因素大多属于中医学之"邪气"。正如《脾胃论》所云"饮食不节、寒温不适，脾胃乃伤"，此病由之所生也。此外，溃疡病是典型的身心疾病，与人的精神、情志密切相关，临床上不少患者是因为长期焦虑、忧伤、恼怒、怨恨、紧张等持续而强烈的精神刺激而发生溃疡病的。另外，本身患有溃疡病的患者如果遇到上述不良精神刺激和情绪反应，原有的病情也可能加重。中医同样认为，七情失和、肝气郁结、肝气横逆犯胃是造成本病发生的主要病因之一。这些认识说明了溃疡病的发生非独脾胃虚弱所致，而是与肝、肺、肾等脏腑功能失调密切相关，且饮食不节、外感邪气、情志失调、脾胃乃伤，是本病的主要病因。上述病因可单独致病，亦可相兼为病，而胃气郁滞，胃失和降，胃之气血瘀滞不通，"不通则痛"为其主要病机。

对于溃疡病，如果单纯采用中医传统的望、闻、问、切四诊，很难对其做出准确诊断。因此，规范化、定量化、标准化已成为中医学术发展的一个必然趋势。充分吸收和借鉴现代科学新技术、新方法和新手段，将传统四诊方法内容加以延伸，能够切实提高中医的诊断水平，如可借助现代医学 X 线、胃镜、病理学检查等辅助检查，用客观化、微观化指标认识与辨别证候，弥补宏观辨证的不足，促进中医诊疗技术和方法的提高，有助于中医研究的深入，对扩展临床用药思路具有重要意义。例如，已有研究证实幽门螺杆菌与溃疡病的发病密切相关，如果仅以舌苔黄腻、脉滑数等湿热或胃热来判断其幽门螺杆菌阳性率，明显是不够准确的。根据报道，对 500 例溃疡病患者进行尿素酶试验，结果阳性率达 73.8%；同时发现，阳性率与证型关系，阳性率最高的是郁热证，其次是瘀血证、虚寒证、气滞证，最低的是阴虚证，说明临床表现为湿热证和胃热证的并不是诊断幽门螺杆菌感染的唯一标准，而应以尿素酶试验或碳 14 呼气试验结果作为诊断幽门螺杆菌感染的主要依据。而且，在"无证可辨"的情况下只能参考西医诊断仪器和化验以及病理检查结果。例如在胃镜下，以中医望诊理论为指导，进行胃黏膜的微观辨证，若胃黏膜红白相间，以红为主，弥漫性充血，伴散在糜烂或散在出血点，或痘疹样改变，溃疡表面有黄厚或厚苔而污秽，或糜烂渗血，周边黏膜肿胀呈围堤样，则多为胃热型；若胃黏膜红白相间，白相居多，溃疡苔薄而清洁，或退而未净，周边黏膜肿胀渐消失，有向溃疡集中的黏膜皱襞，则为胃寒型或虚寒型；若胃黏膜色淡红或橘红色，或为弥漫型或斑片状，溃疡小或趋于平坦，或黏膜集中形成红色瘢痕，则多为气阴两虚型；若胃黏膜充血、色暗红，伴陈旧性出血点，黏膜下可见紫色血管网，溃疡较大，易出血，呈胖脈样改变，则为胃络瘀滞型。胃镜观察可为无证可辨，或早期及恢复期辨证，以及继续治疗，提供准确依据。因此，胃镜下胃黏膜的变化与尿素酶试验或碳 14 呼气试验的结果，可作为溃疡病辨证分型的微观和客观指标。

另外，还可以根据溃疡病在不同时期、不同阶段所表现出的具体证候，结合胃镜下的胃黏膜征象诊断溃疡病。例如，1978 年在杭州全国消化系统疾病学术会议上制定标准：将溃疡底上面有渗出物覆盖，边缘水肿、充血，可形成一个红晕的环定为溃疡病活动期，其证型表现多数为胃热与肝胃气滞型；将溃疡底为薄层渗出物所覆盖，周围黏膜皱襞可呈辐辏状，溃疡面缩小或几乎愈合，有时可见毛细血管丛所形成的红晕的定为溃疡病愈合期，显示溃疡病灶已趋向好转，其证型表现为胃热与肝胃不和型逐渐减少，而气虚湿滞证则多见；将溃疡面已看不到渗出物，可见充血即红色瘢痕（此现象尚不稳定），当红色斑已消失仅遗留线状白色瘢痕，表示已痊愈定为瘢痕期，其证型表现以脾胃虚弱证与正常证型居多。溃疡病胃镜下的胃黏膜征象变化规律具有一定的特点，对了解与掌握本病各期不同的证型特点与转化规律、指导临床用药、提高疗效等，无疑具有积极意义。

以上多层次的诊断，不仅有利于病因分类诊断和溃疡病多种证型的认识，更有益于临床治疗，为中医辨病辨证理论提供了一种新的诊断手段，为疾病治疗和预防提供了更完整的思路。

◆ 三、多方位综合治疗

（一）整体治疗与局部治疗相结合

溃疡病在中医证候学上的表现是多种多样的，如脾胃虚寒、肝胃郁热、肝胃不和、气滞血瘀等，通过整体辨证、归纳病机，采用相应的温中健脾、调肝清胃、疏肝和胃、理气活血等治法，已取得肯定的疗效。但对于如何提高溃疡愈合质量，只强调整体治疗是不够的，随着胃镜的普及和病理组织学等检查的应用，在重视传统辨证论治方法的同时，不可忽视对溃疡病灶的局部治疗。近年来，有关外用类中药内服治疗溃疡病取得良好疗效的大量报道证实了这一点，如锡类散、赛胃安、加减生肌散、海螵蛸粉、三七粉、儿茶等，具有敛溃疡、护胃膜、抑制胃酸、生新肌的作用，对加速胃黏膜的修复、提升溃疡的愈合质量大有裨益。因此，溃疡病中医药治疗要重视整体辨证与局部治疗相结合，以提高溃疡愈合质量，预防溃疡病复发。

（二）辨病用药与特异治疗相结合

近年来，通过大量的临床与实验研究，发现了不少对溃疡病具有特异性治疗作用的方药，如大黄、槟榔、枳实、枳壳、白豆蔻有促进胃肠收缩、增强胃动力的作用；煅瓦楞子、海螵蛸、浙贝母等有制酸作用；白芍加甘草、佛手、川厚朴、延胡索、徐长卿有缓解胃肠平滑肌痉挛和镇痛作用；白及、滑石等有修复、保护受损胃黏膜的作用；黄连、蒲公英、白花蛇舌草、丹参、三七、赤芍有抗炎、抗幽门螺杆菌、促进炎症吸收的作用；丹参、莪术、三七等具有增加胃黏膜血流量、改善血循环的作用；四逆散具有抗酸性胃溃疡的作用；四君子汤和柴胡疏肝散健脾疏肝，能分别恢复脾虚和肝郁证神经－内分泌－免疫的正常调控。通过现代药理研究，寻找一些中药的特异性治疗作用，参考现代医学治疗溃疡病的基本模式，选用具有特异性治疗作用的中药配入组方中，是提高临床疗效的又一途径。

（三）辨清分期与辨证施治相结合

溃疡病可分为活动期、愈合期、瘢痕期。活动期的治疗应立足于辨病治疗，愈合期、瘢痕期则以辨证为主。经大量临床观察发现，溃疡病症状多样，各证型常纵横交错、互相兼夹，而脾胃虚弱是根本，胃络瘀阻是关键，寒热虚实是表象，治疗则以清热化瘀、健脾益气、温络活血为主，方选自拟溃疡汤，药用黄芪、党参、白术、茯苓、桂枝、蒲公英、黄连、三七、陈皮、佛手、海螵蛸等，寒温适宜，虚实同理，共奏健脾益气、清热化瘀、调节整体之功效。本药方应用于 210 例溃疡病患者，结果显示治愈率为 86%，总有效率达 98%。愈合期、瘢痕期为溃疡修复阶段，病情趋于缓解，治疗以脏腑辨证为主，脾胃虚寒，治宜温中健脾，选用黄芪、党参、白术、茯苓、桂枝、炙甘草，以抗胃黏膜损伤，增加胃黏膜血流量和前列腺素 E_2，促进溃疡愈合；肝胃不和，治宜疏肝和胃，选用柴胡、白芍、枳壳、香附、陈皮、佛手之类，以使肝气条达、胃气自安、气机调畅；气郁化火，治宜清降肺气、理气疏肝，选用百合、乌药之属，以达肺气肃降、诸气皆调、行气止痛之功；脾肾阳虚，治宜温补脾肾，选用白术、干姜、肉桂、补骨脂、附子之辈，以达补火暖土、脾胃健运之目的。在脏腑辨证用药中要特别注意脾胃的生理特点，遵循"脾宜升则健，治以燥药升之""胃宜降则和，治以润药降之"的治法，并根据病情选用一些具有抑酸解痉、抗菌护膜的中药配入方中，使辨证与辨病有机结合。此外，还要注意三因辨证，因时不同，即夏季易温热，秋、冬多脾虚或虚寒，春季每肝郁或化热；因地不同，即南方易伤阴伤气，多气阴两虚而夹湿，北方则每每寒凝阻滞气血；因人不同，即男女有别，女性更兼经带胎产，或老少有异，老者每伴脾肾亏虚、中气不足、劳倦过度，病则脾气愈虚，肝气素旺，情志郁怒，肝郁常易化火犯胃，以及肥人多痰湿、瘦人多虚火等。因此，在治疗用药上，应综合考虑上述因素，如寒冬少加桂枝、干姜温散，秋燥酌配沙参、百合润燥，春、夏加入藿香、白扁豆祛暑化湿等，既为治疗所需，亦预防溃疡病复发。同时，辨时论治也值得参考，可按子午流注，择时在辰巳脾胃旺之时给药，因时而治，以充分发挥其功效，值得进一步探讨。

（四）治疗与预防相结合

由于溃疡病病程长、复发率高，顽固者常年不愈、反复发作，因此强调治疗的长期性和持续性有一定的意义。通过系统、科学地治疗，可以提高溃疡病的愈合质量，减少溃疡病复发。所谓系统治疗，就是活动期溃疡病患者通过接受科学治疗达到高质量愈合后，还必须接受阶段性的抗复发治疗，以体现中医学"治未病"的学术思想。特别要注意的是，在无证可辨的情况下要重视辨病施治，建立科学的诊疗标准，通过正规治疗，使溃疡愈合达到镜下白色瘢痕期或近乎正常黏膜，即中医"除邪务尽"的学术观点。治疗除了以药物为主的手段之外，还应与预防相结合，采用综合预防来减少本病复发，提倡"志闲而少欲，心安而不惧，形劳而不倦，气从以顺"，做到"精神内守，病安从来"，以及饮食有节，从而达到保健防病的目的。要求患者做到以下几点。

其一，养生调摄，对可能诱发溃疡病复发的因素进行自我调节，如戒烟酒、保持规律的生活作息、养成健康的饮食习惯，避免服用对胃黏膜有损害的药物，具体包括忌食辛辣刺激及干、硬、烤、煎等不宜消化的食物；在溃疡病活动期宜采取半流食或流食；在选择用药方面宜避免辛香走窜、对胃黏膜刺激性强的药物或西药，如吲哚美辛、阿司匹林等；同时要注意休息，在寒冷季节要注意保暖。

其二，溃疡病与不良心理、社会因素刺激强度有关，七情所伤，气机不畅，肝气横逆犯胃，所以治疗上除了用药物调理气机外，还应结合调心，增强自我保护意识，保持心情愉快，避免过度紧张，才能促进疾病早日康复。

其三，饮食疗法，如用猪肚 1 个、何首乌 60g、小茴香 20g（炒），猪肚洗净，装入二药扎口，加水煮烂，去药渣，食肉饮汤，日服 3 次，3 天服完，12 个猪肚为 1 个周期；或猪肚 1 个，高丽参 10g，茶油 10mL，用法同上；或牛奶 250~500mL，每天分 2 次饮用，长期坚持。研究证明，牛奶含有磷脂物，能在胃黏膜表面形成很厚的流水层，能抵抗外来有害因素，保护胃黏膜，促进溃疡愈合（《民间药膳药酒良方选》）。

其四，常灸足三里、中脘穴，或摩、按、揉、推中脘、气海、天枢、足三里等穴，均有健胃理气、增强防御因子的作用，可达到"四季脾旺不受邪"，提高机体抗溃疡病复发的能力。

其五，适度锻炼，增强体质，提高抗病力。适度锻炼是指既非过度安逸，又非进行超强度的剧烈运动，以散步、慢跑、气功、太极拳等运动为宜，可根据个人体质不同而选择。

以上综合措施对溃疡病的尽早愈合和复发预防均可以起到重要的作用。

总之，对溃疡病的诊治，要以中西医结合为重点，多角度全面认识病因病机，多层次进行诊断，多方位开展综合治疗，只有这样方可提高溃疡病的疗效。

第二节　论治慢性萎缩性胃炎

慢性萎缩性胃炎是以胃的黏膜上皮损伤后引起黏膜固有腺体出现萎缩、减少的一种慢性胃部疾病，伴或不伴肠上皮化生和（或）异型增生的癌前病变。中医将慢性萎缩性胃炎归类于"胃脘痛""痞满""嘈杂"等范畴。西医认为该病病因较多且不明确，病理机制复杂，病程较长，症状多变，临床治疗较为棘手。因此，阻断慢性萎缩性胃炎及其癌前病变的进展是目前治疗的重点方向。中医药在本病的治疗中发挥出独有的优势，具有辨证灵活、疗效显著等特点。本病属本虚标实，主张应用扶正、祛邪相结合的治疗原则，提出从"虚、痰、瘀、毒"论治。现将临证经验介绍如下。

一、健脾益气，重在扶正

正气不足是慢性萎缩性胃炎发病的关键，这里的正气不足涵盖了先天禀赋不足和后天失养导致的气血生化不足，因而出现各脏腑亏虚的表现，《黄帝内经·素问》中提出"邪之所凑，其气必虚"，张仲景曰"四季脾旺不受邪"，故而要充实正气，使得"正气存内，邪不可干"，健脾益气运中州故而扶正气显得尤其重要。脾胃虚弱则运化失能，胃脘痞闷胀痛，纳少食呆；生化无源、气血亏损则见面色无华或暗黄，气化失司则见痰湿内生，头重如帽，肢体困重，大便溏稀或黏滞不畅，舌淡胖，苔白或腻，脉缓弱等。方选补中益气丸加减：炙黄芪、炙甘草、当归、党参、炒白术、陈皮等。炙黄芪归肺胃经而补此两脏之气，走经络而能荣营固卫；炙甘草补脾胃之气，培植中焦，养育四旁；陈皮理胃中滞气，善燥湿化湿；在理气基础上加当归养血温经，气血同补，调和兼顾。

二、理气化湿，重在祛痰

"诸湿肿满皆属于脾"，人体的水湿代谢都由脾主导，皆因其能运化水液，若水湿浸渍，脾阳受困，运化失常，水泛肌肤，塞阻不行，则渐致全身水肿，化为无形或有形之痰。水湿停运，三焦决渎失常，膀胱气化失司，故见小便短少。水湿日甚而无处可出，则泛溢肌肤，湿聚成痰，阻滞气机，临床上所见诸如身重困倦、脘闷纳呆、泛恶欲呕、舌苔白腻、脉象沉缓等，皆为湿盛困脾之象。方选香砂六君子汤加减：党参、炒白术或苍术、茯苓、砂仁、陈皮、法半夏、木香。《黄帝内经·素问》"阴阳应象大论篇"中有云："形不足者，温之以气。"脾胃者，土也。脾为湿土，胃为燥土。脾病易被湿邪所困阻，因此脾喜燥恶湿。方中白术苦燥温运，可运脾化湿；苍术气辛味浓，燥湿之力更甚，湿盛可用以燥湿健脾之品；茯苓味甘气平，补脾气，利水燥土，泻饮消痰；砂仁辛温，行散之力强，温中补虚，化湿醒脾和胃；湿邪汇积为痰，则加陈皮、姜半夏两味药，取二陈汤燥湿化痰、理气和中之意。

◆ 三、益气活血，重在化瘀

"久痛入络，久病必瘀"，此病的病程中均可存在胃络瘀血。《黄帝内经·素问》"痹证篇"云："病久入深，营卫之行涩。"气行则血行，气滞则血瘀，脾胃气虚或气机阻滞，影响血脉运行，而内生瘀血，瘀塞脉络，则瘀滞不化，痰湿不消，气机不运，病势缠绵复杂。《金匮要略》云："腹不满，其人言我满，为有瘀血。"《诸病源候论》载"血气痹塞不通而成痞"，把痞满归为瘀血所致，病程较长，脉络瘀阻，气血痰湿凝聚，胃脘部甚可触及痞块。临床上常表现为痞闷痛如针刺刀割，痛处固定，按之痛甚，舌质紫暗或有瘀斑，舌下静脉曲张。因此，治疗时常加用活血化瘀通络药，方选失笑散合丹参饮，川芎、赤芍、丹参化瘀止痛，檀香、砂仁行气和胃；如疼痛甚，可加延胡索、三七粉、莪术，可破血行气，消积止痛。《医学衷中参西录》言莪术"性微温，为化瘀血之要药"，《日华子本草》曰莪术"治一切气，开胃，消食及内损恶血等"，盖此药能破气中之血也，常用此药通久聚之血，通络化瘀，开胃消食。三七性温，入肝经、胃经、大肠经，既可止血又可散瘀消肿止痛，《景岳全书》曰其"乃阳明、厥阴血分之药，故善止血散血定痛"。

四、清热解毒，重在排毒

湿、痰、瘀既为病理产物，又可为发病因素，痰湿瘀胶着不解，内蕴化热，火毒内生，腐蚀血肉，发为痈肿疮疡，与痰湿瘀互结为患，即为毒邪。"邪之甚者则为毒"，故《黄帝内经·灵枢》"痈疽"云："大热不止，热胜，则肉腐，肉腐则为脓。"临床上多表现为胃脘灼热疼痛，嘈杂胀闷，泛酸、口干、口苦，烦躁易怒，舌红，苔黄腻，脉弦数。《金匮要略心典》云："毒者，邪气蕴蓄不解之谓。"组方以蒲公英、白花蛇舌草、半枝莲、土茯苓、大黄为主。蒲公英甘寒无毒，入脾胃经化热毒，消痈肿，散滞气。白花蛇舌草、半枝莲均能清热解毒，化瘀消肿利水，尤其适合痰热、瘀热互结之证。土茯苓入肝胃经，善解毒除湿，健脾补胃，李时珍认为"土茯苓能健脾胃，去风湿"。大黄能清解热毒，化瘀消痞，《神农本草经》谓其能"下瘀血、血闭寒热，破癥瘕积聚，留饮"，尤其适用于胃热毒盛所伤之证。

五、病案举隅

患者，男，55岁。因胃脘痛7年余，加重1个月伴胃脘隐痛、嘈杂胀闷而来诊。胃镜提示慢性萎缩性胃炎伴糜烂。病理提示浅层胃黏膜中度慢性炎症伴渗出，活动性（+++），肠化生（+）。舌体胖大、质地暗红，苔白稍厚，脉濡。

西医诊断为慢性萎缩性胃炎，中医诊断为胃脘痛。处方：黄芪15g，党参10g，山药10g，陈皮10g，姜半夏10g，蒲公英15g，白花蛇舌草10g，三七粉3g，醋莪术10g，茯苓15g，炙甘草6g，共6剂，每日1剂，冷水煎煮，分2次饭后半小时温服。在此基础上配合三联疗法根除幽门螺杆菌：埃索美拉唑镁肠溶片20mg、阿莫西林胶囊1g、甲硝唑0.4g，每日2次，连用1周。二、三诊守上方加减，后以上方调整续服，先后共服药60剂，各种症状基本消失，无明显不适。

该患者慢性萎缩性胃炎病程7年余，历时较久，已出现虚瘀痰毒之虚实夹杂之证候，虽然其病证发展复杂多变，但本虚是关键，因此扶正是治疗慢性萎缩性胃炎不可忽视的方法。脾胃乃后天之本，先天禀赋不足或后天失养，脾胃病则生化无源，继而出现各脏腑亏虚的表现，故用黄芪、党参、山药等益气健脾。脾胃不和也可致气机升降无序失职、水湿停运成痰，用陈皮、姜半夏共奏行气燥湿化痰之功。病程历时较久，舌质偏暗，说明胃络必有瘀血，故加醋莪术、三七粉活血破气、消积化瘀。胃黏膜糜烂、嘈杂隐痛，说明热毒炽盛、燔灼胃体，加蒲公英、白花蛇舌草，取清热解毒、消肿止痛之效。以上四法齐头并进，有的放矢，又各有侧重，治法明确，兼顾扶正祛邪，协同起效故能取得良效。

第三节　论治病毒性肝炎

◆ 一、审病求因，重在湿热

肝炎由病毒感染所致，中医则认为其病机为"湿热"。周来兴认为，肝炎不论是黄疸型还是无黄疸型，其致病因素都以湿热为主。肝炎在人体的表现是"湿热"，因此，湿热蕴结贯穿于本病的始终，即使在肝肾亏损阶段，也可稍兼湿热残留，只是在各期表现的轻重不同而已。"湿热"在急性期表现尤为突出，治疗以清热利湿为主，清热有消炎解毒、减轻肝脏损伤的作用；利湿有渗利小便、促进黄疸消除的作用。但本病在临床上可出现热重于湿、湿重于热、湿热并重及入气入血、三焦部分之不同，治疗时需权衡湿热的轻重及部位之异，从而掌握清热利湿的分寸，或配理气、活血、清利三焦等，随症灵活确立治法与选择方药，切不可千篇一律。

（一）辨湿热轻重

1. 热重于湿

湿热症状兼见，以口渴、烦躁，苔黄腻、脉弦数为主，治以清热为主，兼以利湿，方选周氏三根汤（苦参根、山豆根、白茅根），加蒲公英、丹参、赤芍、六一散等。

2. 湿重于热

湿热症状兼见，以头身困重、腹胀、便溏，苔白腻、脉沉滑为主。治以利湿为主，兼以清热，常用六一散加薏苡仁、茯苓淡渗利湿，以滑石甘淡性寒，淡以渗湿，甘以和胃，滑以利窍，寒以清热，故上能清水源，下可通水道，使湿热之邪从下渗泄；甘草泻火解毒，缓和药性，以制滑石之寒滑；尤其薏苡仁一味，健脾而不伤中，利尿而不伤正，殊为适宜。

3. 湿热并重

以纳呆、恶心、厌食油腻、发热心烦、尿黄短少，舌苔黄腻、脉滑数为主，治宜清热利湿，兼以解毒泻火，方选茵陈蒿汤加减（茵陈蒿、炒栀子、酒大黄、蒲公英、六一散、板蓝根、藿香）。

（二）辨在气在血

1. 湿热入于气分

胆汁尚能循常道而泄外，故不出现黄疸，而以肝气郁结多见。治疗上清利宜轻，偏于治气，常用四逆散、逍遥散加茵陈蒿、白茅根、郁金、薏苡仁之品。

2. 湿热入于血分

血脉瘀阻、蕴毒生痰、瘀阻血络，熏蒸肌肤而发黄疸，除黄疸外，尚以舌质红、暗红，苔黄腻多见。治疗上清利宜重，偏于治血，常用生地黄、牡丹皮、赤芍、白茅根、藕节等凉血活血；配丹参、白芍、泽兰、红花、郁金以养血而不助热，活血而不留滞。

（三）辨三焦

湿热侵入三焦，一般以偏于中上二焦、中下二焦和弥漫三焦为多见。治宜清利三焦，以宣上、导下、宽中，疏肝利胆，调理脾胃，使湿热之病毒之邪，由上、中、下三焦分而解之。若偏于上中二焦，症见畏寒发热等表现，则宜宣上透表，以麻黄、连翘、杏仁、茵陈蒿之品开泄湿热。偏于中上二焦主要看舌苔，如苔白、黄或腻，并以恶心、厌油腻、纳呆、身重乏力为多见，则治以芳香化浊为主，如藿香、制半夏、瓜蒌皮、紫苏叶、佩兰、杏仁、金银花、橘红等。若湿热偏于中下二焦，则主要看大小便，如尿黄短少、大便燥结，随症选用茵陈蒿汤化裁。若湿热下注膀胱，见尿黄、尿赤、尿频，小腹急痛，尿道灼痛等，选用茯苓、薏苡仁、六一散、芦根、车前草甘淡渗湿，使湿从小便而去。若湿热下注大肠，见腹痛、泻痢、里急后重、肛门灼热等，用白头翁汤或葛根芩连汤化裁。若湿热弥漫三焦，则为病情危重之象，如"急黄"，此时应中西结合救治。

（四）注意事项

在治湿热时，除了辨证，还特别强调清热利湿须防伤阴阳、苦寒药须防伤脾胃。本病虽以湿热为因，但若重用苦寒清热之剂，非但无益，反而伤脾，则湿热难化，以致留恋不去，同样会造成湿热未清、余邪残留的局面。因脾主运化，湿热产生多由脾阳不运、湿郁化热所致，故清热利湿时要重视运脾，脾健运，则湿除热无以化，故清热用苦寒之剂不可过量，若苦寒太过，则重伤脾阳而湿愈剧易生变症。选用夏枯草、蒲公英、苦参根、茵陈蒿、栀子清热时，多用白茅根、车前草、藿香、砂仁、陈皮以利湿、芳香、化浊，健脾以顾护脾胃。利湿则易伤阴，阴愈伤则热易生，故利湿药应以甘平的芦根、白茅根、茯苓为主。热重于湿时加沙参、石斛、薏苡仁之类以防利湿伤阴。正如岳美中所云："久久清热则伤阳，久久利湿则伤阴。"因此，用药不宜过多、过久，并须顾脾胃护胃阴，使湿热得清利，脾胃又无损，病自易除。本病在慢性期虽有虚证，但仍应视不同表现配合清热利湿以祛除余邪，谓之"除恶务尽"，否则"炉烟虽熄，灰中有火"，稍有不慎，则星火未尝不燎原。

二、谨守病机，从血论治

肝在生理上具有主疏泄条达气机、主藏血调节血液的功能，在病理条件下则易郁易滞，易涩易阻，从而影响气血运行而致瘀。肝气郁结气滞，可导致血瘀，湿热蕴结（或湿热之毒伤肝，邪入血分瘀结肝络），瘀阻于肝，或久病入络，气血运行受阻，均可致血瘀。正如朱丹溪的"血受湿热，久必凝浊"和叶天士的"大凡经主气，络主血，久病血瘀"所云，此与肝脏细胞组织损伤致微循环障碍的基本病理变化相吻合。因此，活血化瘀是治疗肝炎的基本疗法。现代药理研究证实，活血化瘀药能够减轻炎症病灶的病变，调整机体的免疫系统以及改善肝脏的血液循环和肝功能，促进肝细胞再生与修复。在临床上可观察到活血能加快黄疸消退，有利于肝脾肿大的软缩、肝功能的恢复和缓解肝区疼痛。而选用活血化瘀药当分虚实、轻重。血虚时血瘀较轻，治以养血和血化血为主，药选作用平和之丹参、赤芍、当归、白芍、益母草、泽兰；血实时血瘀较重，治以破血逐瘀为主，药选桃仁、红花、三棱、莪术。因慢性肝炎有络阻瘀热的现象，故习用丝瓜络、土鳖虫入肝通络，走窜经络治之；对久病络瘀，常用疏肝和络之桃仁、柴胡；对肝脾肿大，则选当归、白芍、丹参、鳖甲、牡蛎配活血、化瘀、化痰之品。而且，重用赤芍、牡丹皮配入辨证方中治疗肝炎，每收良效。现代药理研究证实，赤芍有降低血黏稠度及抗菌、抗炎、利尿、保肝等作用；牡丹皮有良好的抗乙肝病毒作用。在应用活血化瘀药时，须结合具体的病情进行适当加减，如血瘀与气虚并存者加用补气药，如生黄芪、太子参以助血行；血瘀与肝阴虚并存者配养阴柔肝之白芍、枸杞子、墨旱莲，疗效更为显著。

● 三、扶正祛邪，提高免疫力

《黄帝内经》说："邪之所凑，其气必虚。"又说："正气存内，邪不可干。"说明古人很早就开始重视机体的内在因素，即抗病能力。在治疗肝炎时，除了适当地清热利湿、解毒、活血祛瘀外，更重要的是如何提高机体的免疫力，使机体产生大量的抗体与全部抗原结合，消灭病毒，使机体康复，这对慢性肝炎或病程缠绵的患者更有临床意义。扶正的方药，如健脾柔肝的归芍六君汤、柴芍异功散、逍遥散，滋肾养肝的一贯煎、滋水清肝汤、六味地黄丸等均能提高机体的抗病能力，使正气充沛，邪去病安，临床上灵活选用此类方药有利于肝炎早日治愈。此外，尚须重视患者的精神因素，医生多做一些思想工作，使之树立信心，消除顾虑，心平气和，达到畅达其情志，"疏其气血，令其条达，而至和平"的目的，促进患者早日康复，从某种意义上说，这也可以看作是扶正的方法。

此外，在治病时还应注意因人因时施治，如小孩因脏腑娇嫩，用药易伤脾胃，故常用麦芽、鸡内金、白术、神曲加入方中以顾护脾胃；而成人一般病程较长，恢复较慢，且多与情志有关，治疗时宜加柴胡、郁金、青皮、麦芽疏肝解郁，调达情志；老人气血衰少，用药多兼顾调补气血，如黄芪、党参、枸杞子、当归之类。

第四节　论治头暴痛

头暴痛是指突然发生的剧烈的头部疼痛。古籍并没有把"暴痛"与"缓痛"分得那么清，同一病，在不同阶段有时出现暴痛，有时出现缓痛，有时则不痛，因而头暴痛不好以病名归类；头痛的剧烈程度常因个体的耐受性而异，其剧烈与否和缓急程度并不与疾病的轻重、预后的吉凶成正比；有些药物，既可治于暴痛，也可治于缓痛，但暴痛要求药物立即应用，缓痛则可稍慢，这关系到执行医嘱的速度要求有所不同，对剂型的选择有所不同，或有待于剂型的进一步改革。所以说治其"暴痛"也是相对地说，而不是绝对的。

头暴痛有原发的，也有继发的；可见于外感疾病，也可见于内伤疾病。古医籍有关头暴痛的论述颇多，兹按分型对古籍中的原方加以整理如下。

◆ 一、寒邪侵袭型头痛

本型头痛，常是急起而且伴有恶寒发热，属西医感染性疾病。本型古医籍涉及诸方的共同特点是辛香走串，通经活络，但各具独到之处。现搜集如下。

《难经》云："手三阳之脉，受风寒，伏留而不去者，则名厥头痛；入连在脑者，名真头痛。由风寒之气，循风府而入于脑中，故云入连在脑，则痛不可忍。""天南星丸治厥头痛、齿痛骨寒，胃脉同肾脉厥逆，头疼不可忍者。硫磺研、石膏研、天南星炮、焰硝各等分、上为末，麵糊丸、如梧桐子大，每服三十丸，空心食药，温汤（酒）下。"

《医部全录》云："神圣散，治脑风邪留连不散、项背怯寒，头痛不可忍者。麻黄去节、细辛去头、干葛生一半炒一半、藿香叶各等分，上为末，每服二钱，煮荆芥、薄荷，酒调下，茶调亦得。"

《冯氏锦囊秘录》云："真头痛，手足青至节，旦发夕死，夕发旦死。盖脑为髓海，受邪则死，灸百会穴、猛进大剂参附，亦有生者。"

《医学心悟》云："客寒犯脑者，脑痛连齿，手足厥冷，口鼻气冷，羌活附子汤主之。""羌活附子汤：羌活一钱，附子、干姜各五分，炙甘草八分，水煎服。"

● 二、火热上受型头痛

本型头痛急起、剧烈，常伴发热，属热性的外来病邪所引起的，相当于西医的急性感染、中暑等。治法多以清热解毒、轻清凉泄为主，切忌辛温助火。现将相关论述搜集如下。

《先醒斋广笔记》云："治半边头痛（属火证者用之妙）：大黄末三分、黄芩末一钱，二味和生白酒一碗，顿热调匀，服之即愈。"

《丹溪心法》云，"痛甚者火多，有可下者"，若"头痛如破，酒炒大黄半两，茶煎服"便属下法。"如火热在上头痛，宜天麻、蔓荆、川芎、酒制黄芩。"

《景岳全书》云："火邪头痛者，虽各经皆有火证，而独唯阳明为最，正以阳明胃火盛于头面，而直达头维，故其痛必甚，其脉必洪，其证必多内热……欲治阳明之火，无如白虎汤加泽泻木通生地麦冬之类，以抑其高之势，其效最速。至若他经之火，则芍药天花粉芩连知柏龙胆栀子之类，无不可择而用之。"

《医部全录》云："菊花散，治风热上攻，头痛不止。甘菊花、旋覆花、防风、蔓荆、枳壳、川羌活、石膏各一钱半，上作一服，水二盏，姜五片，煎一盏，不拘时服。""治积热上冲，头痛如火，羌活、防风、当归、生大黄、川芎、山栀、薄荷各一钱，蝉衣、甘草各五分，右剉作一帖，入灯心二十节，苦竹叶十片，水煎服。""上清散（奇效良方）治头痛眉骨痛眼痛不可忍者。川芎、郁金、芍药、荆芥、芒硝各半两，薄荷、乳香、没药各一钱，片脑半钱，右为细末，每用一㕮，毕内磉之。""祖传经验方正传治头风热痛，不可忍者，黄芩二两，酒拌炒三次，不可令焦，小川芎一两、细茶芽三钱、薄荷叶二钱半、荆芥四钱、白芷半两，右为细末，每服二钱，白汤或茶清调下。"

《医学准绳六要》云："火头痛，寸口脉洪而大，证兼口干目赤等火证者，上焦炭火也，宜清散兼降，川芎茶调散之类，加酒黄芩、川连、栀子、石膏。

势盛而脉实者，用熟大黄以泻火。"

《医宗必读》云："因热痛者，烦心恶热。"

《医学心悟》云："风热者，筋脉抽搐，或鼻塞，常流浊涕，清空膏主之。""清空膏：羌活、防风各二分，柴胡五分，黄芩半生半炒一钱二分，川芎四分，甘草炙一钱，薄荷三分，黄连酒炒六分，水煎服。""雷头风者，头痛而起核块，或头中雷鸣，多属痰火，清震汤主之。""加味清震汤：天麻一钱，苍术一钱，青荷叶全用一个，甘草炙、陈皮各八分，蔓荆子、荆芥各一钱五分，薄荷五分。""大头天行者，头肿大甚如斗，时疫之证也，轻者名发颐，肿在耳前后，皆火郁也，普济消毒饮主之，更加针砭以佐之。""普济消毒饮：甘草、桔梗、黄芩酒炒、黄连酒炒各一钱，马勃、元参、橘红、柴胡各五分，薄荷二分，天麻二分，连翘、牛蒡子炒各八分，水煎服。"

三、阳热亢越型头痛

本型头痛属内伤病，"阳"多为肝阳，"亢越"即向上而扰，此型头痛，虽有热象而体温多不高，其热邪自内所发，而非在表，故治法也是清里或兼滋阴而无表散。属西医的脑血管意外前兆、颅内动脉瘤破裂或脑血管畸形出血。现将相关论述搜集如下。

《济生本事方》云："头痛头晕方治肾气不足，气逆上行，谓之肾厥，其脉举之则弦，按之则坚，宜玉真圆：硫黄三两，石膏硬者、不煅研一两，半夏汤浸洗七次一两，硝石研一分，上为细末，研匀，生姜汁糊圆为梧子大，阴干，每服三十圆，姜汤或米饮下，更灸关元百壮。""《素问》云头痛巅疾，下虚上实，过在足少阴巨阳，甚则入肾……故肾厥则头痛。"

《临证指南》云："为阴虚阳越而为头痛者，用仲景复脉汤，甘麦大枣汤加胶芍牡蛎，镇摄益虚，和阳熄风为主，如厥阴内木上触，兼内风而为头痛者，用首乌、柏仁、稽豆、甘菊、生芍、杞子辈，熄肝风，滋肾液为主。"

《医学衷中参西录》："镇肝熄风汤：怀牛膝一两、生赭石轧细一两、生龙骨捣碎五钱、生牡蛎捣碎五钱、生龟板捣碎五钱、生杭芍五钱、玄参五钱、天冬五钱、川楝子捣碎二钱、生麦芽二钱、茵陈二钱、甘草钱半。"

◆ 四、阳衰头痛（真头痛）

本型头痛相当于西医所述冠心病，或其他心血管疾病发作时脑供血供氧不足所致，属危急之症。现将相关论述搜集如下。

《普济本事方》云："治气虚头痛：大附子一个剜去心、全蝎二个入在内，以取附子末同钟乳一分，面少许水和裹炮熟，都碾为末，以焦黄为度，葱茶调下一钱或半钱。"

《医部全录》第五册云："气虚上壅，偏正头痛不可恶者，大附子一枚，炮去皮脐研末，葱汁面糊丸绿豆大，每服十丸，茶清下。"

《医学心悟》云："真头痛者，多属阳衰，头统诸阳，而脑为髓海，不任受邪。若阳气大虚，则发为真头痛，手足青至节，势难为矣。速用补中益气汤加蔓荆子、川芎、附子，并进八味丸，间有得生者，不可忽也。""补中益气汤：黄芪一钱五分，白术陈土炒，人参、当归、甘草（炙）各一钱，柴胡、升麻各三分，陈皮五分，生姜一片，大枣二枚。""八味丸：大熟地四钱，山茱去核、山药各二钱，丹皮、茯苓、泽泻各一钱五分，肉桂五分，熟附子五分。"

◆ 五、瘀血头痛

本型头痛系因不通则痛所致。

《医林改错》云："血府逐瘀汤所治之病，开列于后：头痛……查患头痛者，无表症、无里症、无气虚、痰饮等症，忽犯忽好，百方不效，用此方一剂而愈。""血府逐瘀汤：当归三钱、桃仁四钱、枳壳二钱、赤芍二钱、柴胡一钱、甘草二钱、桔梗钱半、川芎钱半、牛膝三钱。"

此方不仅治瘀血头痛，其他原因不明之头痛亦可用。

◆ 六、风痰头痛

风痰头痛不同于痰浊头痛，其来势较"暴"；与寒邪侵袭有别。现将相关论述搜集如下。

《医部全录》云："风痰头痛不可忍，天南星一两、荆芥叶一两为末，姜汁糊丸梧子大，每食后，姜酒下二十丸。""痰厥头痛如破、厥气上冲，痰塞胸膈，炮附子三分、釜墨四钱，冷水调服方寸匕，当吐即愈，忌猪肉冷水。"

《肘后方》云："痰厥头痛如破者，乌梅三十个，盐三撮，酒三升，煮一升，顿服取吐，即愈。"

《兵部手集》云："风痰头痛不可忍，山栀末为蜜浓，傅舌上，吐即止。""头风痛，如斧劈难忍，川乌头末，烧酒熏包盌内，温茶泡服之。"

《永类方》云："偏正头风痛不可忍者，元胡（延胡索）七枚、青黛二钱、牙皂二个，去皮子为末，水和丸，如杏子大，每以水化一丸，灌入病人鼻内，随左右，口咬铜钱一个，当有涎出成盆而愈。""风毒头痛，攻注头目，痛不可忍，大附子一枚、炮去皮为末，以生姜一两，大黑豆一合，炒熟，用酒一盏，煎七分，调附子末一钱，温服。"

《串雅内编》云："截头风：治偏正头风，百药不效，一服即愈。香白芷炒二两五钱、川芎炒、甘草炒、川乌头半生半熟各一两，上药为末，每服一钱，细茶薄荷汤调下。"

◆ 七、便用杂方

此处搜集的便用杂方，虽制备较麻烦，但临床急用方便，多属治标。除此之外，继后还应兼用治本方药。本类方药所治头痛，相当于西医的三叉神经痛、偏头痛等。

《医部全录》云："乳香饼：治气攻头痛不可忍者，乳香一钱、蓖麻子14粒，上同捣烂，作饼，贴太阳穴，如痛定急去之，解开头发出气。""斗门方，治卒头上痛，皂荚，右为末，吹鼻嚏即止。""葫芦巴丸，治气攻头痛如破葫芦巴炒三棱、干姜炮各一两，上为细末，每服二钱，不拘时，温生姜汤，或温酒调服。""乌罂散，治诸般头疼不可忍者，川乌御米壳、橘皮各等分，上咬咀，每服三钱，水一盏半，煎七分，去渣，不拘时温服。"

《外台秘要》云："头痛欲裂。当归二两，酒一升，煎取二合饮之，日再服。"

《斗门方》云："卒然头痛，白僵蚕为末，每用热水调下二钱，立瘥。"

《圣济总录》云："头痛至极，童便一盏，豉心半合，同煎至五分，温服。"

《奇效良方》云："头痛不可忍方，大蒜一颗，去皮，研取自然汁，令病人仰卧垂头，以铜筷点少许滴入鼻中，急令嗅入脑，眼中泪出，瘥。"

"头暴痛"大多属于实证，所取治疗机制多是"通则不痛"。本节所摘古籍，保留原文，方药重量也按原书钱、两摘录，未予以克换算。

中医不能脱离辨证施治的基本原则，故对原文中一些"治一切头痛"之类药方应慎重对待，如川芎、白芷等辛燥药物不宜用于阴虚阳亢之证，故在运用中不可不慎重对待。

第五节　论治阳痿

阳痿指阴茎不能勃起，或勃而不坚，影响正常性生活的男子性功能减退症。包括现代医学的性神经衰弱和某些慢性疾病所致的阳痿。阳痿其因较复杂，可由心理、体质以及性行为习惯等多方面的因素造成。心因性阳痿，以心理、精神因素为主，中医认为"凡思虑操劳、忧郁太过者多致阳痿……忧思太过抑损心脾""水谷气血之海，必有所伤，气血亏而阳道斯不振矣""凡惊恐不释者，亦致阳痿，故经曰恐伤肾，即谓此"。其二原因是心肾性的，即心有欲念而肾气不足，阳事无法振奋，当然欲念太甚，时时引动性兴奋，日久必致阳痿，即"思想无穷，所愿不得，意淫于外"。其三原因是与肝气有关，肝主筋，肝经绕阴器，阴茎为人体之"宗筋"，肝气郁结，肝阴不足都可以形成阳痿。中医还强调早婚会引致阳痿，理由是"苗未壮而遭砍伐"，当然纵欲过度，性生活太频繁，而致"入房太甚，宗筋弛纵，作强无能"，也是引起阳痿的重要因素。除此湿热下注宗筋，弛纵不收致阳痿也不可忽视。综此，阳痿与心无所主，心肾不交，脾失健运，肝失疏泄，肾失封藏密切相关。

青壮年男性，在性生活时阴茎不能勃起，或勃而不坚，不能进行正常性生活。多有房事太过，或青少年期多犯手淫史，常伴有神疲乏力，腰酸膝软，畏寒肢冷，或小便不畅，滴沥不尽等。排除性器官发育不全，或药物引起者，即可诊断为阳痿。

中医认为人体是一个有机整体，阳痿发生与多脏有关，故除了中医脏腑辨证外，还必须因人、因时、因地，根据不同情况进行辨证论治。

◆ 一、脏腑辨证

（一）命门火衰

阳痿不举，面色苍白，头晕目眩，精神萎靡，腰膝酸软，畏寒肢冷，耳鸣，查阴茎阴囊紧缩，触之有冰凉感，舌淡，苔白，脉沉细。治宜温补下元。方用右归丸。腰以下冷，加麻黄、牛膝；大便不实，小便清冷，加益智仁、补骨脂。本证多见于体虚或老年性阳痿者。

（二）心脾两虚

阳痿，精神不振，失眠健忘，胆怯多疑，心悸自汗，纳少，面色无华，舌淡、苔薄白，脉细弱。查阴茎色淡疲软。治宜补益心脾。方用归脾丸。本证多见于久病体弱之人。服药时间宜长，不能急于求成。

（三）肝气郁结

阳痿逐渐不起或不坚，同房力不从心，胸闷胁胀，善太息，或烦燥易怒，舌红、苔薄白，脉弦细或弦数。治宜疏肝解郁，通络兴阳。方用四逆散加味。柴胡6g，枳壳10g，当归10g，蜈蚣2条，甘草3g，巴戟天10g。若烦燥易怒，加栀子、牡丹皮。本证多见于精神性阳痿者。临床上较多见，应配合性知识教育和必要的精神劝导，方能相得益彰。

● 二、因人而异

年轻人患阳痿，最常见的有：①手淫过度史或性生活缺乏节制，损伤肾精而致阳痿。这是性兴奋过度和性器官过度疲劳，肾气损伤而转入抑制状态所致，治疗时不可以过多使用温肾补阳药物，而要养肾精、补肾阴，必要时可加黄柏、知母等苦味坚阴和清泄阴火药物。②年轻夫妇生活配合不理想，或缺乏性知识，或在性生活过程中有不良刺激，或恐惧损伤肾气。这些属于情绪和心理因素引起的，医生应及时疏导，针对具体情况作性知识指导。中药可采用疏肝理气或调补心脾的药物，如柴胡、白芍、当归、薄荷、陈皮或人参归脾丸等治疗，效果比较好。③体质虚弱，先天不足，发育不良或慢性病。有些年轻人缺乏锻炼，很少运动，身体素质差也可引起阳痿，这就需要较长时间调理。若为45岁以上男子，往往是操劳过度所致，以精气不足为常见，宜补肾精和补肾气，不能使用苦味药物，养阴药也不宜多用。50岁以上的男子多见阳气衰弱，当以温阳补气为主，必要时附子、肉桂等也应使用。老年人阳痿还应注意是否与糖尿病、肾病、冠心病、动脉硬化、内分泌疾病等有关，治疗应"双管齐下"，方能取效。

三、因时而异

阳痿由肾虚引起者，冬天用药宜温补，若冬天阳痿加重，夏天性生活正常者更宜用温阳之法，应选用附子、肉桂、干姜、麻黄、细辛、鹿茸、韭菜子等，用以提高代谢水平，增强体质。在夏天用药则不宜过温。

阳痿病人在治疗过程中，病情好转时一般首先出现深夜至清晨（3：00~5：00）时间性兴奋，以至获得满意的勃起，这是肾中阳气来复的征象。此时宜及时加重补肾气、肾阳的药物，如巴戟天、淫羊藿、菟丝子、肉苁蓉、补骨脂等补肾阳药，以及人参、黄芪、蛤蚧、枸杞子、淮山、胡桃等补肾气药，以巩固疗效。

四、辨别虚实

按古人观察，阳痿虚证占十之八九，而实证只占十之一二，现代临床上实证阳痿或虚实夹杂的阳痿还是很多见的。如阳痿兼见阴囊潮湿，下肢酸重，尿黄，解时不畅，余沥不尽，舌红、苔黄腻，脉沉滑数，这是湿热下注的重要征象，必须以龙胆泻肝汤，或萆薢分清饮清化湿热，也可选用甘露消毒丹、滋肾丸（知母、黄柏、肉桂）。本证多见于生殖系统的炎症，如前列腺炎、睾丸炎、阴囊炎、淋病等。而湿热所致阳痿，用清热利湿法宜短不宜久，宜轻不宜重，以免苦寒伤阴，反而影响性功能。阳痿兼见遗精、滑泄，临床也多见，这是精关不固的表现，而精关不固的重要原因是"相火偏旺"。"相火"是一种消铄人体精液的病理性的火邪，可因思虑过度而心神不守所致，也可由情志不畅、肝气郁结而化火，也可因意志不坚、所愿不遂而郁积，所以清泄相火便成为治疗大法。黄连与阿胶合用清心滋肾；柴胡、郁金与炒山栀、生地黄合用清肝解郁；远志、石菖蒲与淮山合用健脾开窍，这些都是治疗阳痿的常用配伍药物。阳痿若兼见血精，排出血性精液，这是精室有热的表现，常取凉血收涩之法，生地黄、赤芍、牡丹皮、小蓟、茜草、金樱子、覆盆子之品即属此类药。

◆ 五、辨别阴阳

前贤治阳痿多以"命门火衰"立论，治以温补肾阳，当今患者盲目选购温肾壮阳之品亦不少。按中医"阴阳学说"的理论，每一脏器都存在阴、阳两个方面。肾为先天之本，主藏精，又主二阴，为作强之官。肾阴亏则宗筋失养弛纵，肾阳虚则作强无能，均可致阳痿，虽肾虚阳痿从补肾入手，但当别阴阳。肾阳虚可见：阳痿，腰酸膝软，疲乏无力，精神不振，面色无华，小便频数，或畏寒肢冷，舌淡，脉沉弱。治以温补肾阳，如金匮肾气丸、右归丸之类。肾阴虚可见：阳痿，腰酸，疲乏，足软，头晕，耳鸣，便秘，口干，牙齿浮动，或低热，出虚汗，心烦，舌红，脉细或细数。治以滋阴补肾，如六味地黄丸、知柏地黄丸之类。不管补阳或补阴，均要注意阴阳互根关系，在处方中达到"阳中求阴""阴中求阳"的目的，根据患者具体情况恰到好处地调配方剂，便是成功的关键。此外，治疗肾虚阳痿又当补肾结合治心治肝，这是提高疗效的途径。

◆ 六、六经辨治

（一）太阳阳痿

太阳统摄营卫，营卫不和所致阳痿，多以营卫不和证为主。本证多见于心气虚或因性知识缺乏而惊恐之初婚患者。盖阴茎之兴举，必先赖君火之动，营气不足，心气不宁，则难行君主之令，故阴茎欲举不能，且愈欲举而愈痿。患者常自汗出，行房时汗益甚，精神紧张，心慌气喘，事后精液自流，日久可见"小腹弦急，阴头寒，目眩，发落"等阴阳俱损之候。治以桂枝加龙骨牡蛎汤调和营卫，安神摄精。

（二）少阴阳痿

少阴内属心肾，为水火之脏，且肾脏内寓真阴真阳，若施泻无度，或热病之后或过服燥热之品，斫伤肾阴，精血不足，宗筋失养，可致阴虚阳痿。其特点是阴茎能勃举，但历时短暂，且举而不坚，形软而疲，难以完成正常的性交过程。阴虚生内热，其人多形瘦，手足心发热，甚则咽干颧赤，舌红少苔，脉细数。治以滋阴为主，可用加减复脉汤略加壮阳之品。若有"心中烦，不得卧"等阴虚火旺之证，可用黄连阿胶汤或知柏地黄汤。

（三）阳明阳痿

胃为燥土，本性喜润恶燥，为生化之源。若胃虚日久，气血不足，宗筋失润，遂致阳痿。治以滋润通降之剂，可用竹叶石膏汤或麦门冬汤。若口渴喜饮，燥热亢盛者，可用白虎加人参汤。

（四）太阴阳痿

脾主运化，为后天之本，若脾虚阳痿多由思虑忧郁太过或久病之后损伤脾胃，以致气血不足、宗筋失养，多发于脑力劳动者或久病之后。可见饮食少进，体倦神疲，面色无华，舌淡脉弱等。可用四君子汤或补中益气汤补脾益气。若兼见夜寐不安，心悸不宁，可用归脾汤补益心脾。若兼见头重身困，大便不实，可用参苓白术散补脾利湿。若见肢冷便溏，脘腹胀满，可用理中汤温补脾阳，补脾可同时暖肾。若脾虚生湿，聚湿成痰，痰湿下注，聚于宗筋，气血受阻，阳事不举，多发于奉养太厚，或平素恣食豪饮，体形肥腴之人。虽阳痿但形体精力不衰，时有性欲萌动而阴茎举不从心，龟头包皮之内常有白垢，或咳或不咳，或胸闷恶心，小便不利，舌苔白腻，脉滑。治宜化痰湿利窍，可用理中二陈汤之类。

（五）少阳阳痿

少阳属胆，与肝相表里，同为风木之脏，性喜条达，以疏泄为用。少阳阳痿多由情志不舒、气机郁结所致。由于肝胆气郁，气血失于条畅，故宗筋失用而痿。本证好发于性格内向之青壮年，阳痿发生每与情绪变化有关，常伴"胸胁苦满，喜太息，不欲饮食"，少腹睾丸胀闷不舒，苔薄，脉弦。治当疏泄少阳之郁以调畅气血。可用四逆散或逍遥散为主进行治疗。气郁日久，可以化火，出现"口苦，咽干，目眩"，舌苔薄黄，脉弦细数等，此时可治以小柴胡汤或丹栀逍遥散。此外，此类患者尚须做好思想疏导工作。

（六）厥阴阳痿

厥阴与少阳互为阴阳表里，少阳偏于气，偏于火；厥阴则偏于血，偏于寒。肝主筋，藏血，阴茎宗筋之所聚，不仅由肝所至，而且以血为充为养。若外寒侵犯厥阴，留滞肝脉不去，血行障碍，宗筋失充则痿。此证多见于冬季水上作业，夜间工作之体力劳动者，多伴阴囊紧缩，少腹痛引睾丸及阴茎根部，此外还可见"手足厥寒，脉细欲绝""干呕，吐涎沫，头痛"等。治以温经散寒为主，可选用当归四逆加吴茱萸生姜汤，并可酌加温肾壮阳之品。

第六节　论治真心痛

真心痛，系心脏本身的病变所致的疼痛，故隋代巢元方说："心为诸脏主而藏神，其正气不可伤，伤之而痛为真心痛。"真心痛是一种危急证候，暴发时来势凶猛，预后很差，正如宋代陈无择所指出的："若真心痛，则手足青至节，若甚，夕发昼死，昼发夕死。"本文仅据有关的文献资料，将历代医家对真心痛的认识、病因、病机，以及治疗方法作一概述，并从中探索古代医家行之有效的治疗经验，冀其对于临床工作有所裨益。

◆ 一、对真心痛的认识

考究历代文献，最早提出"真心痛"这一病名的是《黄帝内经》。《黄帝内经·灵枢》"厥病"说："厥心痛，与背相控，善瘈，如从后触其心，伛偻者，肾心痛也。""厥心痛，腹胀，胸满，心尤痛甚，胃心痛也。""厥心痛，痛如以锥针刺其心，心痛甚者，脾心痛也。""厥心痛，色苍苍如死状，终日不得太息，肝心痛也。""厥心痛，卧若徒居，心痛间，动作痛益甚，色不变，肺心痛也。""真心痛，手足青至节，心痛甚，旦发夕死，夕发旦死。"又《黄帝内经·素问》"藏气法时论篇"也提到"心病者，胸中痛，胁支满，胁下痛，膺背肩胛间痛，两臂内痛"。从《黄帝内经》的论述可以知道，真心痛的表现有胸膺痛如针刺，可牵引肩背部、两臂内侧，并伴有胸胁满闷，也有连及脘腹作胀，平时易心慌，活动时则出现惊悸，痛势加剧；病重之时，出现面色苍白，四肢厥冷，呼吸窒塞，常致猝然死亡。

《黄帝内经》之后，张仲景在《金匮要略》中也提及心痛，他说，"胸痹，不得卧，心痛彻背"，这些论述只涉及临床证候，未及病因病机，且与胸痹混在一起讨论，所以仲景所论远不及《黄帝内经》。晋代葛洪的《肘后备急方》出示了治疗真心痛及其他心痛的 40 余个方剂，但对真心痛的成因及证候却略而不谈，诚为一大憾事。

隋唐以后，对真心痛的认识有了长足的进展。如巢元方《诸病源候论》指出：心痛者，风冷邪气乘于心也，其痛发，有死者，有不死者，有久成疹者。心为诸脏主而藏神，其正经不可伤，伤之而痛为真心痛，朝发夕死，夕发朝死。心有支别之络脉，其为风冷所乘，不伤于正经者，亦令心痛，则乍间乍盛，故成疹不死。又心为火，与诸阳会合，而手少阴心经也；若诸阳气虚，少阴之经气逆，谓之阳虚阴厥，亦令心痛，其痛引喉是也。"巢元方明确指出了心痛有轻重之分，轻者乃邪伤于心之支别络脉，故其心痛乍间乍盛，不会立即致死，重者则为真心痛，乃风冷邪气伤于心之正经所致，为"朝发夕死，夕发朝死，不暇展治"之危候。唐代孙思邈亦指出，真心痛"不治之，则数日杀人"，但他又认为，此病虽然险恶，仍需积极救治，并于《千金翼方》载有"治暴心痛面无色欲死方"。宋代严用和《济生方》指出，"寸口脉紧，心脉甚急，皆主心痛，又有痛甚而心脉沉伏者是之矣"，对真心痛的脉象作了初步的描述。宋代《圣济总录》和《类证活人书》，均具体指出真心痛的部位，即"痛在两乳之中，鸠尾之间，即膻中也""胸膺两乳间刺痛，甚则引背痛"。"膻中"部位相当于胸骨中下段，"胸膺"则包括了心前区，与现代医学关于心绞痛的部位基本一致。

迨明清之际，对真心痛的认识更趋于完善。如《医碥》说："其卒然大痛，咬牙噤口，气冷，汗出不休，面黑，手足青至节，冷如冰。"《类证治裁》说："寒厥心痛者，身冷汗出，便利不渴，心痛，脉洪大。"《辨证奇闻》说："真心痛，其病不在胃脘间，两胁处，恰在心窝中，如虫咬蛇钻，饮食不入，手足冷，面目青红是也。"《医门法律》说："心痛者，脉必伏，以心主脉，不胜其痛，脉自伏也。"《奇效良方》说："心痛之脉阴弦为痛，微急为痛，……涩则为痛。"分析以上这些资料，不难看出，这一时期的医家对真心痛的症状及脉象的描述更加具体化了，同时对疼痛的部位也作了明确的定位。此外，有的医家还将真心痛与胃脘痛作了鉴别诊断。如明代王肯堂《证治准绳》指出："或问，丹溪言心痛即胃脘痛，然乎？曰：心与胃各一脏，其病形不同，因胃脘痛处在心下，故有当心而痛之名，岂胃脘痛即心痛者哉！历代方论，将二者混同叙于一门，误自此始。"清代李用粹也说："其厥心痛者，因内外邪犯心之包络，或他脏邪犯心之支脉……谓之厥者，诸痛皆气逆上冲，又痛极则发厥，然厥痛亦甚少，今人所患，大半是胃脘作痛耳。"

综上所述，古代医家认为真心痛乃心脏本身病变所致的疼痛，痛的程度相当剧烈，或如锥刺，或如虫咬蛇钻，疼痛的部位在心窝中，或痛引胸背；其脉象主要有细、大、弦、紧、沉涩、伏诸种；病情严重时伴有气冷，面青白，汗出不止，手足厥冷，过于肘膝，其预后都不良。这与现代医学所谓的冠心病心绞痛、心肌梗死的临床表现极为相似。

◆ 二、关于病名问题

心痛一病，据文献所载，名称繁多，颇不统一。总括起来，《黄帝内经》有"真心痛""厥心痛""肾心痛""脾心痛""肝心痛""肺心痛""胃心痛"等病名；后世有"心暴痛""卒心痛""心中痛""久心痛""胸痹心痛""九种心痛"等。为了探讨真心痛的病因病机，有必要先研究一下真心痛与其他心痛的区别。

（一）厥心痛

《黄帝内经》在论述真心痛的同时，为什么又提出厥心痛呢？二者之间有无联系？首先必须弄清"厥"字的含义。厥，《说文解字》云"逆气"也，或者作厥，其字从瘚欠，段玉裁注云"欠，犹气也"。《说文解字》曰："屰，不顺也。"《释名》所云"逆气从下厥起上行"与不顺之义合。《黄帝内经·素问》"五脏生成篇"云："凝于足者为厥。"王冰注云："厥，谓足逆冷也。"《太素》卷十七杨上善注亦云："厥，逆也。"皆训厥为逆，与《释名》合，可见，"厥"字的原义是逆；李用粹曾说过："谓之厥者，诸痛皆气逆上冲，又痛极则发厥。"明代李挺《医学入门》指出"真心痛因内外邪犯心君，一日即死。厥心痛因内外邪犯心之胞络或他脏邪犯心之支脉。谓之厥者，诸痛皆从少阴气逆上冲，又痛极则发厥也"。《黄帝内经》提出厥心痛：认为心痛的出现，多同内脏逆气上冲有关系，并不是单纯心脏的局部病变。正如《黄帝内经·灵枢》"厥病"

所提及的头痛证，也冠一"厥"字，意即指此乃因邪逆于经，上干头脑而作痛，而非单纯的头部疾患。为了区别不同的内脏逆气所致的心痛的不同兼证，所以《黄帝内经》又提出了肾心痛、胃心痛、脾心痛、肝心痛、肺心痛等病名。那么，真心痛与厥心痛是否属于同一性质的疾病呢？喻嘉言说过，厥心痛的症状是"手足逆而通身冷汗出""气微力弱""亦主旦发夕死"，这与真心痛的症状极为相似。因此，可以认为这两种疾病属于同一类疾病。我们也可以这样理解，内脏逆气指的是病因病机，而疼痛的产生毕竟在于心脏本身，所以真心痛为厥心痛的严重阶段。

（二）胸痹

真心痛与胸痹是否属于同类疾病，二者之间有无联系？这也是必须弄清楚的。《黄帝内经·灵枢》"本脏"说，"肺大则多饮，善病胸痹，喉痹，逆气"。《金匮要略》记载的胸痹的症状是"喘息咳唾，胸背痛，短气""胸痹，不得卧，心痛彻背"。宋代《圣济总录》说，"胸痛者，胸痹痛之类也，……胸膺两乳间刺痛，甚则引背胛，或彻背膂"。清代尤在泾说，"胸痹不得卧，是肺气上而不下也，心痛彻背，是心气塞而不和也，其痹尤为甚也"。从以上论述，不难看出，胸痹乃心肺同病，而以胸闷、短气、咳唾等肺系疾患为主，真心痛乃肺病日久损受心脏，其症为次。因此，可以认为，胸痹与真心痛是两种疾病。但胸痹之心痛，有时也可以发展为真心痛，这也是不能忽视的。

（三）其他

文献中提及的"久心痛""心中痛"，虽也属于心脏本身的病变所引起的疼痛，但系久蓄之邪作祟，不同暴病，故不属于真心痛。至于"卒心痛"，是形容心痛乃猝然而发，以及疼痛达到相当剧烈的程度，这与真心痛的发病过程及疼痛的程度较相符，故可隶属于真心痛。至于"九种心痛——虫心痛、蛀心痛、风心痛、悸心痛、食心痛、饮心痛、冷心痛、热心痛、去来痛"，大多指胃脘部疼痛而非心脏自身疼痛。正如《医学正传》所说："夫九种心痛，详其所由，皆在胃脘而实不在于心也。"

综上所述，厥心痛、卒心痛、心暴痛属于真心痛的范畴，而胸痹及其他心痛则与真心痛有所区别。

三、对病因病机的认识

真心痛是以心脏猝然发生暴痛为主证的，那么产生疼痛的病因病机是什么呢？就其本质来说，心气不足、心阳虚衰是其病理演变的主要因素。因心生血而主脉，以血为体，以阳为用。如果心气不足，心阳虚衰，则鼓动无力，血液循环便会产生障碍，"不通则痛"，轻则表现为心悸不宁，重则为疼痛。此是心脏本身的内在因素。在此基础上，以下几种因素均可引起心脏的气血不利而诱发真心痛。

（一）寒邪

《黄帝内经·素问》"举痛论"说："经脉流行不止，环周不休，寒气入经稽迟，泣而不行，客于脉外则血少，客于脉中则气不通，故卒然而痛。"又说："寒气客于脉外则脉寒，脉寒则缩蜷，缩蜷则脉绌急，绌急则外引小络，故卒然而痛。"说明了疼痛与寒邪侵犯血脉，使血运受阻有相当密切的关系。后世医家在《黄帝内经》的启发下，对寒邪引致真心痛都比较重视。如王叔和《脉经》云，"厥心痛者，乃寒气客于心络也"；《类证治裁》说，"真心痛……由寒邪攻触，猝大痛"；《临床辨证备要》说，"凡真心痛，乃猝然受寒，大痛不止"；《辨证录》说，"寒犯心者，乃直冲阴经之病，猝不及防，一时感之立刻身死"。为什么寒邪容易导致真心痛呢？《河间六书》认为，"寒主拘缩，故急痛也"；《景岳全书》认为，"寒则凝滞，凝滞则气逆，气逆则痛胀由生"。方贤《奇效良方》说，"《内经》曰五脏卒痛，何气使然？曰：寒气客于背俞之脉，则血脉泣，脉泣则血虚，血虚则痛，其俞注于心，故相引而痛"，因此，"大寒触犯心君"是真心痛的原因之一。

（二）瘀血、痰浊

《医学正传》指出，真心痛乃因"污血冲心"所致；《证治准绳》也说，

"真心痛乃死血作痛"；《类证活人书》说，"亦有失血之后，瘀血留滞，……亦有痰涎停伏，窒碍不通而痛，更有本经血滞气郁，久从火化而痛，……皆俗所谓之真心痛也"；《古今医鉴》也提出本病与"素有顽痰死血"有关，可见瘀血停滞，痰浊滞结，导致血脉瘀阻也是真心痛发生的原因之一。

（三）饮食

《儒门事亲》说，"凡膏粱之人，起居闲逸，奉养过度，酒食所伤，以致中脘留饮，恶闷、痞膈、醋心"。说明了如果过食膏粱厚味，使脾胃受伤，则浊气阻于胃之大络，血流不行，虚里阻塞，使心失其营，也会诱发本病而致痛。

（四）火热

《黄帝内经·素问》"刺热篇"云，"心热病者，先不乐，数日乃热，热争则卒心痛"。《黄帝内经·素问》"举痛论篇"云，"寒气客于经脉之中，与炅气相搏，则脉满，满则痛而不可按也，寒气稽留，炅气从上，则脉充大而血气乱，故痛甚"。《河间六书》云，"有热厥心痛者，身热足寒，痛甚则烦躁而吐，额自汗出，知为热也"。《辨证录》说，"真心痛，……火邪犯心"。《医学入门》云，"热困心包络，着毒乘心，痛彻背"，这都说明了火热为患，着毒乘心，也是真心痛的原因之一。

（五）情志

《济生方》指出真心痛"皆因外感六淫，内伤七情，或饮啖生冷果食之类，使邪气搏于正气，邪正交击，气闭塞，郁于中焦"所致。《普济方》说，"邪在心，则病心痛……，病忧患内损，心暴痛"。可见七情内伤，也是导致真心痛的一个不可忽视的原因。

（六）与其他脏器的关系

《张氏医通》指出，"诸心痛者，皆手少阴厥气上冲也"。《医学入门》也认为，"真心痛……，厥心痛……皆少阴厥阴气逆上冲"。盖因脏腑之间是相互联系的，如心与肝为君相之官，心与肾为水火之脏，心与肝脾有生克关系，而"胃之大络名曰虚里，贯膈络肺，出于左乳下，其动应衣，脉宗气也"；说明了肺、肾、肝、脾与胃的逆气上冲，均能影响心气不和而产生暴痛。《黄帝内经》所说的肝心痛、胃心痛等便是这个道理。

综上所述，真心痛产生的原因，乃心脏阳气本虚，复受寒冷之邪气所侵，以致脉络不通，气血瘀阻，血不养心；或情志损伤，心气郁结，心气受损，气血运行不畅，血脉闭阻；或过食膏粱厚味，损伤脾胃，浊气阻于虚里，心失其营，痰湿壅盛，瘀血内阻，阻滞经脉，血行不畅；或其他脏腑逆气上冲，心气不和，气血不利都能发生真心痛。

◆ 四、治则治法与方药

中医古籍中，治疗真心痛的记载不多，系统加以论述的更少，究其原因，可能与认为该病多不治有关，如陈无择说过，"若真心痛……不在治疗之数"。但从有记载治疗的文献中看，大多数医家均认为虽本病预后差，仍当积极救治；而且提出的治法大都是在辨证论治的原则指导下进行的。如《古今医鉴》曾指出："是寒则温之，是热则清之，是痰则化之，是血则散之，是气则顺之……"宋代杨士瀛《仁斋直指方》说："真心果痛，不知能愈否乎！然则执剂之法何如？曰：热者凉之，寒者温之，感受风邪者散之，顺气调血，遂水豁痰，此其要略耳。"这已基本上概括了真心痛的治疗原则，现根据文献记述，结合我们的体会，归纳如下。

（一）温经通阳，散寒消积

大寒触犯心君，以致心阳不足，阴寒内盛，脉络不通是真心痛产生的原因之一。故治宜温经通阳，散寒消积，通经活络。《黄帝内经·灵枢》"五味"有"心病宜食……薤"的记载。《类证治裁》指出："真心痛，经言旦发夕死，急用麻黄、桂、附、干姜之属，温散其寒，亦死中求治……厥心痛者，……术附汤。"《辨证录》说："寒犯心者，乃直中阴经之病，猝不及防，一时感之，立刻身死，……用人参一二两，附子三钱，急煎救之，可以望生。"《临床辨证备要》说："凡真心痛……多致死亡，用肉桂、细辛、附子、干姜急救，或得一生。"这些治法与方药，均是针对病因病机而设，除了有温散寒邪之意外，在很大程度上有回阳救逆之意，但可暂用而不能久服，久服则耗损阴津，流弊甚多。

（二）活血祛瘀，宣通涩滞

瘀血内阻，经脉不通，血行不畅，心失所养，不通则痛，故活血祛瘀，宣通涩滞，疏畅血脉乃是治疗真心痛的主要治法之一。《临证指南医案》指出，"通其气血则不痛，……若证之实者，气滞血凝通其血而散其血则愈"。《证治准绳》指出，若真心痛是因"死血作痛，脉必涩，作时饮水不下。壮人用桃红承气汤，弱人用归尾、川芎、丹皮、苏木、红花、桃仁、桂心、赤曲、番降香、元胡（延胡索）、通草、大麦芽、穿山甲"。《医部全录》也指出，"卒然心痛，桃仁七枚去皮尖，研烂水一合服之"。《证治要诀》也有用手拈散（延胡索、五灵脂、没药）治疗真心痛的记载。活血祛瘀法常与他方合用。

（三）豁痰下气，通脉利窍

痰浊壅盛，阻塞气机，阻滞经脉，血行不畅而致真心痛，治宜豁痰下气，通脉利窍。《张氏医通》说："有大实心痛者，因受时气，卒然发痛……急以凉膈散利之。不应，为食积痰饮瘤结也，煮黄丸水煮金花丸选用。"《河间六书》也说："有大实心中痛者……急以煮黄丸利之，利后以藁本汤去余邪。""煮黄丸，治大实心痛，雄黄一两，巴豆五钱，白面三两，右研匀，水丸，梧子大，取十二丸用浆水煮熟，滤入冷浆水内，沉冷，每一时，冷浆水下一丸，一日尽十二丸，如得利，不可再服。""藁本汤，藁本五钱，苍术一两，水煎服，服煮黄丸后，宜此断根。"煮黄丸为峻猛之药，用之不当，恐有不测，今人常用《金匮要略》的瓜蒌薤白半夏汤、苓桂术甘汤以健脾利水蠲饮，似较稳妥。

（四）补气益血，寓通于补

《临证指南医案》指出，"症之虚者，气馁不充运，血衰不能滋荣，治当养气补血，而兼寓通于补"，药如当归、丹参、生地黄、熟地黄、人参、桂枝、炙甘草等。这一治法，特别适用于真心痛的缓解期。

（五）清热泻火，宁心安神

《辨证录》说，"真心痛……火邪犯心……即用救真汤（炒栀子、炙甘草、白芍、木香、石菖蒲）投之"；《医学入门》也说，"热困心包络，着毒乘心，痛彻背。愈掌热，黄连香苍散加蓼草，或单黄连丸"。

以上诸种治法与方药，基本概括了真心痛的治疗大法。但真心痛的病证是复杂多变的，守一方一法或机械套用成方来治疗是不恰当的，而应该谨守辨证论治的原则，分析整体与局部的关系，灵活运用，方能获得较好的效果。在标证基本缓解时，应着重治本，即养心血，扶心阳，一方面养心血以补其体，另一方面扶阳以助其用。

第七节　论治失眠

周来兴结合"调中州，安五脏"的经验理论，从心脾出发立治疗失眠之法，在临床中治疗失眠，疗效显著；其对失眠的论治具有重要的临床实践和教学意义，值得在临床及教学上借鉴应用。

一、心与脾的关系

心与脾（胃）的关系主要表现为血的生成和运行，以及心血养神与脾主运化方面的关系。

（一）血液的生成

心主血脉而又生血，脾主运化，为气血生化之源。心血的来源主要依靠脾气从外界转运输入的水谷精微，因此若脾气健运、化源充足，则心血充盈。而脾的运化功能的正常发挥又需要得到心血的不断滋养以及心阳的推动作用，并在心神的统率下维持正常的生理活动。也就是说，如果心血旺盛、脾得濡养，则脾气健运，故《黄帝内经》有云："心生血，血生脾。"清代何梦瑶的《医碥·五脏生克说》中也说："脾之所以能运行水谷者，气也。气虚则凝滞而不行，得心火以温之，乃健运而不息，是为心火生脾土。"所以说："脾气入心而变为血，心之所主亦借脾气化生。"

（二）血液的运行

血液在脉内循行，既赖心气的推动，又靠脾气的统摄，方能循经运行而不溢于脉外。《血证论·脏腑病机论》中说："血之运行上下，全赖乎脾。"《张聿青医案》中也说："血所以丽气，气所以统血。"可见，血能正常运行而不致脱陷妄行，主要靠脾气的统摄。脾为气血运行上下之总枢，其气上输心肺，下达肝肾，外灌溉四旁，充溢肌肤，所谓居中央而畅四方，血即随之运行不息，所以有"诸血皆运于脾"之说。

（三）神志活动

心藏神，在志为喜；脾藏意，在志为思。"心为脏腑之主，而总统魂魄，并赅意志……思动于心则脾应。"（《类经·脏象类》）五脏藏神，心为主导。人身以气血为本，精神为用。血气者，身之神。心生血而主血脉，脾胃为气血生化之源，生血而又统血。血为水谷之精气，总统于心而生化于脾。血之与气，一阴一阳。气血冲和，阴平阳秘，脾气健旺，化源充足，气充血盈，充养心神，则心有所主。心血运于脾，心神统于脾，心火生脾土，脾强则能主运化，而生血统血。因此，心与脾在病理上相互影响，心脾相关的证候主要表现为血液的生成和运行功能的失调，以及脾运化无权和心神不安等。

● 二、从心脾出发认识失眠的病因病机

失眠在中医学中的病名为"不寐"，早在《黄帝内经》中就有"目不瞑""不得眠""不得卧"的相关论述。《黄帝内经·灵枢》"大惑论"曰："卫气不得入于阴，常留于阳，留于阳则阳气满，阳气满则阳跷盛，不得入于阴则阴气虚，故目不瞑矣。"《黄帝内经·灵枢》"营卫生会"言："老者之气血衰，其肌肉枯，气道涩，五脏之气相搏，其营气衰少而卫气内伐，故昼不精，夜不瞑。"汉代医家张仲景将失眠病因分为外感和内伤两类，提出"虚劳虚烦不得眠"的论述。张介宾《景岳全书》中阐明不寐的病机分为有邪与无邪两种，"不寐证虽病有不一，然唯知邪正二字则尽之矣，盖寐本乎阴，神其主也，神安则寐，神不安则不寐"。对于与心脾相关和失眠的论述，《黄帝内经·素问》"逆调论篇"记载有"胃不和则卧不安"。张介宾认为，"饮浓茶则不寐，心有事亦不寐者，以心气之被伐也"。《医效秘传》中说："心藏神，大汗后则阳气虚，故不眠。心主血，大下后则阴气弱，故不眠，热病邪热盛，神不清，故不眠。"

总之，失眠是由各种原因导致阴虚不能纳阳或阳盛不得入阴，而出现经常不能获得正常睡眠的一类病证。失眠主要以情志、饮食或气血亏虚等内伤病因居多，并由这些病因导致脏腑气血失和，阴阳失调，其基本病机为心失所养、

心神不安两个方面。心失所养主要由心血虚、胆虚、脾虚、肾阴亏虚引起，心神不安主要由心火偏亢、肝郁、痰热、胃失和降引起。周来兴在长期的临床实践中，尤其强调心脾之间的关系，总结出"调中州，安五脏"的经验理论，认为因脾胃失调引起的失眠尤为常见，而主要病机表现为脾胃虚弱引起血不养心，脾虚湿阻导致痰热扰心，以及胃腑不和而心神不宁等。

◆ 三、从心脾出发立失眠治疗之法

临床上治疗失眠应以"心主神明"的理论为纲，同时重视"胃不和则卧不安"的思想，尤其强调"脾旺不受邪"，认为脾为"气血生化之源""后天之本"，脾所运化的水谷精微濡养脏腑组织、四肢百骸，脾气健旺，则正气充足，外邪难以入侵。心主血，营气和津液在脉中"奉心化赤"而化为血液，而脾所运化的水谷精微又是化生心血之源。脾气健运，有利于心血的充盈。对于脾胃虚弱、血不养心而致失眠者，常用归脾汤或安神定志丸合酸枣仁汤加减来治疗；而对于脾虚湿阻、痰热扰心的失眠，常用六君子汤及黄连温胆汤加减治疗；对于胃腑不和而心神不宁的失眠，常用保和丸、小柴胡汤或泻心汤类加减治疗。

◆ 四、病案举偶

陈某，女，62岁。失眠心悸1年余，伴腹胀10余年。患者诉自退休近1年以来，生活作息较前不规律，常出现情绪不佳、心悸烦闷，夜晚入眠困难，眠后易醒，醒后难寐，日间头昏沉，记忆力下降。腹胀10余年，被外院诊断为肠易激综合征，时有五心烦热，刻下见舌暗红，苔薄黄腻，脉弦滑。中医辨病辨证为不寐（脾虚湿阻，痰热扰心证）。治以清热利湿，宁心安神。方用温胆汤合酸枣仁汤加减治疗，服药24剂告愈，并告知患者停药后可常以薏苡仁、茯苓、赤小豆、白扁豆煮粥调理脾胃以益气健脾化湿，适当锻炼、规律作息，保持心情舒畅。后随访患者，夜寐馨，精神可，无头晕，大便通畅，余无不适。

本例患者有腹胀病史10余年，有典型的脾胃虚弱的症状，引起血不养心、脾虚湿阻，导致痰热扰心，从而引发失眠。久病虚实兼夹、"怪病多痰"，治当以清化痰热、宁心安神为主，方选温胆汤合酸枣仁汤加减。在临床上，温胆汤合酸枣仁汤对治疗精神方面的疾病效果显著，特别是温胆汤，全方不寒不燥，理气化痰以和胃，胃气和降则胆郁得舒，痰浊得去则胆无邪扰，故复其宁谧。

第八节　论治痹证

通过对《金匮要略》有关痹证的研究，结合临床经验，周来兴总结出治痹八法，运用于临床，疗效显著。八法即发汗散寒，除湿宣痹，以麻黄加术汤为主；轻清宣化，祛湿散痹，以麻杏薏甘汤为主；益气固表，宣痹除湿，以防己黄芪汤为主；温经助阳，祛邪逐痹，以桂枝附子汤为主；清热除湿，通阳宣痹，以白虎桂枝汤为主；温经散寒，清热利湿，以桂枝芍药知母汤为主；温经通阳，逐寒蠲痹，以乌头汤为主；温通血脉，益气行痹，以黄芪桂枝五物汤为主。同时强调对正虚邪恋之久痹当守法守方，缓缓图治，切忌以辛香燥烈，易耗损气血，劫伤津液之祛风通络之品，以图一时之快，而应注意以补气益血、助阳祛寒、顾健脾胃、补肝肾、荣筋壮骨为主。

痹证多由风、寒、湿三气杂至而成。历代医家多有发挥，根据《金匮要略》对痹证所载的一些病证如历节病等条文中有关诊断、方药，结合临床体会与经验，执简驭繁，概括出治痹八法，证之临床，颇有效验。现简介如下。

一、发汗散寒，除湿宣痹

此法适用于寒湿之邪闭着肌表之痛痹。见周身肌肤重着疼痛，恶寒发热，无汗，舌苔白或白腻，脉浮紧等表实证。方选麻黄加术汤：麻黄 9g，桂枝 10g，杏仁 10g，苍术 8g，甘草 3g。因南方多湿，方中白术改用苍术，因其性芳香苦温，升散燥湿之力优于白术，同时又辛散祛风，以除经络肌体的风湿之邪，对寒湿偏重的痹痛尤为适宜。若偏于风者，加防风；寒湿偏重者，加细辛；湿偏重者，加防己、薏苡仁、蚕沙。痹证初起或痹证复感寒湿之邪，用此方随症加减治疗，每用 2~3 剂即可见效验。

二、轻清宣化，祛湿散痹

此法适用于风湿袭表，卫阳被遏之风湿痹。见身重酸痛，身热不扬或午后热甚，胸闷、咳嗽等，舌苔白腻，脉浮或濡缓。方选麻杏薏甘汤：麻黄 6g，杏仁 10g，薏苡仁 30g，甘草 3g。加入苍术、黄柏、忍冬藤清热燥湿疏络于方中，其功效更大，使肺宣表解，络疏湿除，热清痹愈。用于治疗风湿热痹多效验。

◆ 三、益气固表，宣痹除湿

此法适用于卫气不足，风湿在表，经脉痹阻所致之气虚痹证。见周身酸重或痛，汗出，恶风，舌淡苔白或腻，脉浮濡无力。方选防己黄芪汤：防己 15~30g，生芪 60~120g，白术 10g，炙甘草 5g，姜 5g，枣 5g。故方中重用黄芪、防己，黄芪"入肺补气，入表实卫，为补气诸药之最"（《本草求真》）。气足血旺，风湿自除。防己大辛，微苦寒，通行十二经，开窍除湿，与黄芪合用有扶正祛邪之妙。临床运用于慢性关节炎。又用此方加桂枝、鸡血藤温阳通络，补血活血，治疗肩周炎亦获效验。

◆ 四、温经助阳，祛邪逐痹

此法适用于病久阳气不足，表卫不固，外邪入侵，流连关节，筋骨之阳虚痹证。见骨节疼痛，掣痛不能伸屈，形寒肢冷，面色淡白无华，腰膝酸软，尿多便溏，或汗出恶风，心悸气短，舌淡苔白，脉沉弱或浮虚而涩。方选桂枝附子汤（桂枝 10g，附子 10~30g，生姜 5 片，炙甘草 10~15g，大枣 7 枚），甘草附子汤（炙甘草、白术、附子、大枣），白术附子汤（白术、附子、姜、枣）。以上三方均可治顽痹阳虚者，而桂枝附子汤重用桂枝辛甘解肌祛风，适用于表阳虚而风邪偏胜者；白术附子汤重用白术补中行湿，适用于表阳虚而湿邪偏胜者；甘草附子汤重用炙甘草补中益气，以甘缓之，适用于表里阳虚而风湿之邪并重者。对痹证久不愈，认为病深入关节，治宜缓而行之，若驱之太急，风去而湿仍留，反遗后患，因而不主张多用祛风燥湿药，而用温阳补气，扶正驱邪，缓补图治的仲景治痹方，以上三方皆有附子、炙甘草，附子辛甘大热，具有温肾助阳、逐寒燥湿的作用，量当用至 30g，甘草炙用温而补中，味甘能缓急，须用 10~15g，方能建奇功。若风偏胜加重桂枝用 15g；若湿偏胜加白术补中行湿。

临床对于风湿性关节炎、类风湿关节炎、脊椎炎、坐骨神经痛者等，均可加补肾柔筋、活血通络之品而获效。

◆ 五、清热除湿，通阳宣痹

此法适用于风湿在表，里热偏盛之热痹。见周身关节疼痛，局部灼热红肿，得冷则舒，痛不可近，近则痛剧，伴发热，汗出，口渴，小便短赤，大便秘结，舌苔黄燥，脉滑数或洪数。方选白虎加桂枝汤：石膏 30~120g，知母 10g，薏苡仁 30g，桂枝 6~10g，甘草 3g。《医学真传》云："银花之藤，乃宣通经脉之药，通经脉而调气血。"其性甘寒平，善治风热痹痛，配入方中，确有效验，但量要用 30~50g。若壮热不退，便秘加大黄，芒硝清热通便，泻邪从下出。

◆ 六、温络散寒，清热利湿

此法适用于风寒湿留注关节，郁久化热而致寒热夹杂之痹证。对病久不愈，正虚体羸之人更宜。见关节肿痛，转动不灵，痛处畏寒，但触之觉热，形体消瘦，怕冷畏风，低热或发热不扬，口干不思饮，时常头眩短气，舌淡晦暗，苔白少津，或苔薄黄而润，脉沉细弱缓。方选桂枝芍药知母汤：桂枝 10g，附子 10~15g，白芍 30g，知母 10g，麻黄 10g，白术 10g，防风 10g，甘草 5g。若神疲乏力加炙黄芪、党参；阴虚内热，手足心热者，加生地黄、白薇；发热加石膏、黄柏、忍冬藤；血虚加当归、鸡血藤；湿盛关节肿大者，加防己、薏苡仁；关节变形，加露蜂房、蕲蛇。

◆ 七、温经通阳，逐寒蠲痹

此法适用于寒湿留于关节，经脉痹阻不通之寒痹。见关节疼痛较剧，不能屈伸，遇寒痛剧，局部不温，可伴有恶寒，腰膝乏力，头晕，心悸，舌暗淡，苔白润，脉沉细或弦无力。方选乌头汤：川乌 10~15g，麻黄 10g，白芍 60g，生黄芪 60g，炙甘草 10g，冬蜜 40g。沉寒之痹非大辛大热之川乌莫及，其性善走，入肝筋逐风寒，乃必用之品。其用量当以小量逐渐增大，又要注意毒性反应。

同时取其蜜煎以缓其性，使之流连筋骨，以利其屈伸，且蜜之润，又可益血养筋，并制川乌燥热之性，又解其毒。服此方痛减之后，可酌加黄芪、当归、淫羊藿、杜仲、牛膝补益气血，温养肝肾，强健筋骨。

◆ 八、温通血脉，益气行痹

此法适用于气血不足，正虚邪恋，血行不畅，筋脉失养所致的气血虚痹。见痹证日久不愈，骨节酸痛，时轻时重，局部肌肉麻木不仁，面黄少华，心悸，短气，食少，舌淡，苔薄，脉濡弱或细弱。方选黄芪桂枝五物汤：黄芪20~30g，桂枝10g，白芍30g，大枣10枚，生姜5片。因痹证日久，风寒湿邪未净而营卫气血空虚，当重用黄芪补气，加当归增强活血养血，使气血流通，营卫复常，则痹痛可止。此意取"治风先治血，血行风自灭"之义。尤其在治疗虚人痹证或关节炎静止期更宜选用此方加减，以缓缓图治而取效。

总之，痹证的发生，多因素体阳气不足，风寒湿之邪乘虚入侵，气血运行受阻所致。病之根本在于脏气虚损，营卫不足，因虚而受邪。久痹多为正虚邪恋，或虚实夹杂，病邪深入筋骨或脏腑，与急暴之病不同，其病程缠绵，易于复发，治疗较难。所以审证既准，当守法守方，从长计议，缓缓图治，切忌拘于治痹常法，均以祛风通络，动辄以羌、独、芃、防或蜈蚣、穿山甲，虽可图一时之快，但隐发其害。因风药多辛香燥烈，易耗损气血，劫伤津液，初病形体壮实或能有效；久病气血两虚，多用风药必致实者更实，虚者更虚。故应强调治痹以补气益血、助阳祛寒为主。对于关节局部损害严重者，尤应注意调理脏腑气血。因肝主筋，肾主骨，脾主肌肉又主四肢，心主血脉，故顽痹无不与脏腑功能息息相关，临床上有的患者关节肿胀畸形，一味通经活络止痛，祛风除湿散寒，未必均能奏效，而用补肝肾、健脾胃、益气养血、荣筋壮骨治疗后，却能收到显著效果。

第九节　论治癫痫

癫痫是由于大脑神经元群突然过度地重复性放电所引起的一种发作性脑功能紊乱综合征，其预后差，病程长，给患者带来很大痛苦，中西医治疗均较困难。现就在临床中治疗该病的体会介绍如下。

◆ 一、分期辨证用药

根据癫痫的临床表现，中医学将其分为发作期、休止期。癫痫发作期的病因多以风、痰、火为患，故有"无痰不作痫""癫痫之痰因火动所作""火动生风""风动痰升"之论。故以治标为主，着重清火豁痰息风，方选温胆汤为主，辅以补肾健脑之品。痰火偏胜者药用天竺黄、竹沥、夏枯草、栀子、黄芩、黄连清火化痰；痰湿偏胜者以白术、薏苡仁、天南星、白芥子、重用茯苓（60~100g）健脾利湿、理气化痰；风痰阻闭以钩藤、白附子、天麻、僵蚕、石菖蒲、全蝎（但不宜久服）平肝息风、通络开窍；夹瘀者则以丹参、赤芍、红花、桃仁、藏红花活血化瘀，改善脑血液循环和血氧供应，增强机体对缺氧的耐受性作用，以利促进癫痫缓解；惊恐或精神刺激因素而诱发者助以琥珀、远志、龙齿、何首乌，配甘麦大枣汤镇心安神；因脑外伤引致者则加血竭、水蛭、何首乌之品；便秘腑热者加酒大黄、冬瓜子、槟榔通腑泻实，导热下行。休止期，多因先天不足或癫痫反复发作，病情迁延，正气渐衰，损及肝肾、心脾。如"肝肾阴虚，水不涵木，木旺化火，热极生风，肝风内动，出现肢体抽搐，角弓反张。若脾虚不能运化，津液水湿积聚成痰，痰迷心窍，则出现神不守舍，意识丧失。"（《刘惠民医案选——癫痫》）治以滋养肝肾、补益心脾固本为重。肝肾亏虚者，用药多为枸杞子、山茱萸、当归、熟地黄、淮山药之品。心脾两虚者，用药多为党参、白术、陈皮、茯苓、远志、麦冬、石菖蒲之类。实验研究证实，以上补虚药大多能提高机体适应性，能增强机体对各种有害刺激的非特异性抵抗能力，使紊乱的功能得以恢复正常。

◆ 二、补肾健脑通贯全程

《黄帝内经》云："肾藏精，精生髓，脑为髓之海。"《本草纲目》亦云，"脑为元神之府"，为我们深入研究脑神经系统的疾病提供了理论依据。因癫痫之发，其本必虚，尤以肝肾不足，脑髓空虚最为多见。现代医学认为引起大脑神经元过度兴奋产生痫性放电的根本原因是大脑处于持久性的脑缺氧及低血糖状态，同中医肾精亏损，脑髓空虚，肝筋失养、肝风内动颇有吻合之处，所以治以补肾精、益脑髓为主，辅以活血、敛肝、息风，此为治疗该病的基本大法。药用熟地黄、山茱萸、龟甲、鳖甲、白芍、丹参、枸杞子、钩藤、天麻，旨在改善脑缺血、低血糖状态，起到纠正病理机制等作用。通过临床观察发现，癫痫发作期虽有实证（痰、火、风）之表现，但发作后常遗有头昏、疲乏无力、面色苍白等虚候之征，故在治标之时应兼顾治本。在癫痫的病理演变过程中，正气虚与痰浊等病邪结聚往往互为因果，所以治本勿忘治标，治标勿忘固本。因此，补肾健脑是治疗癫痫的关键。

◆ 三、用药时宜守法守方，持之以恒

过去对癫痫治疗多主张发作时治标，平时治本。而临床观察发现，本病除极少数在发作持续状态外，大多患者在发作后或发作前方来求医，治疗的目的旨在控制其再发作，故当控制癫痫的方药有效时，一般不宜随意更改或突然停用，否则往往导致其大发作。因此，凡临床实践证明有效的方药，必须坚持服用。遵《黄帝内经》"间者并行，甚者独行"的原则，尤其在癫痫发作缓解期，应坚持标本并治，守法守方，恒心服药 1~2 年后再逐步减量，方能避免或减少复发。

第十节 四逆散的临床应用

四逆散为《伤寒论》"辨少阴病脉证并治"中治疗阳邪郁于里，不能外达而见四肢逆冷之方剂，在临床上应用颇广。《伤寒论》曰："少阴病，四逆，其人或咳，或悸，或小便不利，或腹中痛，或泄利下重者，四逆散主之。"后世医家根据四味的性能，还将其用于肝胆气滞、肝脾失调的病证。

一、配方与功效

本方由柴胡、芍药、枳实、甘草四味药组成。方中柴胡有调畅气机、疏肝解郁的功效，能较好地疏通升散之气，把体内郁滞之气疏通；枳实其味苦，能降能下，降胃导滞，行气散结，与柴胡同用则一升一降，运转枢机，使一身之气周流无阻；白芍平肝养阴，其性偏于敛润，有护阴柔肝收敛之力，与柴胡配伍，一升一敛，以防肝气太过而暗伤肝血；甘草补中益气，缓急和中。一柔一缓，调和肝脾，四味配合使气升降行散有度，体现出升而不亢、降而不陷、行而不散、敛而不滞的配方特点，达到调和肝脾、气血调畅、邪去郁开、阳清浊降而病自愈的功效。若临床运用时加味，则可提高疗效。

二、临床应用

人以气为本，一气周流，气机畅达，百病不生，一有郁滞，诸病丛生，故有"百病生于气"之说。所以，多数病证可以通过四逆散调气机、疏肝解郁来治疗。具体应用如下。

（一）冠心病

冠心病是血液中脂质过多、胆固醇沉积等因素引起冠状动脉粥样硬化、冠状动脉管腔狭窄而致心肌供血不足。本病属中医"胸痹""胸痛"范畴。中医认为阳气亏虚、寒凝气滞、痰瘀交阻而致经血凝滞，不通则痛而发病。临床所见肝郁气滞、血脉瘀阻之证也不少。见胸闷胀痛或胸胁窜痛，常在心情不畅时发作或加重，舌暗、苔薄、脉弦，治用四逆散合丹参饮加郁金活血通络；若胸痛遇寒则发，得冷加剧，伴畏寒肢冷，舌淡，苔白腻，脉沉弦，则治用四逆散加桂枝、干姜；若甚者加参附汤既疏气行滞又温通心阳；若气滞血瘀引致胸刺痛，舌暗红边有瘀点，脉涩，则治用四逆散加檀香、三七、丹参，加强行气活血止痛之功；若胸闷痛、胸痹，舌苔腻、脉滑，则治用四逆散加全瓜蒌、法半夏化痰宽胸开痹。

（二）慢性浅表性胃炎

本病是指胃黏膜呈慢性浅表性炎症，其因不一，主要可由嗜酒或胆汁反流或幽门螺杆菌感染引起，属中医"胃脘痛""痞满"范畴。中医认为本病多由饮食不节、情志所伤、寒湿侵犯、劳累伤脾而发病。在临床上，直接由肝胃不和导致的患者也不少。究其原因，一方面是当今生活节奏加快，精神压力大，另一方面是饮食习惯改变，恣食酗酒则伤胃，冷饮凉食致损伤脾阳等，这些均为内伤脾胃的主要因素，导致肝胃不和。常见的症状是脘胁胀满疼痛，情志不遂时加重，嗳气或矢气则舒，食欲不振，舌苔白，脉弦。治宜疏肝健脾，理气消胀，方用四逆散合百合台乌饮化裁。肝火偏盛者加蒲公英、夏枯草；气郁甚者加郁金、佛手；嗳气甚者加旋覆花、代赭石；泛酸甚者加黄连、吴茱萸；胁满胀痛、郁闷太息者加香附、陈皮、佛手；寒热错杂者合用半夏泻心汤；病久伤阴、舌红少苔者加石斛、沙参、麦冬。

（三）胆囊炎、胆结石

急性胆囊炎是由胆囊管梗阻、化学性刺激或细菌感染引起的急性胆囊炎症病变，急性炎症反复迁延可发展为慢性胆囊炎，其中约95%的患者合并胆结石。所以，胆囊炎与胆结石密切相关，属中医"胁痛""胆胀"范畴，多由肝胆气滞或湿热壅阻所致。但经多年临床观察发现，因精神因素而致病者较多。当今社会处于紧张的竞争状态，思想压力大，情志变化可使肝胆疏泄失常，气郁化火，湿热内蕴而引起胆道发炎，日积月累，久经煎熬而成石。起初以肝胃不和为主，症状较轻，以右上腹部闷胀、压痛为主要表现，常因心情不舒、过食油腻或蛋类而发作或加重，伴食欲不振、恶心、嗳气，舌苔厚腻，脉弦，治用四逆散加郁金、茵陈蒿、蒲公英利胆消炎。若为急性发作，见发热、右上腹疼痛和压痛、恶心、呕吐，轻度黄疸、大便秘结，舌苔老黄或黄燥，脉弦滑，血白细胞增多，则加大黄、决明子通腑泻下，使上疏下通，胆自安。若出现胆结石阻塞，痛剧，则加金钱草、鸡内金、川楝子利胆消石止痛，加葛根升清降浊。现代药理学证实其可使括约肌松弛扩张，以利结石排出。若体虚气血不足，则加党参、黄芪、白术、当归补脾益气血，以利气血充盈流通，促使结石排出。至于阻塞性黄疸之实证，则加芒硝、大黄峻猛通腑泻下。

曾治一例患者张某，男，45岁。右上腹疼痛5年余。经某医院诊断为慢性胆囊炎、胆结石（0.6cm×0.4cm）。经中西医治疗，效果不明显。见患者右上腹疼痛，并向右胸胁及肩背部放射，饮食油腻，劳累或生气后疼痛发作或加重，不思饮食，时有嗳气，大便2天或3天解1次，苔薄黄腻，脉弦细。

中医辨病辨证为胁痛（肝郁气滞，湿热互结）。治以疏肝解郁，利胆消石，行气止痛。方用四逆散加味：柴胡6g，枳实10g，白芍30g，金钱草30g，鸡内金15g，葛根15g，郁金10g，川楝子10g，甘草6g，共6剂，每日1剂，水煎，分3次服。服药后疼痛已减轻，药已中的，原方加白术、茯苓健脾抑木，并用金钱草300g，鸡内金150g，郁金15g，研细末，每次6g，开水冲服。调理1个月后诸症悉愈，B超复查示胆结石消失。

第十一节　温胆汤的临床应用

温胆汤为燥湿化痰之剂，具有理气化痰、清胆和胃的功效，其组方严谨，方中以二陈治一切痰浊，竹茹清热和胃，枳实行气降浊，六味相济相须，温凉配合得宜，使痰浊得化，胆气自清，在临床上可广泛应用于痰热或痰湿所致各证。

周来兴以此为基础方，在辨证的前提下，随症化裁，治疗反流性胃炎、神经衰弱、癫痫、尿毒症早期等，均取得较好效果，上述病例虽病种不同，但其证型相同，故均选用温胆汤化裁而愈，这不仅体现了温胆汤在临床应用的广泛性，也体现了中医"异病同治"的辨治思想。

◆　一、反流性胃炎

反流性胃炎多属中医"胃脘痛""呕吐"等范畴，与胆胃功能失调有关。盖中州痰湿，胆胃有热，气逆于上则胃脘胀痛、嗳气、胸闷；火随气升，内扰于心则失眠、心悸，苔腻、脉滑乃痰湿阻滞中焦之象。故方中二陈燥湿化痰，理气和胃，功在治痰湿；枳实、竹茹清胆胃之热，降胆胃之逆，功在清热；配白术、砂仁、木香，健脾理气和胃。诸药相合，健脾利湿，清热化痰，调和胆胃，而获病愈。

曾治一例患者宋某，女，26岁。胃脘胀痛，嗳气，纳呆，伴失眠、头晕、乏力、心悸、胸闷气促4余年。胃镜检查提示反流性胃炎。服中西药疗效欠佳，舌苔白腻，脉细滑。

中医辨病辨证为胃脘痛（痰湿交阻，脾胃不和，胃逆胆火）。治以清胆和胃，健脾理气，化痰利湿。方用温胆汤加减：茯苓30g，制半夏10g，陈皮10g，枳实10g，姜竹茹6g，白术10g，木香4g，砂仁4g，甘草3g，水煎服，每日1剂。服药5剂后，诸症均减轻，仍腹胀。二诊时再以原方加厚朴6g。服药10剂后，诸症基本消失，夜寐亦安。后进四逆散合六君子汤调治2个月，胃镜复查胃炎已愈。

◆ 二、神经衰弱

痰火扰心引致失眠，治以温胆汤加黄连、丹参、酸枣仁化痰清热，宁心安神。方中重用茯苓、法半夏。李时珍《本草纲目》载半夏除"目不得瞑"，且能逐痰饮和胃，现代药理研究证实，法半夏对中枢神经有良好的镇静和安定作用。茯苓用量至 100g，方能达镇静安神之效，故为治失眠之良药。

曾治一例患者宋某，男，43 岁。失眠 5 年，入睡困难，梦多，易惊醒，每夜需服两三粒艾司唑仑方能入睡 3~4h。体型肥胖，素有痰涎，胸闷，心烦，口稍苦，饮食不香，二便调，舌暗红，苔腻微黄，脉滑数。

中医辨病辨证为失眠（痰火扰心）。治以化痰清热，宁心安神。方用温胆汤加味：茯苓 100g，法半夏 10g，姜竹茹 6g，枳实 10g，陈皮 10g，丹参 30g，黄连 4g，酸枣仁 15g，甘草 4g，水煎服，每日 1 剂。服药 2 剂后夜能安静入睡，并停服西药。继服 3 剂，夜能睡 7~8h，梦少，痰少，胸闷、心烦亦减。续服 10 剂，巩固疗效，随访半年，失眠未复发。

◆ 三、癫痫

癫痫发作多以风、火、痰为患，故有"无痰不作痫""无火不动痰""火动生风"之说，其症目吊，口吐痰涎，身体向前弯曲乃风痰之变；舌红苔黄为火热之征。方选温胆汤加黄连、僵蚕、远志、天竺黄以清火豁痰、息风定痫治其发作期；待病情缓解后则加山茱萸、枸杞子、龟甲、天麻、白芍以益肾养肝健脑治其本；妙用丹参养血镇静，以改善脑缺血全其美，使顽疾康复。

曾治一例患者李某，男，14 岁。就诊前 1 年 6 月间一个夜晚突发癫痫，到福州某医院做 CT 及脑电图检查，未发现明显异常，按癫痫给予补脑镇痫西药（具体不详），治疗 2 个月未见好转而来求诊中医治疗。诊时，癫痫一天发作十多次，发作时神呆、似笑非笑、目呆、口吐白痰沫，身体向前弯曲，持续 2~3min，醒后如常人，唯感疲乏，面色青，饮食与二便正常，舌红，苔黄腻，脉滑。

中医辨病辨证为痫病（胆虚痰热）。治以清火豁痰息风。方用温胆汤加减：

茯苓 30g，制半夏 8g，姜竹茹 8g，陈皮 10g，枳实 8g，黄连 3g，僵蚕 8g，远志 8g，天竺黄 8g，甘草 3g，水煎服，每日 1 剂。服药 15 剂，癫痫发作次数从每天十多次减至五六次，发作持续时间缩短，症状亦减轻，但有头晕、记忆减退症状，舌质较红，苔薄，脉细滑。二、三诊均宗上方加减，病情明显好转，药已切中病机，后宗上方加减治疗一年半，病获愈。

◆ 四、尿毒症早期

尿毒症属中医"关格""癃闭"范畴。治宗"急则治其标，缓则治其本"的原则，先以温胆汤健脾和胃、升清降浊以化湿浊治其标，配附子温肾阳化气利水、大枣补脾益气顾其本，方中妙用大黄苦降通腑泄浊以排毒；牡蛎滋阴以济阳，又取其味咸制酸以中和尿酸。该方经临床证实不但有通腑泄浊、健脾温肾、化气利水之功，还有降低肌酐、尿素氮，稳定肾功能的作用。待病情稳定后，则以六君子丸、金匮肾气丸调补脾肾治其本，佐尿毒清祛余邪之毒，达到扶正祛邪、标本兼顾而病获愈。

曾治一例患者李某，男，35 岁。患肾炎 5~6 年，屡治屡发。近 2 个月来时常感冒，全身浮肿，少尿，呕恶，神疲，多眠，纳少，遂住院治疗。尿常规提示蛋白（++++），白细胞（++）。肾功能检查提示肌酐 1175mmol/L，尿素氮 29.8mmol/L。西医诊断为尿毒症早期，并给予对症治疗。病情未见明显好转，要求配合中药治疗。见面色苍白，身倦懒言，浮肿，怕冷，纳呆食少，恶心呕吐，尿少，腹胀，大便不畅，舌淡，苔黄腻，脉细略数。

中医辨病辨证为关格（脾肾虚衰，湿浊中阻，气机逆乱）。治以升清降浊，健脾和胃，温阳利水，泄浊解毒。方用温胆汤加味：制半夏 10g，陈皮 15g，茯苓 30g，枳实 10g，姜竹茹 10g，附子 8g（先煎），大黄 10g，牡蛎 30g，大枣 5 枚，生姜 3g，甘草 5g，水煎服，每日 1 剂。服药 4 剂，大便通畅，呕吐大减，尿量稍增，腹胀减，苔黄腻稍退，浊邪已泄，病有转机。

二诊时，守原方再进 5 剂。

三诊时，呕吐已止，小便量多，浮肿消退。肾功能复查见肌酐、尿素氮均明显下降；尿蛋白（＋）。唯神疲乏力，纳差，面色少华，舌苔薄，脉细，此乃肾阴亏虚、脾阳不振，邪虽去而正未复。方选六君子汤、金匮肾气丸等先后进退以健脾温肾、行气利湿治其本，配尿毒清泄浊解毒治其标，标本兼顾调理2个月余，复查肌酐、尿素氮均属正常范围，病告愈，随访1年，病情基本稳定。

第十二节　当归芍药散的临床应用

当归芍药散出自张仲景的《金匮要略》，由当归、芍药、川芎、茯苓、白术、泽泻组成，方中川芎、当归、芍药和血舒肝、益血之虚；茯苓、白术、泽泻运脾胜湿、除水之气。方中多用芍药，芍药专主拘挛，取其缓解腹中急痛之功。诸药合之具有活血祛瘀、健脾利湿、通调气血、行气止痛之功，而无燥热腻滞等偏颇之弊。《金匮要略》中的当归芍药散，主治"妇人怀娠，腹中疞痛"，又主治"妇人腹中诸疾痛""疞音绞，腹中急也，乃血不足而水反侵之也，血不足而水侵，则胎失其所养，而反得其所害矣"。所以在传统应用中，凡是湿瘀互结、血水同病、气血不调、肝脾不和、脾蕴湿困所致的妇科诸证均用之。

由于当归芍药散具有养血疏肝、健脾利湿、调和肝脾的作用，因此除了妇科诸证外，尚用于治肝胃不和、水湿互结而致的贫血、结肠炎、头晕、水肿等杂病，均可获得满意疗效。

一、慢性盆腔炎

慢性盆腔炎属"腹痛""带下"范畴，白带多且味腥，为湿热下注所致，但与脾虚、气血失调有关。脾虚失运，水湿内停，郁久化热，酿成湿热，导致气滞血瘀，尤其病久为本虚标实之证。本例兼见体倦乏力、面色萎黄、舌淡、脉细等脾虚、气血失调之候，故当从健脾、调气血论治，健脾则水湿自化，气血调畅则腹痛自除。当归芍药散健脾利湿、调气活血以治其本；败酱草、蒲公英清热解毒以治其标，辅以丹参养血活血止痛，继加党参、黄芪补气行血，从而达到扶正祛邪的目的。

曾治一例患者李某，女，32岁。1年前于流产后，少腹开始疼痛，白带多，色黄白兼见，质黏稠，伴腰酸、腹隐痛。血常规见白细胞计数 10.8×10^9/L，经妇科检查诊断为"盆腔炎"，用抗生素治疗效果不显著。近日来少腹拘急作痛，白带增多，味腥臭，面色萎黄，精神不振，头晕腰酸，体倦乏力，舌淡，苔薄腻黄，脉细弦。

中医辨病辨证为腹痛（脾虚气滞，湿热瘀阻）。治以健脾利湿，活血清热。处方：当归10g，川芎6g，白芍30g，白术10g，茯苓30g，泽泻10g，丹参15g，败酱草15g，蒲公英15g，甘草3g，共6剂，水煎服。服上药6剂，白带减少，腹痛减轻。守上方再服6剂，药尽白带止，腹痛基本消失，唯倦怠乏力，舌淡苔薄，上方加党参、黄芪补气健脾，诸症皆除。

二、慢性结肠炎

古人有"久泻无火"之说，认为久泻多属脾虚。脾虚运化无力可出现一系列胃肠道症状，如腹痛腹泻；脾虚化源不足、气血亏虚则面色欠华，神疲乏力；肝经循行少腹，血虚则肝失濡养，疏泄不利则拘急腹痛，治以当归芍药散健脾利湿、养血疏肝为主，佐香连丸理气止痛，仙鹤草消炎止泻，达标本同治。

曾治一例患者陈某，男，46岁。反复腹痛腹泻8年余。腹痛以左下腹为主，呈拘急疼痛，痛则欲便，便后痛减，先后求医多年，虽诊为"慢性结肠炎"，但治疗未见好转。近1个月腹痛时拘急，时隐痛，大便溏，便后不爽，精神疲乏，形体消瘦，面色欠华，舌晦暗，苔薄腻微黄，脉弦细。

中医辨病辨证为腹痛（肝脾不和，湿瘀互结）。治以和血疏肝，健脾利湿。处方：白芍30g，川芎5g，当归10g，白术10g，茯苓30g，泽泻10g，仙鹤草30g，木香5g，黄连3g，共6剂，水煎服，分2次服。服上药6剂，上症减轻，药已中病，上方出入调治30剂，病告愈。

三、贫血

贫血属中医"虚劳"范畴。经期量多、气血亏虚，心失所养则心悸；肝失濡养则头晕、目涩、肢麻；脾虚运化无力，水湿不化则纳差、面浮肿；舌淡为血虚，苔腻为湿盛，脉细主气血不足。因此，治以当归芍药散补血养心、健脾利水为主，辅以鸡血藤强壮补血活血之力，以疗四肢麻木，龙眼肉开胃益脾、补血宁心，以全其美。

曾治一例患者李某，女，46 岁。患者经期量多，时有崩漏，已有 2~3 年，虽用中西药治疗病见好转，但近 3 个月来头晕、头痛、心悸、目涩、乏力、四肢麻木，面色欠华稍浮肿，食欲不振，大便稍溏，小便正常，舌淡苔腻，脉细。血红蛋白 89g/L，尿常规正常。

　　中医辨病辨证为虚劳（心脾两虚，气血不足）。治以补血养心，健脾利水。方用当归芍药散加味：当归 10g，白芍 15g，川芎 10g，白术 10g，茯苓 30g，泽泻 8g，鸡血藤 15g，龙眼肉 15g，共 6 剂，水煎服，分 2 次服。药后症状明显减轻，守上方出入调理 1 个月，诸症悉愈，血红蛋白升至 110g/L。

第十三节　利水法的临床应用

利水法，是指运用具有渗湿、利水作用的药物，以祛除人体潴留的水湿之邪。周来兴在利水法基础上配以宣肺、益气、温阳、清热、活血、理气等法，用于治疗水湿为患诸证，其疗效颇著，现介绍如下。

一、宣肺利水

肺为娇脏，水之上源，不耐邪侵，风邪所伤，则肺气失宣，不能通调水道，水溢于肌肤，发为水肿。治当宣肺利水，谓之"疏上源，以利下流也"。

曾治一例患者陈某，女，18岁。恶风、发热、咽痛5天。当地医生按感冒处理，上症未减。于第6天面目浮肿，尿少。尿常规见尿蛋白（++）、红细胞（++）、管型少许，诊为急性肾炎。经服中西药未能显效。就诊时见面浮跗肿，溲短而赤，发热（体温38℃），咳嗽，纳减，面苍神疲，舌苔黄腻，脉浮滑数。

中医辨病辨证为肺水（风热之邪遏肺）。治以宣肺利水。方用麻黄5g，连翘10g，赤小豆25g，白茅根15g，益母草15g，共3剂。药后热退尿清肿消。

二诊时，再宗上方加白术、茯苓以健脾利湿，4剂病愈，尿常规3次均正常（7月8日尿常规结果显示尿蛋白少许，8月尿常规2次均属阴性）。

二、益气利水

肺主一身之气，布散全身，心居膈上，心气贯于宗脉。若肺失输布，心气不足，运行无力，水邪伏留而为水肿。如《奇效良方》说："水之始起，未尝不自心肾而作。"宗"治水者，必先治气"，气行则水行，脾健则湿化。

曾治一例患者郑某，女，46岁。因低热、关节酸痛、心悸而住院治疗2个月，诊为风湿性心肌炎。病情好转后1个多月，又发心悸、怔忡、全身浮肿、胸闷、腹胀、呼吸困难、口唇发绀，经某县级医院诊为心源性水肿。就诊时见面浮肢肿，下肢尤甚，形体虚胖，心悸气喘，难以平卧，稍动则汗出，时咳吐涎，脘腹胀满，纳食甚少，骨节酸楚，尿短便溏，舌暗，苔腻，脉沉细数。查体见，面色发绀，第一心音低钝，可闻及舒张期奔马律，心尖区可闻及吹风样收缩期杂音，心率为 110 次 / 分，肝大，肋下 3cm，X 线显示心脏扩大。心电图报告：①窦性心动过速；②不同程度的房室内传导阻滞及异位节律；③ ST 段、T 波改变。血沉 26mm/h。

中医辨病辨证为心水（心气不足，运化无力，水饮上逆）。治以益气通阳利水。方用防己黄芪汤合苓桂术甘汤化裁：生黄芪 20g，党参 15g，防己 12g，白术 10g，桂枝 6g，茯苓 30g，五味子 10g，炒莱菔子 12g，紫苏子 10g，甘草 2g。服上方 10 天，肿消，喘平，他症均改善。二诊时，继用养心健脾、利湿培本，使心气足、脾气旺，湿邪自除，诸症悉平。半年后复查，心尖只闻及二级杂音，心率 80 次 / 分，心电图报告大致正常，血沉检查正常。

◆ 三、温阳利水

脾虚则土不制水，肾虚则水无所主而妄行。脾肾之间，脾虚水湿盛必损其阳，导致肾阳亦虚；如果肾阳衰微，不能温养脾土，则可使水肿加甚。治宜温脾补肾。

曾治一例患者陈某，男，5 岁。面目始浮，继则腹肿胀移及四肢，畏冷，时咳，纳少，历时 1 周而求医。尿常规见，尿蛋白（++），红细胞（+），管型（+），诊为急性肾炎。服用青霉素及越婢加术汤，效果不明显。就诊时见，面目浮肿，面色萎黄，腹大如鼓，神疲肢冷，懒动喜卧，大便时溏，舌苔白腻，脉沉滑，患儿素有偏嗜冷食之癖。

中医辨病辨证为肾水（冷食所伤，中焦虚寒，脏寒生满病）。治以温中散寒，温阳利水。方用白术 7g，干姜 3g，附子 2g，肉桂 2g，茯苓 9g，大腹皮 3g，木香 1.5g，陈皮 5g，泽泻 5g，益母草 9g，甘草 1g。4 剂药后，浮肿消退，腹满消除，食欲增进，尿常规见尿蛋白微量，继改参苓白术散善后，1 个月后尿检复查 3 次均为阴性，病告愈。

◆ 四、清热利水

《金匮要略》云："黄家所得，从湿得之。"湿与热合，引起湿热发黄，治宜清热利水，利水可去湿，湿去热清则黄除。

曾治一例患者周某，男，10 岁。发热、厌食 4 天，身目俱黄，尿赤如茶 2 天，视腹胀满，身黄鲜明，精神疲乏，肝可触及肋下 1.5cm，质尚软，有压痛，脾未触及。肝功能检查见，黄疸指数 31U，谷丙转氨酶 520U，血清麝香草酚絮状试验（++），诊断为急性黄疸型肝炎。舌苔黄腻，脉弦滑。

中医辨证为湿热蕴结，脾受湿困。治以清热利水，化湿转运。方用自拟三根汤加味：苦参根 20g，白茅根 30g，山豆根 9g，麦芽 6g，陈皮 6g。4 剂黄退症除。后继用健脾渗湿之法，使湿除热清，病愈无复发之根。1 个月后复查肝功能，结果属正常范围。

◆ 五、活血利水

血与水在生理、病理上密切相关。血行则水行，血瘀则水停。张景岳说："或以败精，或以槁血，阻塞水道而不通也。"故因瘀血阻塞尿路而致水道不通者，治宜活血利水。

曾治一例患者周某，女，36 岁。流产，恶露未尽，小腹疼痛、小便不利半个月，经用利尿剂及导尿等处理未能根治。就诊时见，小腹胀痛，尿涩艰难，甚则点滴而下，阻塞不通，小腹胀满疼痛，舌质紫暗，脉沉涩。

中医辨病辨证为癃闭（瘀血阻塞）。治以活血化瘀，行气利水。方用桂枝茯苓丸化裁：桂枝 6g，茯苓 15g，牡丹皮 6g，赤芍 10g，桃仁 6g，琥珀 2g，冲泡。3 剂后，恶露已尽，小便畅通，病愈。

◆ 六、理气利水

淋证虽多由肾虚、膀胱湿热、气化失司所致，然与肺气输布、肝气疏泄有关。肺气不布，肝气郁结，疏泄不及，可影响三焦水液的运行和气化，致水道不利，气行则水行，气滞则水道壅塞不通，故治宜理气行水。

　　曾治一例患者颜某，女，50 岁。小腹疼痛，小便困难，白带多且味臭，诊为盆腔炎、慢性阑尾炎，屡治屡发已 2~3 年。近月来因受湿劳累而加重，小便频数，甚则滴沥，尿痛，尿浊味秽，小腹胀痛，胸闷纳少，腰酸腿软，大便干结，尿常规见，白细胞（+++）、红细胞（+），诊为尿路感染。先后服了八正散、导赤散 10 余剂，小便仍不通畅。细察病情，患者性情急躁，多烦多虑，舌质暗红，苔薄黄，脉弦细带滑。

　　中医辨病辨证为淋证（湿热蕴结，气闭不通）。治以清热利湿，疏肝开肺。方用萆薢 15g，桑白皮 10g，台乌 6g，沉香 3g，薏苡仁 20g，蒲公英 15g，车前子 10g，芡实 15g，沙参 15g，生黄芪 15g，桔梗 8g，柴胡 5g，青皮 6g，甘草 2g。服上药 3 剂后，小便通畅，尿转清长，腹痛大减。尿常规见，白细胞少许，红细胞无。查体未见明显异常。继交替服用知柏地黄丸、补中益气丸以滋肾益气图其本。随访 2 年，病未见复发。

第十四节　调理脾胃的方法与用药经验

脾胃为后天之本、气血生化之源、气机升降的枢纽，在人体生命活动中占有重要地位，与一切疾病发生有着密切的关系，故有"四季脾旺不受邪"之说。而且，脾主运化水谷，胃主受纳腐熟，其功能相当于消化系统功能，涉及吸收、营养、代谢等多种功能。同时，脾主燥、胃主润，脾为阴脏多寒，其病理多为阳气不足，胃为阳腑主热，为多气多血之腑，其病理多为阴液不足、气滞血瘀。在副交感神经兴奋时，则表现为寒证，而交感神经兴奋的情况下，则出现热象，符合中医阳盛则热、阴盛则寒的病理，故脾胃之病多表现为寒热错杂的病证。在气机升降方面，脾主升清、胃主降浊，若脾气失健不升，胃气失和不降，湿、痰、瘀诸邪内生，则心下痞满、脘胁胀、形体消瘦等症迭起，故有"内伤脾胃，百病由生"之说。

根据脾胃生理功能，脾和胃，一脏一腑，相互依存，相互制约，脾恶湿、胃恶燥，脾宜升、胃宜降，脾主运化、胃主腐熟。燥与湿、升与降、腐熟与运化矛盾对立统一，在这矛盾的对立统一之中取得动态平衡则机体能够正常运行，失去平衡就会影响脾胃功能则病生，故治宜调节脏腑平衡，以达到阴平阳秘、精神乃治的目的。现介绍具体用药经验。

◆　一、燥润同用

脾主燥，得阳则运，胃主润，得阴自安。临诊当依据脾胃生理之特性，孰多孰少，结合使用燥润之剂治之。南方多湿，脾湿为患者，宜"以刚燥之土培之"，用药以苍术、白术、半夏、厚朴为主，养阴润燥则取太子参、玄参、麦冬、玉竹以濡润相济。治糖尿病常用苍术燥湿运脾，配玄参滋阴润燥，以达润燥相济、益脾气、敛脾精、止淋浊、降血糖之功；治疗萎缩性胃炎常用芍药甘草汤与乌梅甘酸化阴，配异功散加黄芪、莪术、当归补脾化湿、活血祛瘀，以健脾养血养肌治之；治疗肠腑失润之便秘者，取白术、枳实燥湿健脾行气，配紫菀、火麻仁、麦冬开肺润下，开天气以通地道。

二、升降同施

"百病皆生于气"，气机运动方式在于升降出入，而脾胃为人体气机升降之枢纽，脾主升清，宜升则健，胃主受纳，宜降则和，故治脾以燥药升之，治胃以润药降之。掌握升中有降，降中有升，才能使升降不息，脾健胃和。升之勿太过，宜稍佐润降，降之勿下陷，稍佐升阳之品。升之常用升麻、柴胡、黄芪、苍术、藿香之品，升阳用防风、羌活等，升提清气则取葛根、荷叶之属；降者常用代赭石、旋覆花、枳实、木香、柿蒂。如以柴胡、半夏疏肝和胃，辛温降逆，配柿蒂苦涩降气，治疗呃逆诸症；以补中益气汤加枳壳、半夏，治疗中气下陷、脏腑下垂等；以葛根与大黄、半夏升清降浊，用于尿毒症早期阶段；以升麻、葛根与石膏升清降火，治胃火上冲而致牙痛、头痛取效较佳。

三、寒温并治

胃主热、脾多寒。脾湿胃热、寒热错杂是当前胃病的主要病机，临床上多表现为寒热错杂的症状，虽有"脾得温则健，胃得凉则安"之说，但治脾亦不宜大温大热，若热之太过，势必损伤脾阴；治胃亦不宜大凉大寒，如寒之太甚，势必损及胃阳，应做到寒温相适。寒热并用，温凉互助，此法遵张仲景代表方，用半夏泻心汤加减，辛温苦降，寒热并用，治疗胃炎、溃疡病、反复性口腔炎、白塞综合征；又可用吴茱萸辛温与黄连苦寒并治，治疗口舌生疮经久不愈；干姜与黄连寒温并治、温通五脏、清热燥湿，治疗结肠炎可获良效。

四、通补兼施

脏宜藏，腑宜通，脾以运为补，胃以通为和，补则健脾宜升，和则消导通降。虽脾病多虚，胃病多实，但临床上多见正虚挟实、虚实相间，故治疗时当做到补不留邪，攻不伤正，掌握虚实，统筹攻补，治脾兼顾胃，疗胃不伤脾。代表方有六君子汤、参苓白术散、枳术丸等。药用白术与枳实，一补一消，以健脾消痞，治疗脾虚湿阻气滞之痞证以及消化吸收差、胃功能低下。用白术补脾益气配鸡内金消食导滞，治疗小儿消化不良及小儿脾虚疳积常获良效；用高丽参补气健脾配神曲消食和胃，可治疗脾虚食积泄泻；运用白术与苍术结合，一方面能补脾益胃、利水消肿，另一方面能燥湿运脾、消谷祛胀，为治疗脾虚湿盛证常用之品。

五、气血同调

胃为多气多血之腑，气行则血行，气滞则血瘀，治以调气血为主，以气血调畅为贵。胃脘疼痛虽有虚实之异、寒热之别，然在起病之初，总属气机郁滞，久之气病及血，血因气瘀，于是络道不利，气血俱病。初病在经，以木香、苍术、佛手辛香理气为主，配当归、川芎血中气药助之；久病入络以丹参、延胡索、赤芍辛柔和血之法，配郁金、莪术气中活血之品助之，达到气血同调，疏其气血，令其调达，而致和平，而愈于病的目的。

六、整体结合

注重脾胃与其他脏腑之间的整体关系。脾胃有病，自然应该调理脾胃，此为常法，然而杨士瀛认为，脾胃病证的病位虽在脾胃，但亦不可拘泥于脾胃，还应注意其他四脏对脾胃的影响。治疗时，兼从他脏施治，以达到治疗脾胃病的目的。按"治肝可以安胃"之理，用四逆散加味调和肝脾，疏木达土，气机畅达，则脾胃健运，临床应用于慢性胃炎、胆汁反流性胃炎、结肠炎、消化不良等的治疗，无不得心应手。另外，还可以运用宣肺理胃、补火生土配合治疗脾胃病，如对脾胃虚弱、生化无源、心血不足、心神失养用归脾汤补益心脾。脾虚土不制水、水湿泛滥，可用实脾饮，健脾益肾，通调利水。诸病不愈，必寻到脾胃之中，方无一失，五脏有病，当治脾胃，统观五脏，全面考虑，整体结合。

通过现代药理研究，寻找一些中药的特异治疗作用配入组方中可提高疗效。例如，大黄、槟榔、枳实、白豆蔻有促进胃肠收缩、增加胃动力的作用，对出现便秘、腹胀者，按辨证选1味或2味入方中，可提高排便消胀的疗效；海螵蛸、瓦楞子、吴茱萸、浙贝母具有抑制胃酸作用，对烧心、反酸者，按寒热之辨选入方中抑制胃酸效果显著；白及、滑石有修复、保护受损黏膜的作用，对溃疡病、胃炎兼糜烂者，有促进溃疡面修复的作用；蒲公英、黄连、白花蛇舌草有抗炎、抗幽门螺杆菌、促进炎症吸收的作用，加入组方中可以提高对幽门螺杆菌的清除率；丹参、莪术、三七能增强胃黏膜血流量，改善脾胃的血液循环，对久病有瘀者，可提高治愈率。在调理脾胃病时，借鉴现代药理，吸收新成果为中医所用，是提高临床疗效的又一途径，给中医临床应用带来了更为广阔的前景。

第三章

医话集锦

第一节　食疗经验拾萃

食疗即利用食物为人体提供生长发育和健康生存所必需的各种营养，是使身体获得健康或愈病防病的一种养生方法。药王孙思邈曾说过："安身之本，必资于饮食。不知宜者，不足以存生。"食疗不但能为人体提供营养，而且还能疗疾去病、防病益寿。

◆ 一、参肚汤调补脾胃

《脾胃论》曰，"百病皆由脾胃衰而生也""胃虚则五脏、六腑、十二经、十五络、四肢皆不得营运之气，而百病生焉"。民以食为天，治疗脾胃病时五分靠药物，五分靠饮食调理，医患双方要互相配合，病能否治好一半取决于医生，另一半则取决于患者本身。脾胃之为病，胃多已受累，不宜使用过多的药物（包括过多药味或过多药量）及碍胃、伤胃的食物，在临床上应嘱咐患者不能食用地瓜、芋头、笋、米粉、油炸食品等不易消化之品，并常嘱咐伴有胃痛及消化不良症状的患者配合每周服食一次参肚汤以补虚损、健脾胃，并助药力发挥，同时预防疾病复发。

参肚汤制作及服食方法：猪肚 1 个，洗净，将中药高丽参 15g，小茴香 3g，制半夏 10g，砂仁 5g，北沙参 10g，首乌 15g，用布包在一起，纳入猪肚内，将猪肚口用线结扎缝合好待用。在锅内铺上一层白盐，将缝合好的猪肚一面先置于锅内盐层上，用文火烧烤至轻度收缩，再将另一面同样置于盐层上烤至轻度收缩，最后将整个猪肚放入另一锅中用文火炖 2h，调味后即可食用。根据患者食量情况，以不过饱及厌腻为度，可分 2 天服完，或与他人一同食用，每天食用不宜超过半个，每周服食 1 次，1 个疗程 12 次，维持治疗以秋、冬、春季为主，可连续服食 1~3 个疗程。参肚汤用猪肚以脏补脏，补虚损、健脾胃，再加上益气健脾、滋阴养胃的中药渗透其中，充分发挥了脏器的补益及治疗作用，食药并进，降低了单纯药物对胃的进一步伤害，有助于脾胃疾病的康复。

◆ 二、红菇墨鱼瘦肉汤养血调经

临床上，妇人之病，治疗方法首重调经。《景岳全书》中说："女人以血为主，血旺则经调……故治妇人之病，当以经血为先。"女子以血为本，又以血为用，不管是内部七情所伤，或是外部六淫所侵，均可使气血壅滞而致月经病，而月经病的治疗应时时以顾护精血为要。治疗月经病时，应在辨证施治的基础上，嘱咐患者配合服食红菇墨鱼瘦肉汤养血调经，尤其是对血虚或中年月经不调的妇女，疗效更为显著。

红菇墨鱼瘦肉汤制作及服食方法：墨鱼干洗净后切成片状，与适量红菇一起用温水泡发 10~30min，然后与瘦肉一起放入炖锅内用冷水炖熟，进行适当调味后即可食用。月经不调者，不管是月经先后期或月经不定期，均在经期后第 7 天，配合送服乌鸡白凤丸，早晚服食，每月服食 1 次；中老年或绝经期妇女，每月可服食 2 次或 3 次。红菇有补虚养血、滋阴、清凉解毒的功效，墨鱼有养血、通经、催乳、补脾、益肾、滋阴、调经、止带之功效，再加上血肉有情之品的瘦肉，可大补气血、养血调经。

◆ 三、肉桂姜皮乌龟汤健脾益肾、利水消肿，改善肾病蛋白尿、水肿

肾病常迁延日久而成慢性疾病，可轻可重，或时轻时重，进展缓慢，而蛋白尿、水肿是其重要指征。中医临床上讲究久病及肾，即不管哪类疾病，理论上都会引发肾病，这也是肾病病因机制复杂的主要原因。也就是说，不论是风、寒、暑、湿、燥、火六淫邪气，还是喜、怒、忧、思、悲、恐、惊七情病邪，或者其他脏器的多种疾病，都会引发肾病。临床上常见的肾病是慢性肾炎，常规的西医治疗只能暂时地消除慢性肾炎患者的症状，但是达不到治本的效果。所以，对肾病的治疗强调中医治疗的作用，只要疗程时间足够，中医治疗慢性肾炎可以达到消除症状和修复肾功能的效果。肾病尿蛋白的治疗不可一味地追求指标的降低，应尽可能修复肾脏的损伤，在时间上需要有耐心，还要配合适当的饮食起居，通过疗程服用可从根本上消除尿蛋白。在临床辨证治疗肾病时，除了要非常注重清热利湿之外，还要嘱咐患者配合食用肉桂姜皮乌龟汤来健脾

益肾、利水消肿，从而改善肾病蛋白尿、水肿。

肉桂姜皮乌龟汤制作及服食方法：乌龟1只，去头、足、龟壳和内脏，洗净切成块，加入肉桂3~5g，生姜皮10g，一同炖煮至烂熟，适当调味后食用。可2~3周服食1次。乌龟肉含丰富的蛋白质、糖类、脂肪、维生素 B_1、维生素 B_2 等，中医认为，龟禀北方之气而生，乃阴中至阴之物，专行任脉，上通心气，下通肾经，故能补阴活血、舒筋治劳。而且，配合药材肉桂可引火归元、温通经脉，配合生姜皮可行水消肿，因此，此食疗方具有健脾益气、利尿消肿、升高血浆蛋白、消除蛋白尿的作用。

◆ 四、佛手茶叶蛋化痰止咳平喘

我国民间自古以来就有"茶为万病之药"的古训，《神农本草经》记载了"茶叶，味苦寒……久服安心益气……轻身耐老""茶味苦，饮之使人益思、少卧、轻身、明目"。《神农食经》中记载，"茶叶利小便，去痰热，止渴，令人少睡……""茶茗久服，令人有力悦志"等。现代药理学研究表明，茶叶中具有抗病毒的成分，对呼吸道病毒有一定的抑制作用，而且其本身含有茶碱，可有效松弛平滑肌，对支气管有舒缓作用，从而达到止咳化痰平喘的功效。在治疗上呼吸道疾病时，配合佛手茶有关的食疗可增强疗效。例如治疗感冒，用佛手茶加生姜两三片及醋少量，用沸水冲泡热服，2次或3次后即可见效。而对于支气管炎、咳嗽、哮喘，在辨证施治时让患者配合服食佛手茶叶蛋，可增强化痰止咳平喘的效果。

佛手茶叶蛋制作及服食方法：鸡蛋2个，佛手茶15g，加水2小碗，煮至蛋熟，去蛋壳再煮至水略干，取蛋吃，每日2次，1次1个，15天为1个疗程。佛手茶，主产于福建省泉州市永春县，又名香橼茶、雪梨等，系乌龙茶中的名贵品种之一。经福建农林大学检测：佛手茶水中浸出物46%、单宁21%、粗蛋白25%、茶素2.4%、黄酮类物质12mg/g、锌57μg/g，其中，锌和黄酮类物质为所有乌龙茶中含量最高。福建中医学院曾研究证实，佛手茶对结肠炎、胃炎有显著的止泻治疗作用，对降血脂、血压，软化血管等有保健功效。此外，永春佛手茶还具有提神益思、清心明目、利尿解毒、健美延年、降血糖、颐养身心等保健功效。经长年临床经验证实，永春佛手茶对支气管哮喘及胆绞痛、胃炎、结肠炎等胃肠道疾病有明显辅助疗效。鸡蛋是餐桌上的日常食物，富含胆固醇，营养丰富。鸡蛋蛋白质的氨基酸比例很适合人体生理需要，易被机体吸收，利用率高达 98% 以上，营养价值很高。鸡蛋在古代医家中也常被作为药用，具有滋阴润燥、补心宁神、养血安胎、解毒止痒等功效，可主治热病烦闷、虚劳骨蒸、惊悸失眠、燥咳声哑、目赤咽痛、胎动不安、产后口渴、小儿疳痢、疮疖、癣痒等。佛手茶叶蛋中的鸡蛋用茶水煮透，具有很好的化痰止咳平喘作用。

● 五、刺海参、鲨鱼肉抗肿瘤

肿瘤属于中医的疑难杂症，证候复杂，治多从调气血、祛痰浊入手。中医治疗肿瘤具有显著的优势，可以从整体观入手调节机体功能，增强自身抗御疾病的能力，提高患者的生存质量。对肿瘤患者不主张过度治疗和无效治疗，强调每个人都能积极挖掘自己的生命潜能，应告诫患者要对自己有信心，并常嘱患者主动吃，踏实睡，不娇气，勤锻炼，看得开，放宽心。"民以食为天"，在辨证治疗肿瘤患者时，常嘱咐患者配合食用具有抗肿瘤疗效的食物来辅助治疗，最常提到的就是刺海参和鲨鱼肉，有条件的可以每日服食 1 只海参及若干鲨鱼肉当饭菜配食。

海参和鲨鱼都是比较珍贵的海鲜食材，具有较高的营养价值。中医认为，海参其性温补，足敌人参，故曰海参。海参中含有海参多糖、海参皂苷、海参胶原蛋白、海参多肽及脂类物质等活性化学成分，这些活性成分具有抗肿瘤、抗氧化、免疫调节、抗菌、抗病毒、降血糖及抗凝血等生物活性，可用于预防及辅助治疗某些疾病。鲨鱼肉有益气滋阴、补虚壮腰、行水化痰的功效。

第二节 专利"清清香"的研究与应用

随着时代的发展，燃香已经不是单纯的品香、咏香、朝拜的概念了，而是以天然芳香原料作为载体，融自然科学、人文科学、生命科学为一体，越来越受到保健、养生、防病等领域的重视与应用。熏香的防病养生作用主要有：第一，养神安神。香味香气是天地之正气，沁人心脾，使人心情平静、舒畅、精神乃至，所以品香的过程有助于改善情绪、平静心灵，从而养生健体，达到治病的效果。第二，开窍醒脑。香气能开窍醒脑，配合活动经络，能很快地消除疲劳，提高工作和学习的效率。第三，调和气血。"气血闻香则行"，辛能行气活血，使气血调畅，阴阳平衡，而无病矣。第四，芳香避秽。香能净化空气，祛邪、杀虫、抑菌，还能适当阻断疾病的传播与蔓延途径，达到防病治病的目的。

专利"清清香"是以中医"内病外治""气血闻香则行，香善走，透达经络脏腑而无所不达""百病皆生于气"为理论基础，根据"辛走气"，选用黄花条、水剑草等辛味芳香中草药为原料，以"中国香都"永春的工艺技术为介导配制而成的，具有清新空气、驱邪杀菌、提神醒脑等功效，是防病保健理想之香。现结合临床探讨其防病治病的作用。

◆ 一、理论源流

中药外用是以中医整体观念和经络学说为理论指导，是"内病外治"的具体应用。外用的芳香中药可以通过皮肤、黏膜吸收，是中药外用的重要理论基础。吴师机云："病先从皮毛入，药即可由此进。"《黄帝内经》云："夫邪之客于形也，必先舍于皮毛。""外治不由脏腑，却直达脏腑，尤贵能识脏腑。"指出外邪多由肌表、口鼻侵袭，药物可以通过皮肤、口鼻吸收，且药效可作用于脏腑，而达到治病的目的。

熏香在我国自古有之，它是一种原始治病方法，如马王堆汉墓出土了一批香囊、熏炉，内有辛夷、佩兰、花椒、肉桂等芳香类药物，这些都说明了当时已有用芳香类药物防治疾病、辟秽消毒、清洁环境的习惯。芳香疗法在运用过程中不断完善充实，并一直流传至今，如端午节时将艾叶、石菖蒲等草药挂在门边或进行燃烧，其烟雾就有杀虫毒、避浊气的作用；在清代宫廷中也有"避秽香"防治天花的记载。

如今，芳香疗法不仅是一种生活时尚，还是一种防病治病与强身健体的自然疗法。现代中医将气味芳香的药物，如丁香、藿香、白芷、麝香等，制成适当的剂型。这类药物辛香走窜可解表散邪，芳香化湿可健脾开胃，芳香理气可活血止痛，芳香辟秽可开窍醒神，可作用于全身或局部以防治疾病，以简、便、廉、验的特点，足以弥补内服药之不足，可广泛地应用于临床。"清清香"把古老的中医传统与现代生活相结合，既可以防病治病，又沁人心脾、舒畅心情、疏通气血、调和阴阳，进而达到强身健体的作用。

◉ 二、现代研究

现代研究表明，芳香中药大多含有挥发油成分，经离体和动物模型试验证实，挥发油具有促渗作用，可提高药物在细胞内的渗透性。医学研究还认为，嗅神经是第一对脑神经，神经纤维通过很薄的一层筛板分布在鼻黏膜上，且鼻黏膜下血供丰富，黏膜上的纤毛可增加药物吸收的有效面积，使药物迅速入血。而且，芳香气味分子通过呼吸道黏膜吸收后，能促进人体产生免疫球蛋白，提高人体的抵抗力；气味分子还能刺激人体嗅觉细胞，通过大脑皮质的兴奋—抑制活动调节全身新陈代谢，平衡自主神经系统功能，达到生理和心理功能的相对稳定，保持身心健康。芳香中草药大多含有辛味。有关药理研究表明，辛味药的发散解表作用，主要表现在解热、抗菌、抗病毒、协助发汗等方面；辛味药的行气作用，主要表现在对消化功能的双向调节作用，既能抑制胃肠运动，又能兴奋胃肠运动；辛味药的活血作用，主要表现在血液循环系统方面；辛味药的开窍作用与其能兴奋和抑制中枢神经系统有关。现代研究进一步证实了"清清香"具有防病治病的作用。

"清清香"香味清纯持久，不但能清新空气、芳香辟秽、驱邪杀菌，而且可健脾开胃、提神醒脑、消除疲劳、提高工作和学习效率。方中黄花条气味芳香，性辛微寒苦，能清热解毒，现代药理研究显示其有抗病毒和抗菌的作用；菊花辛微苦寒，具有疏风清热解表的作用，现代药理研究显示其对葡萄球菌、链球菌、流感病毒等有抑制作用，有防治流行性感冒的功效。多年来，经过临床观察，证实"清清香"应用于临床，对普通感冒、流行性感冒、慢性疲劳综合征等有防治作用。应用方法：在房间或室内，点燃"清清香"，每日2次，每次1~3支。经临床疗效观察，清清香治疗风热型感冒132例，治疗组使用"清清香"外熏加内服三九感冒灵颗粒，对照组仅口服三九感冒灵颗粒，疗效对比有显著差别（总有效率治疗组与对照组分别为92.4%和78.1%），治疗组优于对照组。有关该实验及其结果的论文于2010年发表在《福建中医药》第三期，并获得科技进步奖。对"清清香"治疗45例流行性感冒的疗效观察结果显示，总有效率达88.9%。在流行性感冒流行期间，将"清清香"点燃，置于教室及人群密集处，结果发现易感人群明显减少，进一步证实"清清香"具有治病防病作用。有关该实验及其结果的论文于2010年刊登在第12届中国科学技术协会年会22分会场《中医药在重大卫生事件中的地位和作用论坛论文集》中。另外，对"清清香"治疗38例慢性疲劳综合征的疗效观察结果显示，有效率达78.9%，同时对减轻和消除各种疲劳症状均有显著疗效，尤其是头痛和睡眠紊乱。有关该实验及其结果的论文于2009年发表在《福建中医药》第二期。

上述研究进一步证明"清清香"既能防病，又能治病，无不良反应，可令患者免受服药之苦，还能弥补内服药之不足，是防病治病、强身健体的理想之香。尤其在当今空气污染及大部分人群处于亚健康的情况下，"清清香"可发挥较大作用，特别是在甲型流感等传染病流行期间应用具有深远意义。

第三节　佛手茶的养生与应用

养生之道由来久矣。养生除七情调节，饮食起居有常，运动锻炼适度外，药物保健也是养生内容之一。而永春佛手茶是中草药防病保健之佳品，与养生密切相关。

一、历史沿革

永春佛手茶相传为闽南一寺院住持采集茶穗嫁接在佛手柑上所得，与铁观音同属乌龙茶。其叶与佛手的叶片相似，外形呈紧结粒状，色泽砂绿油润，香气馥郁幽香，似香橼香，汤色金黄醇厚回甘，茶水具有独特的"佛手韵"。它不仅为名贵茶饮，而且有保健作用，具有常饮用又不会伤胃的特点。经福建农林大学检测，佛手茶中的锌和黄酮类物质含量在所有乌龙茶中最高，对人体有特殊的保健功效。

我国民间自古以来就有"茶为万病之药"的古训。相传，当年唐玄宗李隆基之女永乐公主自幼体弱多病，后来以植物泡茶饮服，竟得以健康成长，最终出落成如花似玉的大姑娘。《本草拾遗》中也道："诸药为各病之药，茶为万病之药，一日无茶为滞，三日无茶则疴。"足见茶之药功卓著。唐代刘贞亮则总结饮茶的好处"以茶散郁气；以茶驱睡气；以茶去病气；以茶养生气；以茶尝滋味；以茶养身体；以茶表敬意；以茶可雅志等"。而永春佛手茶也早有治病的传说与记载，相传在明代永春玉斗凤溪村有一位凤山公，一生研究百草，发现佛手茶能治病，有一位县令的母亲腹泻不止，他用佛手茶给予治愈。从此以后凤山公教导乡人大量种植佛手，并把这佛手制成干品，当茶饮用。饮后不仅能清凉解暑，而且能解除病痛，预防胃肠病，延年益寿。到清朝康熙年间，佛手茶种传到呈祥芹山格、达埔狮峰岩、苏坑等地种植。后来在永春县内广泛种植，20 世纪 30 年代初就已远销东南亚。佛手茶多次获全国茶叶评比桂冠，深得茶叶专家赞赏和海内外消费者欢迎，可谓名扬神州、香飘四海，是独具地方特色的中国名茶。

当今，茶叶有益于健康的诸多效用，已被愈来愈多的人所重视，被称为"天然第一保健饮料""二十一世纪世界饮料之王"，是最受人们喜爱的保健饮料。

二、药用功效

永春佛手茶是中国名茶之一，其味苦、甘，性凉，气味清香，从中医四气五味研究可显示其部分功效。苦，能泄、能燥，有泻火燥湿、清热消炎的作用，可治火热、湿热证；甘，能补、能缓、能和，有补益和中缓急的作用，多用于治疗虚证、身体诸痛；凉，有清热解毒的作用；味清香，有发散、开窍、提神醒脑、运气行血的作用，治疗表证及气血阻滞证。

从西医理论来看，佛手茶含有蛋白质、茶多酚、咖啡碱、碳水化合物、各种矿物质、维生素、氨基酸、脂肪和芳香物质等有益于人体健康的营养成分，能有效地预防和治疗人体多种疾病，对人体发挥多方面保健药理作用。

三、临床应用

（一）对胃肠道疾病有显著疗效

民间习惯用佛手茶加点食盐或老醋泡服，治疗肠炎、痢疾、消化不良，疗效显著。佛手茶再加工为熟茶、红茶健胃，尤适于胃寒的人。

佛手茶用盐腌后，每次 3g，以沸水冲泡，治腹胀很见效，这是民间常用之法，对结肠炎、慢性胃炎、胆绞痛也有很好辅助治疗效果。这是因为佛手茶对胃肠有解痉止痛作用。周来兴用佛手茶加生姜、食盐治疗湿热型结肠炎 30 例，有效率达 72%。治疗急性传染性肝炎，可用 5% 的佛手茶液，每次 5~10mL，日服 2 次，能起到清热利尿排毒的作用，有利于肝炎早日恢复。用陈皮 5g（制），佛手茶 2g，冲泡饮服，有消食健胃、化痰止咳的作用，可治疗支气管炎、消化不良。

（二）对上呼吸道疾病有辅助疗效

用佛手茶加 2~3 片生姜、一点醋，用沸水冲泡热服 1 杯，可辅助治疗感冒。

调查 50 例感冒初期患者，绝大多数人用上 2~3 次，立即见效。鸡蛋 2 个，佛手茶 15g，加水 2 小碗，煮至蛋熟，去蛋壳再煮至水略干取蛋吃，每日 2 次，1 次 1 个，15 天为 1 个疗程，能化痰止咳平喘，主治支气管炎、咳嗽、哮喘。

（三）对其他疾病的防治作用

常饮用佛手茶者，其糖尿病的发病率较低。临床研究发现，佛手茶具有一定降血脂、抗脂肪肝的作用，可防治脂肪肝。同时能升白细胞，可辅助治疗白细胞减少症。佛手茶汤漱口能杀菌、消炎，防治口腔炎，且坚固牙齿，保持口腔健康和口气清新。泡后的佛手茶叶放入口中咬含可以治口臭。经常饮用佛手茶，有助于保持皮肤光洁白嫩。临床观察 20 位女性，长期饮用姜蜜佛手茶，用于防治面斑。其中 80%~90% 的女性不生面斑或面斑消失，其中一位年近 50 岁的女性坚持服用姜蜜佛手茶 10 多年，未见面斑，显得更年轻。

四、注意事项

饮茶好处多多，但要达到养生的目的，必须注意适时、适量，茶汤宜清淡，不宜过浓，原则是温茶淡茶最养人。一般以饭后 1h 饮茶为宜，中老年人每天饮 4~5 杯为宜，每杯放 2~3g 茶叶。冠心病、溃疡病、严重神经衰弱的患者不宜饮浓茶。如防治糖尿病，宜少莫多，宜淡莫浓，冲泡时水温也不宜过高，用 85℃ 水冲泡较宜。据日本研究，用冷开水泡茶可有效地降低血糖。对易患感冒者，平时饭后坚持用茶汤漱口，能有效抵御流感病毒对人体的侵袭，但不宜用头泡茶，以第二泡或第三泡为宜。

附：茶诗两首

（一）

山清水秀佛手香，香韵悠悠绕云间。

茶中一品传天下，闲饮一杯赛神仙。

（二）

云雾山中绿波园，质优名茶佛手扬。

养生防病又健胃，胜过神医一药丸。

第四节　脾胃学说进展探讨

一、脾胃学说的形成

（一）萌芽于秦汉时期

《黄帝内经》是最早奠定中医脾胃学说理论基础的医学著作，系统地对脾胃学说的解剖生理、病因病理、预防治疗做出了初步和系统的探讨与总结。《黄帝内经》认为，脾与胃在五行属土，为"仓廪之官"，水谷精气出于此，故以胃气为"人身之本"。《黄帝内经》虽有关于脾胃解剖形态的记载，但由于中医对脏器的认识更侧重于生理功能与病理变化，对脾胃在解剖基础上赋予了脾主运化、脾主气血生化、脾主肌肉等功能，因此其与现代医学的器官解剖形态学有一定的差别，《黄帝内经》中的"脾胃"实际上是多脏器、多系统的一个功能单位。总之，《黄帝内经》对脾胃生理功能的认识为后世脾胃学说的发展建构了一个完整的框架。历代医家穷《黄帝内经》之要旨，集临证之经验，脾胃学说代有发展。

东汉时期，张仲景以《黄帝内经》为基础著成《伤寒杂病论》，其中对脾胃学说在生理、病理、病因、治疗等方面都做了全面阐述。《伤寒论》重点阐述外邪内犯伤脾胃，并指出脾胃虚是外邪内犯的前提，而《金匮要略》所论脾胃病则以内伤为主，在很多病证治疗中集中体现出顾护脾胃的思想。《伤寒杂病论》中的一些名方至今仍广为应用，且疗效卓著，如小建中汤、理中汤等。至此，脾胃学说在祖国医学的地位已基本确定。

（二）发展于唐宋时代

唐代医家孙思邈对《黄帝内经》研究颇深，其晚年开始接触《伤寒论》，著有《千金要方》与《千金翼方》，在杂病辨治中以五脏六腑为纲、寒热虚实为目，脾胃学说因此具有了非常丰富的内容，而且具体易学，易被习医者接受。宋代著名儿科大家钱乙，在总结历代医家的思想基础上，提出"脾主困"的学术思想，创造出益黄散，以运脾的名方治疗脾虚湿困之证，广泛用于小儿食不消、吐泻、疳积、慢惊风等多种病证。儿科大家万密斋重脾胃，治疗尊"中和之道"，妙在补泻兼施，指出"今之调脾胃者，不知中和之道，偏之为害，喜补而恶攻。害于攻者大，害于补者岂小哉"，强调中和之道的重要性，认为关键是一个"度"字。所谓"度"，就是要达到阴阳的动态平衡，由此，脾胃学说得到初步发展。上述医家以《黄帝内经》为基础，以脏腑学说为出发点，对脾胃学说进行了不断完善，但多以单一脏腑的寒热虚实为主线，缺少脏腑间的联系。

（三）全盛于金元明清

金元时期是我国医学最繁荣的时期，各个学术流源、各种学术思想在争鸣中不断发展，脾胃学说在此阶段尤为突出。易水学派的张元素总结继承前人有关脏腑辨证的要旨，对脾胃病的认识进一步深化，构建了更完整的体系，提出"土实泻之"，方法有泻、吐、下；"土虚补之"，方法有补母、补气、补血。根据"脾喜运、胃喜降"特点确立了治脾宜守、宜补、宜升，治胃宜攻、宜和、宜降的治法，在实证治法中提出"养正积自除"的观点，首创"枳术丸"，提出以白术为扶养脾胃之要药。

张元素弟子李杲根据当时战乱繁多、民不聊生、脾胃内伤之民情，结合自身丰富的临床经验及对发病机制的认识，著有《脾胃论》，阐明"脾胃内伤、百病由生"的脾胃观。他突出强调两个基本观点：其一，脾胃是元气之本，脾胃一伤则元气衰，病即由生，重视脾胃对元气的重要作用，把脾胃内伤作为亏损及内伤总病机的理论依据；其二，脾胃居于中焦，为精气升降之枢纽，强调脾胃之气的升发。他对内伤脾胃、体虚发热提出中热论，在治疗上突出升阳益气、甘温除热，从而创造了补中益气汤、升阳散火汤等；但在升降问题上，他特别强调阳气，忽视阴精，强调升发，忽视潜降，诚为美中之不足。

在李杲思想影响下，金元明清时期产生了大批在脾胃学说上颇有建树的医家，最具代表性的是温补学派及王进之创立的"阴证学说"。

明清时期在朱丹溪滋阴学派之后发展起了温补学派，主要思想是强调脾胃肾命门对生命的主导作用，使脾胃学说取得了进一步的发展。代表人物薛己对于脾胃病的治疗，强调"补火生土"，即肾命门对脾胃的温煦作用。明末李中梓创立先天后天根本论，阐明先天之本在肾、后天之本在脾的思想，主张补脾补肾兼行，不局限于脾胃。

清代叶桂，在李杲脾胃理论的基础上，又创立了胃阴学说。他认为胃为阳土，喜柔润而恶刚燥，且腑宜通，以通为补，因此在临证上创设养胃阴及通补胃腑之法。养胃阴，多选用玉竹、天花粉、沙参、石斛、麦冬之品，甘凉濡润，使津液来复，通降自成，而不宜选用苦降或苦寒下夺之品，谓之"阳明燥土，得阴自安"。叶桂还广泛应用通络法治脾胃，认为病"初为气结在经，久则血伤入络"。诸病在络，痛则不通。而论治以通为主，药以辛为主，以润为辅，辛可出阳，润能入阴，辛助其行，润助其通。病在血宜辛柔活血；病在气宜辛香理气；血瘀湿滞者，又宜以虫类药为丸，缓攻搜剔；阴虚络热者宜清润；阳虚络寒者宜辛温；实证偏通，用化瘀逐饮等法；虚证偏补，用柔剂通药；等等。理法方药，自成体系，为脾胃论治独辟蹊径，在理论和治法上补充和发展了脾胃学说，对后来脾胃学说的发展予以重要的启迪。

金元明清以来脾胃学说的发展，是在经典著作指导下，由单一模式到多元化模式、由学说出现到完善补充发展的过程。

◆ 二、虚的病理表现

中华人民共和国成立后，国内医学界越来越重视对脾胃学说的研究，认为脾胃乃后天之本，其生理功能对维护人的生命起着至关重要的作用。临床上运用补益脾胃的方法可以治疗多种病证，并能取得显著的疗效，因此，对脾胃学说本质的研究引起了国内医学界的广泛兴趣。相关研究方法除了不断整理、发掘古籍外，还包括在中医理论的指导下，将传统与现代研究方法相结合，从生理、生化、病理等方面多学科、多指标、多途径地进行广泛研究。随着现代研究的不断深入，人们发现脾的生理功能并不局限于消化系统，它可能是多系统功能的综合。

（一）消化功能

1. 组织学上的改变

有学者研究发现，脾虚型患者胃体和胃窦部黏膜常呈苍白或红白相间，并以白为主。

2. 消化道液分泌的变化

经实验研究发现，脾虚患者消化腺分泌和储备能力不足，化学性消化功能低下，唾液淀粉酶活性下降在脾虚证中具有一定的特异性。

3. 吸收功能的改变

有学者研究发现，50%~60%的脾虚患者大便中可查出未消化食物和脂肪颗粒。

4. 胃肠道运动的改变

有学者认为脾虚患者有结肠运动亢进的现象，还发现功能性改变多属虚证，器质性改变多属实证，虚证往往以脾的证候为主，而实证则以胃的证候为主。胃肠道运动改变可作为中医辨病辨证的客观指标，如低张胃常提示脾虚；胃底畸形积气常提示气滞；等等。

（二）免疫功能

有学者认为脾胃健，则黏膜丰。正常的胃肠黏膜具有保护性屏障作用，可以防止胃壁的自身消化及食物与药物的化学性和物理性损伤，可以防止致病性微生物侵入，脾胃的防御、保护功能对防止疾病发生至关重要。近年来，不少研究单位以机体免疫功能作为反映"脾旺"或"脾虚"程度的一个客观指标，脾虚者的细胞免疫及体液免疫功能均比正常人低。

（三）神经内分泌功能

有学者研究发现，脾虚患者的17-酮皮质类固醇均较正常人低，儿茶酚胺水平也偏低。广东中医院等还发现脾虚者血压偏低，脉搏变慢，而冷压试验、卧立试验等均表现为副交感神经偏亢现象。

（四）代谢功能

有学者认为，脾胃是化生水谷精微的主要脏腑，脾主运化对机体的新陈代谢起着重要的作用，机体内脂质代谢同样依靠脾的运化功能，即脾的运化功能是脂质代谢的关键。还有学者认为，脾虚患者会出现糖类、脂肪、蛋白质三大物质的代谢障碍。

（五）胃镜表现与慢性胃炎的中医分型关系

有学者研究发现，脾胃虚弱型患者以红斑渗出性胃炎为主，肝胃不和型患者以隆起糜烂性胃炎为主，胃阴不足型和脾胃湿热型患者均以萎缩性胃炎为主，胃络瘀血型患者则以出血性胃炎为主。

◆ 三、中医治法述要

（一）强调脾胃升降作用

当代中医认为"无升则无降，无降则无升"，把重视脾胃的升降作为气机调理的重点。在"升降"治法上，现代中医名家各有建树。姜春华认为，脾胃为一身气机之枢纽，脾升则健，胃降则和。临床上调治脾胃疾病常用健脾升清、和胃降浊之法，代表方为补中益气汤、旋覆代赭汤、枳实导滞丸等；董建华认为，胃腑以通为用，以降为顺，降则和，不降则滞，反之为逆，故应脾胃同治，升降并调，关键在于掌握升清降浊的分寸；路志正则强调升降相宜、顾其润燥、调畅气机宜权中庸；葛仰山治疗脾胃病认为："中流换澜之法，莫贵乎升降。而升降之法又各有千秋，调和肝胆以济中州，是升降中的法中之法。"其在临床上创制了3个有效方剂：①益脾启中汤用于肝胆不升、疏泄不及、中气下陷之证；②养胃启中汤用于肝气犯胃、郁火灼阴之证；③舒肝启中汤用于肝郁阳虚湿阻证。

（二）健脾以运为主

儿科学家江育仁继承了钱乙"脾主困"的重要学术思想，提出"脾健不在补贵在运"的思想，认为运脾法是调整小儿脾胃功能的核心。在运脾的治疗中，首重苍术，指出苍术味微苦，气味芳香而性温燥，功能芳香悦胃，醒脾助运，开郁宽中，疏化水湿，正合脾之习性；赵棻调节脾胃功能注重健运，认为健运为安，取其中和，喜用二芽，因其禀开发之气，具有化中枢、熟腐水谷的特色。

（三）多法兼治理脾胃

施今墨临证重视脾胃，善调气血，其治胃病的经验如下所示：①寒宜温，治宜温药和之，用辛开温散之法，常用良附丸、理中汤之类；②热宜清，治宜寒折，常用三黄石膏汤、三黄泻心汤之类；③虚宜补，治宜补益，常用四君子汤、参苓白术散之类；④实宜消，治宜消导，常用保和丸、木香槟榔丸之类；⑤痛宜通，通有通气、通血之别，并有寒通、温通之分；⑥呕逆宜降，治宜使胃气下行为顺，常用旋覆代赭汤、橘皮竹茹汤等；⑦嘈杂宜和，治宜寒热药并用，常用左金丸、半夏泻心汤之类；⑧津枯宜生，治宜养阴生津，常用麦门冬汤之类。

李聪甫则提出"理脾胃，调气血，保津液"的学术思想。

（四）益气养阴是治胃病之本

邓铁涛认为溃疡病，其病位在胃，从病机分析，热证、实证多由胃所致，虚证、寒证、湿证多由脾所致，虚寒过甚往往由脾胃阳虚所致，气郁、气滞多由肝失条达或肝气过盛所致。他认为，本病虽成因多种，但脾胃气虚是根本，健脾气或兼养胃阴是巩固治疗之大法。

（五）治病莫忘顾脾胃

蒲辅周认为，凡病之发生、转归，莫不与脾胃有关，并提出察病先察脾胃强弱，治病先顾脾胃盛衰，要处处注意保护胃气；认为胃气不任重剂，对慢性病力主宁可再剂，不可重剂，祛邪和扶正都宜小剂量，以便轻舟速行。岳美中法李杲"脾胃内伤，百病由生"的思想，强调"治病首先注意脾胃"的观点。张泽生认为脾胃的盛衰直接影响疾病的发生、发展、转化和预后。脾胃健旺，五脏可安，所以治病多从调理脾胃入手，主张外感祛邪，也要处处照顾胃气，对内伤诸病，更要着眼于脾胃，说明一切疾病的发生都与脾胃强弱有密切的关系。

第五节　"祝由"疗法之我见

祝由，是古代所用的一种精神疗法，是古代以祝祷方法治病的名称，属中医心理学的范畴，是心理学的鼻祖，据明代医学十三科之列。今失其传，唯民间尚有之。长期以来，由于把祝由与巫术、迷信混为一谈，致失其真义，而不为人所重视，并且消失于祖国医学之林，甚为可惜。周来兴认为这种疗法常能起到其他科所不能及的作用，值得人们发掘、研究，令其臻于完善并应用于临床。

"祝由"，最早见于《黄帝内经·素问》："古之治病，唯其移精变气，可祝由而已。"王冰注："祝说病由，不劳针石而已。"祝由是转移患者思想精神的一种治病方法，故不能与巫术、迷信等同看待而弃置不用。

祝由既不用药，也不施针，却能治病，其原因是值得探讨的。《黄帝内经·素问》"移精变气论篇"云："往古人居禽兽之间……内无眷慕之累，外无伸宦之形，此恬淡之世，邪不能深入也，故毒药不能治其内，针石不能治其外，故可移精祝由而已。"此处说的是上古之人生活简单，当时所患病情单纯，用祝由治法转移其精神可治好病。因此本法仅限于上古时代，"当今之世不然，祝由不能已"。周来兴并不认同此观点。祝由实是根据情志所胜则伤的病理，求其胜以言行制之，断其致病之因由达到调其情志，疏其气机，和其阴阳，平其气血，以达治其病的别开一法。情志之病，情志治之，张景岳说"凡人之七情生于好恶，好恶偏用则气有偏并，有偏并则有胜负而神志易乱，神志既有所偏而邪复居之。……既得其本，则治有其法，故察其恶，察其慕，察其胜，察其所从生，则祝由无不效矣"。并列举，"王中阳治一妇，疑其夫有外好，因病失心狂惑，虽投药稍愈，终不脱然，乃阴令人佯言某暴死，殊为可怜，患者听然，由是遂愈"。从张景岳的论述及所举案例，说明情志偏胜所致之病，乃察其所从生，求其性以制之的治病原理。类似于《黄帝内经·素问》"阴阳应象大论篇"的"怒伤肝，悲胜怒，喜伤心，恐胜喜，思伤脾，怒胜思，忧伤肺，喜胜忧，恐伤肾，思胜恐"。此因其情志之胜，而更求其胜以制之之法也，二者道理相同。根据五行相克的理论，以情胜情断其病由。这也说明祖国医学对精神因素致病和治疗早有认识，也甚为重视，把七情所伤视为发病的重要因素，如《金匮要略》的百合病，内科的郁证，妇科的癔病、脏躁等，难说不是由祝由科发展而来的。

随着社会的发展，科学的进步，人们的生活、思想均发生了复杂的变化，所受的情志影响就更大了。由心理原因造成的精神逆乱，气血失调，病情也就更复杂了。仅靠药物治疗往往不能完全解决。故西医就有心理与临床相结合的心理治疗法，在中医方面则应该发掘与研究祖国医学的祝由科，并应用于临床，以补药物治疗之不足，把药物与心理治疗结合起来，方能收到更好的疗效。

心理学曾被认为是"伪科学"，但近代又被重视，看成是一门重要的学科。因而也被应用到医学上来，尤其对反应性精神病，神经症的癔症、强迫症、神经衰弱等更有指导意义。医学心理学认为心理是脑的功能，脑是心理的器官。因此，精神活动是由于人的分析器官受到外界刺激后引起的大脑皮质的兴奋和抑制的作用。当机体受到内、外有害因素的刺激时，脑的功能活动就会失调，人的心理就发生变态，而产生各种与精神因素有关的疾病，这便是客观原因作用于脑所反映的"情动于中，而形于外"的结果。而心理治疗是通过医生的语言、表情、姿势、态度和行为，影响或改变患者的感受、认识、情绪、态度和行为，以减轻或消除病情达到治病的方法。古人对此早有认识，如《黄帝内经·灵枢》"贼风"说，"此亦有故邪留而未发，因而志有所恶，及有所慕，血气内乱，两气相搏……故似鬼神"，这说明由于情志有不称心之事或有怀慕不遂等因素刺激，就会导致气血内乱，心失所养，心不主神而发生病变。《黄帝内经》早就将人的心理行为归纳于"七情"，张景岳也说："故有素恶之者则恶者见，素慕之者则慕者见，素疑之者则疑者见，素畏忌之者则畏忌者见。"根据所恶所见等之理，又提出"察其所从生""求其胜以制之"的祝由治疗，说明各种情志变动对身体的影响引起生理变化而致病，通过调动患者的主观能动性，以消除心身疾病。可见祝由可以说是医学心理学的鼻祖。

在临床上我们往往遇到一些精神疾病的患者，在用药难以见效时，采用心理治疗而获治愈的病例。周来兴于 1972 年曾治某工厂一女，因该厂一载之间致癌病死者先后有 3 人，患者吞食时自觉咽部梗阻，深恐所患为食管癌，且胸痛难以入眠已月余，虽投药病稍轻，然终不能治愈，而后探索其本，盖疑惧难以消除也，为解其疑惧，乃嘱其作食道造影及胸部 X 线摄片检查，结果无异常发现，病遂得愈。这是通过科学检查手段而确诊为无病的，具有说服力，从而缓解患者焦虑紧张情绪，转移了疑惑，断绝了病由而治好病的一种支持性心理疗法。1974 年又治一女，婚后多年未育，求子心切而不能如愿。因而气郁成聚，肚腹时胀时痛，自疑患癌，屡次求医未效，后来求诊。经细询其始末，则以喜制恐为首务，告之非病，而是妊子，患者喜甚，回家后心情舒畅，病也因此告愈。岂料过一年后果然生一男，亦巧事也，这都说明了精神因素在治疗中所起的作用，亦是以此进一步证明祝由科在上古时可以治病，现在仍然可以。因此，认为祝由是巫术，是迷信的观点是不正确的。张隐庵说："不可以作巫医，即上古祝而已病之医。非医巫之有二也。"他对祝由的评价是恰当的。

第六节　甘温除热法刍议

甘温除热法为金元时期李杲所创，意在应用性味甘温之药物，治疗虚损、劳倦引起的发热。周来兴最喜用《内外伤辨惑论》当归补血汤，赞其药简力宏，临证多有发挥。曾治一例中年男性，目糜面红，口渴思饮，昼夜发热，乏力自汗，舌质红，苔腻裂，脉浮数、无力，厌纳无味已月余。辨病辨证为虚羸阳浮之发热，仅疏方黄芪30g，当归6g，另加一味芳香化浊驱秽的苍术9g，一剂平息。

《黄帝内经》云"阴虚则内热，气虚则外越"，补虚治热遂成法门，制方自从补虚入手，气虚为主、血虚为次，合甘寒药是为拨阳凝，合养血药是为维和气血，合风药是升清助阳，合芳香药是行消化浊。《金匮要略》里的甘温除热首要方剂是"天下第一方"的桂枝汤，为什么李杲不直接使用桂枝汤？这是因为桂枝汤为辛温解表剂，太阳经中风，调和营卫，辛开而温升，故不适用于虚损劳倦之邪热。《脾胃论》云："脾胃气虚，阴火内炎，导致身热而烦、气高而喘，怠惰乏力、头痛、口渴、畏风恶寒、脉洪大而虚软，治宜益气升阳泻火。"阴火者，饮食、劳倦、喜、怒、忧、思等情志所生，心火者，阴火也，起于下焦乘其土位。周来兴提出的"调中州，安五脏"理论："始终围绕中州脾胃的特性和生理功能，结合脾胃与四脏等各脏腑的生理病理关系，治疗与脾胃相关的各种疾病。"脾阳不升，血虚安能受补，其热征又何以能解。前文所述案例，一剂当归补血汤加苍术而瘥，并非偶然，而是运用该治法之必然效果。为何不用火郁汤？该病例虽然抑遏阳气于中土，但其组方升发太过，使得中州脾与胃肠之气不顾自守，津液再伤，《黄帝内经》谓之胃气关系存亡，然而《伤寒论》之阳明经"胃气强、胃气弱、调胃气"，脏腑气机通达等经传病象，因而不宜选补中益气汤。当归补血汤，方名只提取当归而不言黄芪，谓有形之血生于无形之气，黄芪大补肺脾之气，此为滋生转化之源，无名英雄是也！患者患病月余，不详或有错投白虎峻猛之虞？当归补血汤又是为甘温厚道矫正误案所纠救所设。苍术一味，《神农本草经》

云其味苦、温，主治风寒湿痹，死肌，痉，疸，止汗，除热，消食。在长期的临诊应用中体会到，其醒脾、润脾、健脾、运脾的作用不要忽视。随着病情的转归，经方黄芪建中汤，时方异功散等皆可思迹切入善后。甘温除热肇始《黄帝内经》《难经》，显见《伤寒杂病论》，定型于《脾胃论》里，王道的传承、霸道的求索，最终归结于一门人道的法则。

第七节 《黄帝内经》中的痹证探析

痹证，即气机闭阻引起的病证。在《黄帝内经》中涉及痹证的有25篇、91则，其中，《黄帝内经·素问》"痹论篇"有专题论述。周来兴就书中有关痹证的内容做了初步探讨，并归纳如下，以供同仁参考。

一、肢体痹

（一）按病因分类

"风寒湿三气杂至，合而为痹也。"说明风、寒、湿邪是痹证的常见病因。但三邪致痹有所偏重，故按其所胜分行痹、痛痹、着痹、热痹。

1. 行痹

"痹论篇"中载"风气胜者为行痹"，言明行痹为风邪偏重，因风邪性善走窜，故主要脉症为肢体关节游走性疼痛，舌苔薄白或腻，脉浮，如经中众痹、周痹之类。治疗按"客者除之"的治法，宜祛风为主，佐以散寒祛湿，方用《内经拾遗方论》的蠲痹汤（羌活、黄芪、姜黄、赤芍、当归、甘草、生姜、大枣）治疗。后世常用防风汤治疗，以祛风通络，散寒利湿。若行痹日久不愈，治当祛风养血，血足风自灭。

2. 痛痹

"痹论篇"中载"寒气胜者为痛痹"，言明痛痹为寒邪偏重，寒性凝滞使血脉不通，故主要脉症以肢体关节疼痛不移，遇寒痛剧为特点，其舌苔白滑，脉弦紧或涩。治疗按"寒者热之"和"结者散之"的治法，宜散寒止痛，佐以祛风除湿，后世常用《金匮要略》中的乌头汤加减治之。

3. 着痹

"痹论篇"中载"湿气胜者，为着痹"，言明着痹为湿邪偏重，因湿性重浊，故临床表现以肢体关节酸重痛轻、肢重难举为特点，舌苔白腻，脉濡缓。治疗按"实者泻之""客者除之"的治法，治当利湿佐以祛风散寒，方用《内经拾遗方论》的五痹汤（防己、白术、姜黄、羌活、甘草、生姜）治疗。后世常用薏苡仁汤治之。脾土强而能胜湿，更需辅以理脾补气。

4. 热痹

"痹论篇"载"阳气多，阴气少，病气胜，阳遭阴，故热痹"，素体阳盛，感邪热化而致热痹。临床表现以关节红、肿、痛为特点，并有发热、口渴、舌苔黄腻、脉滑数等。一般认为急性风湿热属热痹。虽《黄帝内经》中未提及具体治疗方案，但按"热者寒之"的治法，宜清热祛湿，临床上常予三妙散以清热疏风胜湿治之，若风寒湿表邪未尽，则用白虎加桂枝汤。

（二）按肢体部位分类

根据风寒湿邪伤人的季节与所伤部位不同，分为五痹，即《黄帝内经》中以春、夏、长夏、秋、冬五季感邪发病，分为筋、脉、肌、皮、骨为主之的"五痹"。不过临证时，不必完全拘泥于季节，但见是证，即为是病。

1. 皮痹

《黄帝内经》有云："卧出而风吹之，血凝于肤者为痹。""虚邪搏于皮肤之间……留而不去则痹。"指出邪袭皮肤，凝聚腠理，气血痹阻而为皮痹。见"在于肉则不仁，在于皮则寒"的特点，与现代医学中的局限型硬皮病的临床表现相符。治疗按"客者除之"和"调和阴阳"之治法，宜温通为主，佐以调和营卫，行气活血。方用黄芪建中汤合羌活胜湿汤加减（黄芪、淫羊藿、桂枝、白芍、炙甘草、羌活、防风、苍术、生姜、大枣）。肺在体为皮，"皮痹不已，复感于邪，内舍于肺"则出现隐疹、肺痹。

2. 肌痹

《黄帝内经·素问》"长刺节论篇"："病在肌肤，肌肤尽痛，名曰肌痹，伤于寒湿。"说明肌痹是由寒湿凝滞肌肤，气血运行不畅所致。见"肌肤尽痛"或"不仁"，其苔白腻，脉缓。此与肌肉风湿、肌纤维组织炎、多发性肌炎等的早期症状相似。治疗按"客者除之""寒者散之"的治法，宜祛湿散寒，调和气血营卫。方用除湿蠲痹汤加减（苍术、白术、羌活、茯苓、桂枝、炒穿山甲、法半夏、赤芍、丹参、陈皮、薏苡仁）。肌痹难以一时速效，宜缓图之。

3. 脉痹

《黄帝内经·素问》"四时刺逆从论篇"说："阳明有余，病脉痹，身时热。"说明阴阳之经气有余，脏腑移热，复遇外邪客搏。"痹论篇"："在于脉则血凝而不流。"见身不规则发热，肌肤热、红、痛等，与热痹类似，治可按热痹治法处理。若寒湿侵入血脉凝滞而成脉痹，则表现为局部冷痛、青紫，苔白，舌瘀，与血栓闭塞性脉管炎相似。治用黄芪桂枝五物汤合小活络丹温通治之；若瘀血郁热，则用桃红四物合四妙勇安汤活血清热解毒治之；若脉痹不已，复感于邪则入舍于心，则形成心痹。

4. 筋痹

《黄帝内经》云筋痹见"筋挛节痛，不可以行""肝……微涩为瘈挛筋痹"，主要由于邪阻于筋脉，血少气滞、筋失所养而出现筋脉拘挛、疼痛、屈伸不利、行动不便、脉弦。此症可见于类风湿关节炎和神经痛等患者。肝在体为筋，筋痹日久则可传于肝而成肝痹。治疗按"客者除之""急者缓之""虚则补之"的治法，宜养血补肝，柔筋缓急，佐以祛风散寒除湿，方用大剂量芍药甘草汤加减可见效验。

5. 骨痹

《黄帝内经·素问》说："病在骨，骨重不可举，骨髓酸痛，寒气至，名曰骨痹。"其因是"气血皆少，感于寒湿，则善痹骨痛"。骨痹以骨髓酸痛、肢体沉重、不能抬举、畏寒肢冷、舌淡嫩、苔白滑为主要表现，治宜温肾散寒，方用右归饮合当归四逆汤加减。《黄帝内经·素问》说："卷内缩筋，肋肘不得伸，内为骨痹。"说明古人已经认识到有的痹证会使关节、肢体失去原有的功能。这些论述，颇似风湿性关节炎及其他与关节疼痛变形有关的疾病。因"久病及肾"，肾主骨，骨之病变多从肾着手，对此类患者宜补益肝肾，强壮筋骨，可使症状缓解。

1. 肝痹

肝痹有虚实之分。虚者，则为"四时刺逆从论篇"所云"少阳不足病肝痹""痹论篇"所云"淫气乏竭，痹聚在肝"，肝气虚，是肝气过用（过用曰淫，指由过劳伤肝之意）。见疲乏，夜卧多惊等。正如"痹论篇"中"肝痹者，夜卧则惊……"所云，这与肝气虚在临床上所表现的懈怠、胆怯等症状相似。治以益肝宁神，方用酸枣仁汤。实者，则有邪闭于肝，肝气郁结，横逆犯胃。《黄帝内经·素问》"玉机真藏论篇"云："弗治，肺即传而行之肝，病名曰肝痹……胁痛，出食。"治以调和肝胃，用柴芍六君汤。若肝郁化热则见多饮、尿频，经云为"多饮，数小便"。高士宗认为"木郁则热，故为多饮，郁而不升，故数小便"。治以清肝解郁，宜用丹栀逍遥散加减。此症似糖尿病，笔者用此方治本病而获效验。现代医学认为神经因素是糖尿病的致病因素之一，肝主疏泄，参与调节情志，故从肝论治，此乃为本病别开一法。至于寒滞肝经之痹，《黄帝内经·素问》"五脏生成篇"说："有积气在心下支胠，名曰肝痹，得之寒湿，与疝同法，腰痛、足清、头痛。"治宜温经暖肝，即暖肝煎之属。

2. 肺痹

《黄帝内经·素问》"玉机真藏论篇"说："风寒客于人……弗治，病入舍于肺，名曰肺痹，发咳上气。""痹论"亦说："肺痹者，烦满喘而呕。"肺痹，痹者，闭也，邪闭于肺，肺失肃降则咳而气促，烦满而喘，甚则呕吐，属肺痹之实证，与急性支气管炎、哮喘、肺炎相似。"痹论篇"又说："淫气喘息，痹聚在肺。"由于脏气过用，耗伤肺气，故见呼吸喘促，难以接续。此属虚证之肺痹，与肺心病（心衰期）近似。治应辨虚实，实者宜用宣解法，虚者宜用补气纳肾法。

3. 心痹

《黄帝内经·素问》"五脏生成篇"说："有积气在中，时害于食，名曰心痹，得之外疾，思虑而心虚，故邪从之。"指出思虑过度，耗损其心，邪气犯心及饮食不节，脾胃损伤，痰浊内蕴，上犯心胸而致心脉痹阻，形成心痹。"痹论篇"云："心痹者，脉不通，烦则心下鼓，暴上气而喘，嗌干善噫，厥上则恐。"《黄帝内经·灵枢》"邪气脏腑病形"："心脉……微大为心痹引背。"心痹之心悸、心烦、心痛连背、气逆而喘、脉微大，与冠心病、风湿性心脏病类似。临床上多采用益气养阴，活血通脉治疗本病。

4. 脾痹

"痹论篇"说："淫气肌绝，痹聚在脾。"指出脏气过用，内损脾气，运化失司，不能主四肢肌肉，则见四肢乏力、肌肉消瘦之肌肉萎缩无力症状，属痿证之类。治以"治痿独取阳明"之法。若脾失健运，聚湿生痰，上犯于肺，则咳嗽；脾气不升，浊气不降，则呕吐清涎，甚则胸膈闷塞。如"痹论篇"所说："脾痹者，四肢解堕，发咳呕汁，上为大塞。"综此，脾痹近似现代医学的多发性肌炎。治宜温脾化湿祛寒，调和气机。方用苓桂术甘汤合厚朴温中汤加减（桂枝、白术、茯苓、党参、陈皮、木香、杏仁、干姜、厚朴、甘草）。

5. 肾痹

《黄帝内经·素问》"五脏生成篇"说："肾痹，得之沐浴清水而卧。""四时刺逆从论篇"亦说："太阳不足，病肾痹。"指出素体肾虚，寒湿之邪深侵入肾，或患痹证又复感邪气内舍于肾而成肾痹。"痹论篇"说："肾痹者，善胀，尻以代踵，脊以代头。"此为脊柱弯曲，佝偻不直，骨质受损，成为废疾肾痹之重症。这些记载，颇似类风湿关节炎之较后期阶段。治宜补肾祛寒，辅以化湿散风，养肝荣筋，祛瘀通络。以续断、补骨脂、附子、熟地黄、骨碎补、淫羊藿、桂枝、独活、赤芍、白芍、威灵仙、麻黄、防风、知母、苍术、牛膝等治本病获得较好疗效。若肾气痹阻，气不化水兼见"善胀"一症，包括浮肿、腹胀、腹水等体征，这又与氟骨症引致肾脏损害时所出现的尿少、浮肿、腹胀相同。

⬤ 三、十二筋痹

张志聪说："痹者，闭也，邪闭而为痛也。"故十二筋痹多表现为该经筋循行所过之处的筋肉或动作有关的疾患，以运动障碍和疼痛为主，如弛纵、挛急、掣痛、转筋、强直、口僻及关节活动不利，肢体偏废不用等。《黄帝内经·灵枢》"经筋"说："足太阳之筋，其病小趾支，跟肿痛、腘挛，脊反折，项筋急，肩不举，腋支缺盆纽痛……"正说明这些筋痹的病证特点。而筋在人体中确实存在，杨上善说经筋"为阴阳气之所资，中无有空"，指出筋的形态当和脉管的中空有别，也指出经筋通过十二经脉营运渗灌的血气而得到濡养，而经筋起着维系骨骼、肌肉、主持周身四肢百骸运动的作用，由神经支配着肌肉运动，如"手太阳之筋……其病小指支肘内锐骨后廉痛，循臂阴入腋下，腋下痛，腋后廉痛"，系指尺神经而言，似无异议。故经筋类似于现代医学解剖所指的肌肉（主要是肌腱和韧带）以及神经系统中的周围神经。其病候也多反映出该部位肌肉和神经方面的病证。所以筋痹与面神经麻痹、三叉神经痛、胁间神经痛、坐骨神经痛、腓肠肌痉挛、腰肌劳损、腱鞘炎等有相似之处。治疗上《黄帝内经》以针灸为主，取穴原则"以痛为输"，寒者用燔针劫刺法以温散寒邪，属热者以泻阳邪为主，不适用燔针劫刺法。治疗这类疾病时多采用芍药甘草汤缓急止痛。寒者加制川乌、桂枝温通血脉散寒止痛；热者加木瓜、薏苡仁、牡丹皮清化湿热、舒筋利节，但芍药、甘草用量要大。

综上所述，《黄帝内经》对痹证的论述，其内容相当丰富，对痹证首先揭其纲要，主要归纳有：一指病在经络、气血不通的肢体痹；一指邪入内舍，或脏腑功能失调，导致气机闭阻而成脏腑痹。此外，还有以时间长短而命名的暴痹、久痹、痼痹，以及以病情深浅轻重而命名的浮痹、深痹、远痹、留痹、大痹等。历代医家从实践中不断地加以丰富和发展，使之愈加完备，并将其用于指导临床，取得了较好的疗效，今天仍值得进一步探讨，加以发掘提高。

第八节 《黄帝内经》中的"危重证候"探析

危重证候是生命垂危的标志，审察危重证候，对指导抢救具有重要意义。《黄帝内经》对危重证候的诊断和预后进行了较详细的记述。现将有关内容整理如下。

● 一、神气失守

"神"不能脱离形体，形体倘若无"神"，生命即不复存在。《黄帝内经·灵枢》"天年"说："神气皆去，形骸独居而终。"故神守则可全形，神不守即形不可活。《黄帝内经·素问》"脉要精微论篇"说："衣被不敛，言语善恶，不避亲疏者，此神明之乱也。"此即神不守舍，谓之"失守也"。"脉要精微论篇"又说："得守者生，失守者死。"此属重病失神，即《黄帝内经》"阴阳离决，精神乃绝"之谓。

● 二、色夭不泽

诊察人体面部色泽变化，以测知整体的病证，现代称之为面部色诊全息诊断法。《黄帝内经》中有"精明五色者，气之华"，清代潘硕甫认为"气由脏发，色随气华……气至而后色彰"，可见色泽是脏腑精气外荣的表现，通过辨察色泽的变化不但可推知正气的强弱，还可窥知五脏病变。

（一）五色辨危

根据阴阳五行学说和脏象学说的理论，五色应五脏。"五脏已败，其色必夭。"《黄帝内经·素问》"五脏生成篇"说："色见青如草兹者死，黄如枳实者死，黑如炲者死，赤如衃血者死，白如枯骨者死，此五色之见死也。"说明五色沉浊晦滞，夭然枯槁，无光无泽，是神气已去、气血俱亡之凶候，其病难治，预后欠佳。

（二）脏色败露

《黄帝内经·灵枢》"五色"说："赤色出两颧，大如拇指者，病虽小愈，必卒死，黑色出于庭，大如拇指，必不病而卒死。"颧色应心，见之为心阳上亢欲暴脱。此与心脏病的二尖瓣面容相似，其病往往多突发而死。黑为肾主色，"庭"现黑色，是肾绝之候，如肾气衰败、湿浊内蕴的尿毒症患者面色多见暗黑萎黄。有人认为，面部是人体外部反映图，脏腑有疾病时，其面部相应部位便反映内脏的信息，如面颊过于潮红者，肺功能不好。

三、形体衰败

（一）体态衰颓

人是一个有机整体，外形必与五脏相应，从形体各部形态可以测知相应脏腑的病变与否，若五脏虚损，外形则衰，谓之"有诸内，必形诸外"。《黄帝内经·素问》"脉要精微论篇"说："头者，精明之府，头倾视深，精神将夺矣；背者，胸中之府，背曲肩随，府将坏矣；腰者，肾之府，转摇不能，肾将惫矣；膝者，筋之府，屈伸不能，行则偻附，筋将惫矣；骨者，髓之府，不能久立，行则振掉，骨将惫矣。"也就是说，头是精气神明所居之处，头部低垂、无力抬起，两目深陷、呆滞无光则是精气神明将衰惫之象；背前连胸，是心肺所居之处，后背弯曲、两肩下垂则是心肺宗气将衰惫之象；腰与肾功能关系密切，腰酸软、疼痛不能转动则是肾将衰惫之象；膝为筋腱聚会之处，两膝屈伸不利、行则俯身扶物则是筋将衰惫之象；骨为藏髓之处，不能久立、行则振摇不稳则是髓不养骨、骨将衰惫之象。以上衰惫姿态是脏腑精气虚衰的表现，多属病情较重，并说明五脏虚损，则其所在之外形，也必有相应的衰颓表现。

（二）肉脱形衰

气全则神旺，血盛则形强、肌肉丰满，若形瘦大肉已脱，则为精气衰竭。《黄帝内经·素问》"三部九候论篇"说，"是以脱肉身不去者死""形瘦脉大，胸中多气者死""形肉已脱，九候虽调犹死"。这些都强调了肌肉极度瘦削是病危的征象。

◈ 四、言微声怯

"言为心声"，言语是神明活动的一种表现。语言的异常，主要是心神病变的体现。《黄帝内经·素问》"脉要精微论篇"说："言而微，终日乃复言者，此夺气也。"《伤寒论》载："虚则郑声。郑声者，重语也。"郑声是指神志不清，语言重复，时断时续，语声低弱模糊的症状，是心气内损、精神散乱之虚证，常见于疾病的晚期及危重的患者。

◈ 五、真脏脉见

（一）脉率失常

脉一息四至，和缓有力，节律均匀为常脉，反此则病。《黄帝内经·素问》"平人气象论篇"说："人一呼脉四动以上曰死，脉绝不至曰死，乍疏乍数曰死。"一呼脉四动以上为太过之极，属数、疾、急、脱脉之类，多主阳极阴竭，元气将脱；脉绝不至为不及之极，属气血内绝之征；忽快忽慢为错乱之极，为气脉败乱之兆，多主脾气欲绝。上述脉象提示病情严重，预后不良。

（二）五脏死脉

《黄帝内经·素问》"平人气象论篇"："死心脉来，前曲后居，如操带钩，曰心死。""死肺脉来，如物之浮，如风吹毛，曰肺死。""死肝脉来，急益劲，如新张弓弦，曰肝死。""死脾脉来，锐坚如鸟之喙，如鸟之距，如屋之漏，如水之流，曰脾死。""死肾脉来，发如夺索，辟辟如弹石，曰肾死。"这些脉象均失充和之气，为无胃、无神、无根之脉，谓之真脏脉见，是疾病重危期出现的脉象，为病邪深重、元气衰竭、胃气之败的征象。五脏死脉所描述的脉象都在脉搏的速率、节律、强度、形态等方面出现异常改变，与严重的心律失常、心力衰竭有关。随着医疗技术的不断提高，通过不断研究和临床实践，对真脏脉亦有了新的认识，其中有一部分是心脏器质性病变所造成的，但并非一定为无药可救的死证，应仔细观察，尽力救治。

六、阴阳偏极

阴阳偏极，病多夭折。《黄帝内经·素问》"阴阳应象大论篇"说："阳胜则身热，腠理闭，喘粗为之俛仰，汗不出而热，齿干以烦冤，腹满，死。""阴胜则身寒、汗出，身常清，数栗而寒，寒则厥，厥则腹满，死。"前者内外皆热，阳极伤阴；后者内外皆寒，阴盛阳衰，皆为阴阳偏极、独阳不长、孤阴不生之征，故病多不治。正如《黄帝内经》所言："阴平阳秘，精神乃治。""阴阳离决，精气乃绝。"

七、病证危候

（一）热病

热病多由热邪或热毒所致，热盛伤阴，阴损及阳，使脏腑功能受损失调而出现各种危候。

1. 热盛气闭，运化障碍，腑气不通

《黄帝内经·灵枢》"热病论"："老人婴儿热而腹满者死。""热病，汗不出，大颧发赤，哕者死。"

2. 热极伤阴劫液

《黄帝内经·灵枢》"热病论"说："舌本烂，热不已者死。""目不明，热不已者死。"

3. 热极伤阴，筋脉失养，肝风内动

《黄帝内经·灵枢》"热病论"说："热而痉者死。"相当于西医的中枢神经系统感染性疾病及热痉挛。

4. 热邪入深，肾精亏竭

《黄帝内经·灵枢》"热病论"说："髓热者死。"髓乃肾之生，髓热及肾，功能衰竭，此属热衰竭。

5. 热伤血络，阴血大亏，气随血脱

《黄帝内经·素问》"通评虚实论篇"指出："肠澼便血……身热则死。"《黄帝内经·素问》"大奇论篇"也指出："脉至而搏，血衄身热者死。"

（二）泄泻

泄泻而腹胀甚是邪伤太阴，脾气败绝，故《黄帝内经·灵枢》有"泄而腹满甚者死""腹大胀，四末清，脱形，泄甚，是一逆"等记载。泄而腹满甚，为邪滞中焦过盛、脾虚衰之征；腹大胀，四末清，脱形，泄甚是脾阳衰败之征，此属泄泻之逆证，是指病情向恶化方向发展，预后不良。

（三）水肿

肿甚出现缺盆、背心、足心平满、肚脐肿满反突等，表示病情严重。《黄帝内经》指出："肾脉微大为石水，起脐已下至小腹腄腄然，止至胃脘，死不治。"此为肾阳虚，水泛而土败之征，于临床有很大的参考价值，如一些水肿严重的患者往往会出现心力衰竭和肾衰竭的危候。

（四）真头痛

头痛剧烈，四肢厥冷者为真头痛，多为元阳败竭，阴邪直中髓海，清阳之气被遏，脉凝不通之重危证。《黄帝内经·灵枢》"厥病"说："真头痛，头痛甚，脑尽痛，手足寒至节，死不治。"描述了真头痛的临床表现，指出真头痛不易图治，在临床上，见于一些颅内疾病、高血压患者，由于头剧痛而出现的虚脱。

（五）真心痛

真心痛为心痛中的危重证候。《黄帝内经·灵枢》"厥病"说："真心痛，手足清节，心痛甚，旦发夕死，夕发旦死。"这种真心痛，其病机为阳气暴脱之厥脱，相当于西医的急性心肌梗死。

第九节 《黄帝内经》中的治未病探析

"治未病"是《黄帝内经》治法学说的组成部分，它强调"未病而治"的预防医学思想，且贯穿于《黄帝内经》全书。《黄帝内经·素问》"四气调神论篇"等明确提出"不治已病治未病"。名医张景岳对此加以阐发："祸始于微，危因于易，预防此者，谓之治未病。"《黄帝内经》对预防医学有深刻的认识和高度的重视，对后世医家影响极大。汉代张仲景根据"治未病"的思想提出"见肝之病，知肝传脾，当先实脾"的已病防传的治法，并将其用于指导临床，至今仍有重要的指导意义。张仲景寥寥数语，告诫医者必须未雨绸缪，及早制订措施，防止疾病向负面方向转化。现将《黄帝内经》中有关"治未病"的内容归纳如下。

一、未病先防，治在未病之先

疾病的发生，往往是因为有致病因素作用于人体。当人体抗病能力减弱或致病因素超过抗病能力时，疾病就会发生。一方面，如果体质强健，致病因素就很难起作用；另一方面，积极消除致病因素，避免或减少它对人体的侵害，就可保证不发病或虽病但不重。而未病先防正是防治疾病的积极措施，与现代"预防为主"的基本精神是一致的。《黄帝内经·素问》"四气调神论篇"提出"圣人不治已病，治未病"，引用了"渴而穿井，斗而铸兵"的比喻来说明预防医学的重要性，并以"正气内存，邪不可干"的论述强调要重视体质的内在因素；提出了"饮食有节，起居有常，不妄作劳"和"精神内守，病安从来"的养生之道，要求人们从生活起居、饮食、劳动、精神情志各方面进行调养，从而保持正气充足、身体强壮，增强抵抗力，使之"苛疾不起""度百岁乃去"，体现了从生活相关角度积极预防疾病发生的观点。上述观点包含了现代卫生学、心理学、体育学、营养学、气象医学等丰富内容。

（一）调养精神

精神状态是衡量一个人健康状况的首要标准，《黄帝内经》很重视通过心理调治来实现防病健身。精神调摄主要体现在兴奋与抑制的相互克制（即和于阴阳），从而达到"阴平阳秘，精神乃治"的目的。《黄帝内经·素问》"上古天真论篇"中的"恬惔虚无，真气从之，精神内守，病安从来"，指出思想纯净，没有杂念，保持乐观、积极奋发的精神状态，才能心平气和、精神内守。这种通过提高人体的自身调整能力和自我控制能力来保养真气、预防疾病的方法，值得继承和发扬。若精神失调，七情太过，则可造成阴阳失调，过亢则害，如"怒伤肝""怒则气逆"，不少高血压患者因此而发生脑出血。"抑郁伤肝"还可导致肝郁脾虚而出现消化不良或月经不调的病态。"思伤脾、悲伤肺、恐伤肾"则提出精神刺激会大大降低免疫功能而致病。因此，避免和消除那些会对身心健康造成伤害的心理或社会因素的影响，是预防疾病发生的重要措施。可见，调养精神，就是随时调节自己的情志，适应环境变化，以保证身体健康的重要方法。现代科学证明，50%~80% 的疾病是由身心失调所致，故精神调养是防病的重要一环。

（二）体格锻炼

"生命在于运动"。适度的体育锻炼，是增强体质、提高抗病能力、预防疾病的措施之一。《黄帝内经》早已提出"和于术数……不妄作劳……度百岁乃去"的锻炼方法，强调"劳逸有度""形劳而不倦"的观点；同时提出久视、久立、久坐、久卧等对身体健康影响的论述，教诲人们锻炼要有"常度"，切勿超过人体的极限。劳作过度则损正气，造成"五劳所伤"。这种按各人体质不同而选择不同的锻炼方法以及锻炼要合乎常度的观点是很可贵的。后世养生家根据这种养生方法创造出动静结合的各种健身体育疗法，如华佗提出"人体欲得劳动，但不当使极尔。动摇则谷气得消，血脉流通，病不得生。譬犹户枢，不朽是也"的观点，结合古代导引法，创造了"五禽戏"，其弟子坚持锻炼，"年且百岁而犹有壮容"。另外，吐纳、导引、太极拳等养生术如今也被广大爱好者所采用。这些做法既有利于正常人强身健体，也有利于患者增强身体素质，又能对药物治疗起到积极的辅助作用。

（三）合理饮食

食物中的营养物质是维持生命、促进发育、强健体魄、增强防病能力的物质基础。而人的气血、津液、精血均来源于脾胃的生化，饮食合理则不病或病轻，反之则多病或病重。因此，养生之要义当以食为本。《黄帝内经》早已提出以"五谷为养，五果为助，五畜为益，五菜为充""谷肉果菜、食养尽之"，且强调"饮食有节""无使过之，伤其正"，合乎现代营养学的观点，与现代倡导的健康食谱几乎完全相同。所谓饮食有节，关键在于饮食定时，饥饱适中，避免漫无节制地过量摄取使脾胃运化不了，积存体内，造成"饮食自倍，肠胃乃伤"；同时要注意遵循五味调和、寒温适当、素食养生等合理的饮食方式和科学的营养搭配，方可适应人体正常的生理需要，以达到益气血、壮筋骨、健身祛病、延年益寿的目的。

（四）适时养生

《黄帝内经》重视人与自然环境的统一性，如《黄帝内经·灵枢》"岁露论"指出："人与天地相参也，与日月相应也。"说明人不是独立的生物体，而是受自然界和社会密切影响的大系统中的一部分。自然界中的种种运动变化，常常会影响人体的脏腑功能、气血运行而致病。因此，《黄帝内经》强调人应顺应自然变化规律，"起居有常"，在"春三月……夜卧早起……以使志生；夏三月……夜卧早起，无厌于日，使志勿怒；秋三月……早卧早起……使志安宁；冬三月……早卧晚起，必待日光，使志若伏若匿……"以适时养生，达到强身健体、预防疾病发生的目的。又如《黄帝内经·素问》"金匮真言论篇"提出"五脏应四时，各有所受乎"，说明五脏的功能活动与四时阴阳相适应。所以，顺从四时气候的变化规律，调理脏腑，调畅气血，调摄精神，适应自然界的生、长、收、藏的变化，能够保持人体内外阴阳的相对平衡，从而达到保持和增进身心健康的目的。

（五）科学用药

药能治病，也能防病，还能延年益寿，是中医得心应手的法宝。例如，《备急千金要方》的天门冬方、枸杞根方、黄精膏；《寿亲养老新书》的二黄方等延年益寿秘方，都是从《黄帝内经》"治未病"的思想中悟出的。现代观点认为，扶助肾气的药物能提高免疫力，起到抗老、防病、益寿的作用。周来兴选用补脾、益肾、调理气血之品制成的长寿保健酒，对早衰症状有明显改善作用；研制的"清清香"，可以杀菌、清新空气、提神醒脑、防治流感等传染病，起到防病保健的作用。科学用药，以药减灾，以药防病，同样是"治未病"思想的延伸和发展，因此，科学用药对保持和增进身心健康非常重要。

● 二、既病防变，治在发病之初

"治未病"还包含了"既病防变"的观点。从脏腑相关角度出发，及时治疗，防止疾病传变。《黄帝内经·素问》"阴阳应象大论篇"指出："善治者治皮毛，其次治肌肤，其次治筋脉，其次治六腑，其次治五脏。治五脏者，半死半生也。"说明了早期治疗的重要性，并提出疾病的传变是由表入里、由轻变重、由简单到复杂的过程。因此，在防治疾病的过程中，必须掌握疾病的发生、发展规律及其传变途径，做到早期诊断（断在病之"微"），有效治疗，"救其萌芽"。例如，感受六淫时邪而致病者，要及早阻断传变的途径，谓之"卒然逢之，早遏其路"；治外感热病，笔者于清热中加凉血活血之品以防邪入营血之传变。《黄帝内经·素问》"热论篇"的"三阳经络皆受其病，而未入于脏者，故可汗而已"便说明了病在初期阶段及早治疗的意义；而脏腑疾病的传变，要按生克规律来采取有效的预防措施，如"见肝之病，知肝传脾，当先实脾"，就是说从五行生克规律测知肝病传脾的演变规律，在治肝病的同时考虑"实脾"，以防止肝病传脾，既注重"已病"，又着力处理已病和未病之间的关系。后世医家根据这种观点，在治肝病时往往采用扶土抑木或清肝护脾之法。再者，有些患者旧疾又添新病，而新病往往会诱发旧疾，则必防其并发，如痢疾又挟伤食，先除其食，则"敌之资粮已焚"，痢疾常可很快治愈。脾胃虚寒又感风热之邪者，治以辛凉解表则必防伤胃，须酌加顾护胃气之品；肺痨又感风寒，治以辛温则必少佐养肺之品以防辛温伤肺阴……诸如此类，都是根据不同病因、病情和传变规律而采取不同的早期治疗方法。《黄帝内经》还提出必须掌握治病时机，治于发作之先，如《黄帝内经·素问》"刺热篇"中的"病虽未发，见赤色者刺之，名曰治未病"，即要求医生见微知著，在发作之前治之，即"逢而泻之"，可收"至期而已""其病立已"之效。若不掌握治病时机，当治不治，就会贻误病情。又如《黄帝内经·素问》"疟论篇"以疟疾为例，主张休作有时的疟疾治疗，在发作当盛时切勿针治，"无刺熇熇之热，无刺浑浑之脉，无刺漉漉之汗""必候至其衰则刺之"。也就是说，在治疗疾病之前，必须掌握病变演变规律，候其病机，当机立断，采取有效措施阻止病变的发展，治在疾病发作之前。

◆ 三、除邪务尽，使病愈防复燃

病初愈，在康复阶段，患者大多存在病后余邪未尽，正气尚虚，机体阴阳失去平衡，脏腑组织功能尚未完全恢复正常的情况，这就要求在康复医疗的过程中，做到除邪务尽。针对患者气血衰少、津液亏虚、脾肾不足、血瘀痰阻的病理特点，采取综合措施，促使脏腑组织功能尽快恢复正常，达到邪尽病愈、病不复发的目的。《黄帝内经·素问》"异法方宜论篇"所提倡的"圣人杂合以治，各得其所宜，故治所以异而病皆愈"便是此意。周来兴在治哮喘时，采用"冬病夏治"法（三伏灸），结合除邪务尽，在哮喘发作得到控制后，以六君子汤加胡桃、川贝母、补骨脂、沙参等补脾化痰和益肺纳肾，在防治哮喘复发方面取得显著效果，采用此法治疗了 320 例哮喘患者，治愈率达 82%。

综上所述，《黄帝内经》关于"治未病"的法则，首先注重未病先防；已病之后，则当早期诊治；而在具体施治时，又贵在把握疾病传变规律，采取有效措施截断病机，及时控制疾病的进一步发展。《黄帝内经》以防病为主的"见微知著""防微杜渐"的预防思想，强调在得病前，主动防御自然界致病因素的侵袭；在得病后，及早治疗；在病愈后，做好康复，以防复发。

第十节 《金匮要略》虚劳病治法探析

虚劳病是由于患者不慎调摄，劳伤太过，以致精气耗夺、内脏虚损所引起的慢性衰弱疾病。它涉及范围较为广泛，证型复杂。《金匮要略》"血痹虚劳病脉证并治"一篇列举了亡血失精，阳虚寒胜，阴虚阳浮，以及风气百疾，瘀血内结等证因脉治，对虚劳病的理论和治法做出了贡献。本文就《金匮要略》对虚劳所述治法作初步探析。

● 一、调补脾肾

如"血痹虚劳病脉证并治"中的"虚劳腰痛，少腹拘急，小便不利者，八味肾气丸主之""虚劳诸不足，风气百疾，薯蓣丸主之"，说明本病属阴阳气血不足，当自"虚则补之"。而气血来源于先天之肾，资生给养后天之脾，故调补脾肾是虚劳的根本治法。按现代医学报道，补脾肾不但能加强和保护肾上腺皮质功能，对各种内分泌腺的功能同样可以起到促进和调节作用，具有增强体质、提高抗病能力，这对于慢性衰弱性疾病的防治有积极意义。周来兴治疗慢性支气管炎、肺结核、慢性肝炎、慢性结肠炎等也从补脾肾入手，效果显著。

● 二、平衡阴阳

平衡阴阳是治疗虚劳病的重要法则。如"虚劳里急，悸，衄，腹中痛，梦失精，四肢酸疼，手足烦热，咽干口燥，小建中汤主之"，指出阴阳两虚以温建中气，培气血生化之源而调补阴阳。如阳病不能与阴协调，则阴偏盛于下，是为里急，为腹中痛；如阴病不能与阳协调，则虚阳上泛，是为手足烦热，咽干口燥。由于阳不摄阴，故梦交失精等皆为阴阳失调的现象。因此，治疗以甘温药物建立中气，以恢复脾胃运化功能，从而达到平衡阴阳的目的。这种平衡阴阳就是保持内环境的稳定，以增强机体自动调节系统的能力，达到"阴平阳秘，精神乃治"的治病目的。周来兴依此治疗十二指肠溃疡，采用补脾阳和胃阴，温络清热平寒热，益气活血调气血之法，选用加味黄芪建中汤治之，获得显著效果。治疗 210 例，治愈率达 80.5%，总有效率达 98%。

◆ 三、辨因施治

因瘀血引起虚劳的则采用缓中补虚的大黄䗪虫丸祛瘀生新治之。周来兴在治肝脾肿大或肝硬化时常取地䗪虫活血祛瘀达到消肿改善肝功能即在此意，近又用大黄䗪虫丸治疗肝纤维化也获显著疗效。又因虚劳而引起多种风气病证，如风眩、风痹等，宜用薯蓣丸扶正驱邪治之。临床对于气血阴阳不足，又夹风气者，取其不寒不热，不燥不滑，擅补虚去风之长的薯蓣丸加减治疗，疗效甚佳。或因虚劳引起心烦失眠的，则以酸枣仁汤养阴清热宁神治之。本方治疗神经衰弱、老人抑郁症等均有疗效。属阳虚不能摄阴的失精者，用桂枝加龙骨牡蛎汤主治，以滋阴和阳，固精守神。此方对梦泄、失眠、多汗等治疗，常能得手应心。

总之《金匮要略》对虚劳病的治疗以甘温扶阳为主，意在阳生阴长，补阳以生阴，且补阳多从脾肾入手。其主方 7 首，其中小建中汤等 5 首方剂即具有这样的作用。对于虚中挟实内有瘀血的证候，则用大黄䗪虫丸，以逐瘀生新兼润养扶正。以上治法为后世在治虚劳上"损者益之，劳则温之"的基本法则做了很大贡献。对于治疗偏于阴虚的病证方面，仅提酸枣仁汤一方，但对后世养阴各方的建立有所启发。

第十一节　读《老老恒言》有感

颐养生命，增强体质，预防疾病，促进健康，是古今中外人们向往与研究的课题。早在《黄帝内经》中已有记载："上古之人，其知道者，法于阴阳，和于术数，食欲有节，起居有常，不妄作劳，故能形与神俱，而尽终其天年，度百岁乃去。"说明远古时期人们寿命能超过百岁，源于懂得养生之道，而法于阴阳，和于术数，饮食有节制，起居作息有规律，劳作不违背常度，以此养生，则形神和谐，能"尽终其天年，度百岁乃去"。《老老恒言》养生之道就是在此基础上产生的。

《老老恒言》又称《养生随笔》，是清代著名养生学家、文学家曹庭栋于75岁高龄时所著，是汇集了清代以前各家养生思想，并结合作者自己的切身体会，总结编撰而成的养生专著。书中从老年人心理和生理特点出发，分别从饮食起居、精神调摄、运动导引、服药卫生、预防疾病等方面，阐述老年人养生的指导思想和具体方法。作者的养生理论始终贯穿"道贵自然"的思想，主张养生应该顺应自然，生活习惯应合四时阴阳，并且紧密结合老年人自身的特点，把养生寓于日常生活琐事之中，是老年人养生的经典著作之一，被后世奉为"健康之宝"，为老年人养生做出了很大奉献，在我国社会进入老龄化的今天，更具有现实的指导意义，是中医养生教学、临床、科研工作者及老年人的必读之书。现结合学习体会和自身经历谈谈老年人养生。

◆　一、养生要点

（一）调理饮食，固护脾胃

俗话说"民以食为天"，说明合理饮食对人体健康至关重要。合理饮食可以调养精气，纠正脏腑阴阳之偏，防治疾病，延年益寿，故饮食既要注意"博食"，即以"五谷为养，五果为助，五畜为益，五菜为充"，又要重视五味调和。故食养之道，就是均衡营养，可使饮食有节，二便通畅。否则，会导致营养失衡、体质偏颇、五脏六腑功能失调而致病。由于老年人脏腑功能衰弱，脾胃薄弱，消化功能较差，因此调理脾胃、节制饮食尤为关键。"节制饮食，味宜清淡"是饮食养生的基本要求，故饮食宜少量多餐，宁少毋多。"凡食总以少为有益，脾胃易磨运，乃化精液，否则极补之物，多食反至受伤，故少食以安脾。"饮食过饱，则易滞脾气，阻碍脾胃之运化功能。古人云：得小儿安需带三分饥和寒。言意十分饱只能七分饱。同时，需注意时令特点，尤其是夏至以后、秋分以前，最应调理脾胃，勿进肥甘厚味，因此时"外则暑阳渐炽，内则微阴初生"。这是根据《黄帝内经》"味厚为阴，薄为阳，厚则泻，薄则通"的理论提出的观点。饮食五味太杂则容易损伤胃气，以粥养脾胃，"粥能益人"，老年尤宜，特别是"病中食粥，宜淡食，清火利水，能便五脏安和"。再者，对食品的选择应合理搭配，科学营养，常言"吃鱼吃肉吃菜相配"就是这个意思，并应根据个人身体情况选用。多吃纯天然、少加工的食品，少吃添加剂多的食品。总之，要想健康长寿，必须科学调配饮食，讲究"七多七少"，七多即多饮水，每日不少于6杯水，晨起尤其应喝一杯水，补充体内水分，有洗涤肠胃的作用，有助于消化吸收，增进食欲。日本研究证实，老人夜间喝水可防血管病；多吃水果蔬菜，每日约400g，以补充维生素；多吃鱼，增强免疫力；多吃纤维多的食物，以助消化；多补钙（鱼、杏仁、脱脂奶等），防骨质疏松；多补铁（猪肝、瘦肉、鱼、虾、豆类），以防贫血；多补锌（肉、肝、蛋、贝壳类）。七少即少进食、少精食、少饮酒、少吃盐、少脂肪、少吃糖、少咖啡。

（二）顺应四时，起居有常

居养之道，起居有常，可使精神愉快、情绪安定。《黄帝内经》云："智者之养生也，必顺四时而适寒暑。"所以，饮食起居须顺应春生、夏长、秋收、冬藏的自然规律，根据四时阴阳变化规律，做到起居有常，随时审度。如《老老恒言》所说"春宜夜卧早起，逆之则伤肝；夏同于春，逆之则伤心；秋宜早卧早起，逆之则伤肺；冬宜早卧晏起，逆之则伤肾"，提示人们顺从四时阴阳变化，调养精神情志和生活起居，则体健神旺，可减少疾病发生。否则逆春气易伤肝，逆夏气易伤心，逆秋气易伤肺，逆冬气易伤肾。专家提出最佳入睡时间在 21：30~22：30，但心脏病患者不宜多睡，因为此类患者睡眠时血流慢，易中风阻塞。起床最佳时间为 5：00~6：00，这段时间体温升高，精神饱满。同时，要注意四时邪气，避之有时，如夏天刮北风、冬天刮南风均为四时异气，应"凉即添衣，温毋遂脱"，随时调节，衣可加即加，勿以薄寒而少耐，以避免不时之邪气侵袭。重视人与自然环境的统一性，即"天人相应"的自然观。

（三）修身养性，清心寡欲

静养之道，就是适当休息，可减少消耗，怡神健体，所以笔者非常重视静养的重要性，认为"养静为摄生首务"。《黄帝内经》曰："阴精所奉其人寿，阳精所降其人夭。"养静之法，当先静心，清心寡欲，淡泊名利；养静最忌怒，故应勿喧哗，避免议人长短。无事时，一室默坐，常以目视鼻，以鼻对脐，调适呼吸，以宁心安神，闭目静坐 30~60min，可延年益寿，"一觉闲眠百病除"。人体在睡眠中会进行自身修复，所以吃好不如睡补。同时，要注意动静结合，结合气功导引、太极拳等以安神定志。调养精神，精神调摄主要体现在兴奋与抑制的相互克制（即和于阴阳），从而达到"阴平阳秘，精神乃治"的目的。按《黄帝内经》观点，保持乐观，思想纯净，平日排除各种杂念，多说好话，多行善事，常做有利于他人的事，可使心胸开阔，心情愉快。保持积极奋发的精神状态，心平气和，精神内守，提高人体自身调整和自我控制的能力，保养真气，能起到预防疾病和强身健体的作用。而精神失调，七情太过，则会造成阴阳失调，过亢则害，如"怒伤肝""怒则气逆"，不少高血压患者因此而发生中风。"抑郁伤肝"可导致肝郁脾虚而出现消化不良，"思伤脾，悲伤肺，恐伤肾"则指出精神刺激会大大降低免疫功能而致病。现代科学证明，50%~80% 的疾病是由身心失调引起的。所以，调养精神是防病保健的重要一环。同时，注意调养精神应顺应四时，春应舒畅，夏当充实，秋要安定，冬宜保伏藏，特别是老人，肝血虚，易发怒，当戒躁，即可"血气既不妄动，神气亦觉平和"。

（四）运动养生，流水不腐

古人认为"人欲劳于形，百病不能成"。诗人陆游说"形要小劳之"，说明动养之道，就是适度锻炼，活动筋骨，疏通气血，使血脉流通，起到延年益寿的目的。时时有小劳，筋骸血脉，乃不凝滞，散步、导引、打太极拳、家务劳动等都是养生防病之法，在居常无所事，即于室内，时时缓步，盘旋数十步，使筋骸活动，络脉仍得疏通。《黄帝内经》强调"劳逸有度""形劳而不倦"的观点，同时指出久视伤血、久立伤骨、久坐伤肉、久卧伤气、久行伤筋等对人体健康的影响，以此教诲人们锻炼要有常度，切勿超过人体承受极限。劳作过度则损正气，造成"五劳"所伤。所以，运动应按不同体质而选择，如华佗提倡"人体欲得劳动，但不当极耳，动摇则谷气得消，血脉流通，病不得生"，创造"五禽戏"，其弟子"年百岁而犹如壮容"。同时，运动还要注意顺应天时，冬勿早锻炼，以免寒气伤阳气，22：00后勿锻炼，以免伤肝等，最佳锻炼时间为冬、春二季头一两个月的6：00~7：00，夏、秋二季5：00~6：00、10：00、15：00。

（五）未病先防，用药合理

养生主张未病先防，即注重食疗，合理用药。小病首先通过饮食调理，使腹常空虚，则经络易于转运，元气易恢复，则病自愈。药能治病，也能防病，还能健身延年，合理用药，科学用药，能起防病保健作用，如乾隆常以茯苓饼为点心，调理脾胃而达到长寿。现代科学观点认为，扶正脾肾的药物能提高免疫功能，起到抗老防病益寿的作用。周来兴选用补脾益肾、调气血之品制成长寿保健酒，经临床研究对早衰症状有明显的改善作用；研制的"清清香"可驱邪杀菌，清新空气，提神醒脑，防治流感。所以，科学用药对保健也是非常重要的，谓之防治观。

（一）生物钟保健法

21：00 至次日凌晨 3：00 是人体自身修复的时间，此时要注意休息。3：00~5：00 是呼吸系统运动的时间。5：00~9：00 是脾胃活动时间。6：00~10：00 是进行日光浴的最佳时间。7：00 最宜吃早餐。13：00~15：00 是精力和体力恢复、放松、调整时间，此时要午休。16：00~18：00 是体育锻炼的最佳时间。17：00~19：00 是肾活跃时间，19：00~21：00 是心血管与神经系统活跃时间。18：00~21：00 是脑力劳动的最佳时间（包括 7：00~10：00）。22：00 是最佳入睡时间，违反其规律，人体免疫力就会下降，为病毒入侵提供条件。

（二）延缓衰老七招

适度饥饿，淡食杂食；睡眠充足，环境凉爽；坚持运动，动静结合；笑口常开，心境平和；德可延年，仁可长寿；性爱养颜，婚姻益寿；科学进补，增加营养。

第十二节　开发老中医药人才，促进卫生事业发展

一、中医药的地位与作用

中医药是我们中华民族的文化瑰宝，博大精深，历史悠久，历经数千年而不衰，在发展过程中出现了无数的名医大家和传世著作，形成了完整的理论体系和独特的诊疗方法，为保障中华民族繁衍生息做出了巨大的贡献。西方现代医学传入中国仅有 100 多年的历史，而中医药学在中国已传承了 3000 多年。

从历史上看，在西方现代医学没有出现之前，很多国家都有自己的传统医药学。这里面鱼龙混杂，有科学的，也有不科学的。在西方现代医学出现以后，大浪淘沙，很多国家的传统医学逐步衰落，甚至消亡，包括历史上久负盛名的印度医学、阿拉伯医学都逐步丧失了原有的历史地位。唯有中医药学一枝独秀，仍然在世界医学中占据着举足轻重的地位，发挥着不可替代的作用。中医药在抗击"非典"，防治艾滋病、禽流感、心血管病中做出突出贡献，已得到世界医学界共识，显示出传统中医药的发展潜力和光明前景，其中老中医药专家发挥了中流砥柱的作用。中医药学不但有广泛的群众基础，还逐渐走出国门，走向世界。很多国外友好人士慕中医之名，特地到中国就医，也有很多国家提出，希望加强与我国中医药方面的合作，愿景强烈并提出了十分周到和具体的合作方案。这说明中医药不仅得到了中国人民的认可，也得到了国际社会的认可。中医药学既是传统的，也是现代的；既是中国的，也是世界的。然而，随着西医西药逐渐主导我国的医药市场，已薪火相传千年的中医药受到前所未有的挑战，一些发达国家，如日本对中医药的开发和研究在一些领域正在超过我国，振兴和拯救中医药的历史使命别无选择地落在我们这一代人身上。

二、开发老中医药人才资源的意义

拯救和振兴中医药，人才是关键。而老中医，在这支人才队伍中扮演着传

承和发展的重要角色。

（一）开发老中医药人才资源，推进中医继承与发展

老年群体拥有丰富的经验和创造才能，是一笔非常珍贵的人才资源。老中医是这个群体中的一部分，是中医药伟大宝库中一份珍贵的财富。许多老中医的成才要经过勤求古训、拜师求艺和临床实践的长期磨砺、摸索与总结，才能成为医术精湛的一代名医。例如金元四大家之一的朱丹溪，从小爱好医学，40岁后专心学医，曾离乡到各地访问名师，最后求教于杭州名医罗知悌，因其意诚心坚，故受到罗知悌悉心传授而成为一代名医，并成为"滋阴派"的创始人。中华人民共和国成立后培养出来的老中医，很多师承名门，有着深厚的中医理论基础和丰富的临床实践经验，他们以疗效好、求诊者多而名扬一方。名医的培养和成长过程相对漫长，培养速度与飞速发展的现代社会中人民群众对名医的需求不相适应，从而出现名医少，后继乏才、乏术的现象。因此，开展名老中医专家学术思想、临床经验和技术专长的继承，培养造就一批优秀中医临床人才和一代名医，推进中医药继承与创新，充分保持和发展中医特色优势具有实际意义，开发老中医人才资源势在必行。

（二）发挥老中医的作用，促进海峡经济发展

福建与台湾地区一水之隔，由于受到地缘、气候条件、生产生活资料等组成的外部环境的影响，闽台两省中医药文化由此呈现出传统性、地域性、民俗性等特征，形成了诸多具有鲜明民族和地方特点的传统医药文化活动和中医药体系，深受海峡两岸人民的信赖和肯定，并融入其健康理念之中。尤其是老中医的宝贵经验，在闽台中医药文化中有着无可比拟的资源优势，极具感召力、吸引力、内聚力和亲和力。自20世纪80年代以来，两岸中医药界的交流促进了台湾地区中医药的发展，当地不仅设立了中医、中药研究所，还创建了一些中西医结合的研究学会，推动了中西医结合学科进展。20世纪90年代以来，台湾地区培养了不少中医药硕士、博士研究生，台湾地区的中医药期刊也逐渐增加了大陆学者的论文，使两岸中医药学术交流得到一定的发展。进入21世纪以

后，两岸中医药往来互通、交流与合作频繁，不仅局限于民间和学术圈，还着眼于面向世界的更为广泛的合作，在学术与经济发展上，优势互补，共谋中医药事业的发展。面对新时代的挑战，该如何促进海峡两岸中医药互补与共同发展深受两岸同仁及有关部门的关注：老中医专家、学者互相访问；以学术论文、名医论著为主题进行学术会议交流，谋求中医药继承、发展、创新；以开发老中医验方、单方和中草药资源，促进生物医药研发产业化的发展；以老中医经验传授和师承等形式，促进两岸人才培养。从多渠道、多层面交流，大力弘扬闽台中医药文化，促进我国中医药事业的振兴及发展。

● 三、老中医药人才资源开发思路

开发老中医药人才资源，为他们再贡献搭建平台是我们必须研究的课题。开发老中医人才资源的思路要点如下。

（一）单位留用，再做贡献

老中医一般在 50~60 岁退休，但他们的知识、经验并未"退休"，且处于学术水平较高的阶段，医疗经验丰富，治病疗效显著，还处于人民群众最欢迎、最信赖，求诊患者最多的时期。在他们身体条件容许的情况下，各单位可以继续聘任留用，尽可能地关心照顾，配备助手，匹配经费，提供条件，使其能够心情舒畅地开展工作，发挥余热，既方便群众就医，又可起传、帮、带的作用，使他们的学术思想和宝贵经验得以继承、发扬。现开展的全国老中医药专家学术经验继承工作，就是一种言传身教的个体培养模式和选拔人才的有效方法，可供各地参照执行，而且师承教育模式对学院教育也能起到重要的补充作用。

（二）集中优势，发挥专长

相关部门主导，社团（学会、研究会等）引路，多方参与，社会支持，多层次、多渠道、多形式地把有经验、有专长、群众信赖的退休老中医集合起来，将集中资源优势转化为市场优势，如开办社区医院、名医医院或专家门诊等，既区别于一般医院，又不同于一般的保健场所，使老中医继续发挥各自专长；

同时配备医德高尚、业务基础好的中级以上中医师或中西医结合医师充当助手，在老中医的悉心传授下，可以更快地培养、造就出更多的名医。这样一方面可缓解患者找名医难和看病贵的问题，另一方面又可解决后继乏人、后继乏术之忧。以老中医为主体的医院，最能突出以中医药为主治病和物美价廉、水平高超的优势，又能集中优势，发挥人才团队精神，攻克西医难以解决的疑难杂症和某些慢性病，对保障人民健康和振兴中医具有深远意义；也能打造出满足人民群众对中医药需求的贴心医院，对促进中医药的继承与创新也是一大举措。

（三）著书立说，留传后人

名老中医是当代中医药学术发展的杰出代表，代表着当前中医学术和临床发展的最高水平，是中医药中一份宝贵的财富。通过著书立说，可以把老中医的经验整理、发掘出来，使其流传并发扬。还应重视开发老中医医疗经验资源，鼓励老中医或助手为老师总结临床经验。因此，各有关部门和单位应高度重视，创造条件，把整理老中医医疗经验专著列入各地科研项目，给予适当经费支持，让他们早出书、出好书，奉献社会。其次，还应鼓励名老中医献方、献艺，把他们的单方、验方和一技之长整理发掘，流传下去。最后，还可以组织老中医参与社会活动，如学术讲座、健康保健活动、深入贫困山区进行专家义诊等，解决部分贫困地区缺医少药和看病难的问题。通过多种活动，充分发挥老有所为、老有所用的作用。

第十三节　秉古人医德，弘医者仁心

中华文化，悠悠千载，源远流长，润泽寰宇。祖国医学是中华民族传统文化中的一朵奇葩，古代医者所崇尚的"精、诚、仁和"可谓祖国传统医学文化的美德内涵核心，起着人生价值取向和社会人文和谐导向的作用。在感慨古代医者的"精、诚、仁、和"人文伦理、品质美德的同时，作为医生，我们不但要敬仰，更应传承传统美德。

一、精

"精"即医术精通，是每个医者职业生涯的基本要求。医疗技术是一把双刃剑，科学合理使用能恢复健康、保护生命，否则，技术成熟但滥用、乱用，就会造成伤害。因此，以人为本，尊重生命，只有靠精通的医术来体现。孙思邈就倡导"博极医源，精勤不倦"。医道是"至精至微之事"，清代医学家徐大椿也提出"医，小道也，精义也，重任也"。所以，作为医生就要不断学习钻研、精通医术、提升本领，要严谨求实、精益求精、遵循规范、谨慎操作，只有技术上求精、操作上求细，微小之处慎之，才能体现出以人为本，敬畏生命，真正促进健康和保护生命。

二、诚

"诚"即诚心赴救，这是医者品德道德修养的根本要求。孙思邈在《千金要方》中写道："见彼苦恼，若己有之，深心凄怆。""无欲无求，先发大慈恻隐之心，誓愿普救含灵之苦。""人命之重，有贵千金。"他所强调的是人命千金，患者的烦恼，如同是自己的烦恼，要内心悲痛，心无杂念、欲无所求，要有慈悲同情之心，决心拯救人类的痛苦。因此，作为医生，要加强医德修养，树立"生命至上"的理念，尊重、爱惜生命，关爱患者。作为医生，只有无欲无求，想患者所想，急患者所急，设身处地，感同身受，诚心诚意全力赴救治疗，才能闪烁出人性的真、善、美。

三、仁和

"仁和"即仁爱之心、和睦融洽，要求医者要具备的仁者爱人的思想情操、崇尚和谐的价值取向。孙思邈提出"医人不得恃己所长，专心经略财物""不得问其贵贱贫富，长幼妍媸，怨亲善友，华夷愚智，普同一等，皆如至亲之想"。清初中医学家喻昌也倡导"医，仁术也。仁人君子，必笃于情"。健康所系、性命相托，敬畏生命、平等和谐是医德伦理最重要的思想基础和最突出的人文特征，从古至今，医生承担着生命的重托，职责要求医生必须有仁、廉的品质。作为医生，行医天下，要以德养性、以德养身，以"仁"为先、以"和"为重，患者把健康、性命交付给我们，我们应敬重生命、关爱生命、保护生命，要不分民族、地位、贫富、老幼亲疏、愚笨聪慧，如同亲人一样同等看待，一视同仁，尽心、尽力、尽职救治，不能依仗自己的专长谋取财物而蔑视生命。每位医生只有时刻保持一颗博爱仁心，时刻以患者为本，尊重患者权益，同情、爱护、关心、帮助患者，以心交心，以情感人，才能增进沟通，赢得患者的信任。

祖国传统医学文化博大精深，我们传承弘扬古代医者的传统美德，只有努力打造医者精诚医术，培育塑造医者仁心风范，精心融化医患之间的坚冰，才能实现"精诚""仁爱""和谐"的完美结合，才能真正实现人间大爱、社会祥和。

第四章

临床科研

第一节 "胃1方"治疗消化性溃疡的临床观察

消化性溃疡因病程长、复发率高，故发病率呈逐年上升的趋势，门诊量日益增多。为了提高疗效，周来兴及其团队在既往研究基础上进一步总结经验，研制了"胃1方"治疗消化性溃疡。经临床试验，总有效率达98.5%。现将运用"胃1方"治疗消化性溃疡的临床观察做如下报告。

一、临床资料

350例消化性溃疡患者均为2008年11月至2011年11月在永春县中医院门诊或住院患者。所有患者均经胃镜确诊为溃疡活动期。临床表现为起病缓慢，病程迁延，患者均有不同程度的上腹部疼痛，且为长期反复发生的周期性、节律性的慢性中上腹疼痛，伴有反酸、嗳气、恶心、呕吐等症状，可有神经功能症候群，排除消化道肿瘤及心、肝、肾等疾病。所有病例随机分为"胃1方"治疗组和西药治疗对照组。治疗组200例中，男120例，女80例；年龄17~63岁，平均年龄（35.15±6.24）岁；病程为3个月至26年，平均病程（7.25±3.48）年；其中，胃溃疡60例，十二指肠溃疡110例，复合性溃疡12例，合并胃炎18例。对照组150例中，男90例，女60例；年龄18~59岁，平均年龄（36.18±5.36）岁；病程为4个月至25年，平均病程（6.75±2.68）年；其中，胃溃疡45例，十二指肠溃疡84例，复合性溃疡9例，合并胃炎12例。经统计处理，两组在年龄、性别、临床表现、病程等方面无显著性差异（$P > 0.05$），具有可比性。

二、治疗方法

1. 治疗组

治疗组采用自拟"胃1方"，方由黄芪15~30g，党参15g，白术10g，茯苓20g，桂枝6g，黄连3g，蒲公英15g，白芍15g，佛手10g，海螵蛸8g，甘草

5g，白及 8g，三七 3g 等组成；反酸者加吴茱萸 3g，牡蛎 15g；呕吐清水者加干姜 6g，肉桂（后下）2g，制半夏 10g；伴出血者加仙鹤草 15~30g，大黄末（冲服）1~3g。每日 1 剂，水煎取汁 200mL，分早晚 2 次温服，早晨于上午辰巳（7：00~11：00）脾胃经旺时服药。连服 4 周为 1 个疗程。病愈后改用参肚汤（高丽参、沙参、砂仁、猪肚）继续治疗以预防复发。

2. 对照组

口服奥美拉唑肠溶胶囊每次 20mg，每日 2 次，阿莫西林胶囊每次 500mg，每日 2 次，连服 1 周；随后口服奥美拉唑肠溶胶囊每次 20mg，每日 2 次，连服 4 周。

◆ 三、观察指标

在系统治疗 4 周后再行胃镜检查，根据疗效评定标准进行疗效评估，比较 3 天内疼痛缓解率。

疗效标准参考《中医病证诊断疗效标准》。

痊愈：全部症状、体征消失，X 线钡餐检查示龛影消失或胃镜检查示溃疡愈合。

好转：主要症状和上腹部疼痛明显减轻，疼痛发作次数减少，X 线钡餐检查示龛影缩小或胃镜检查示溃疡面明显缩小。

未愈：主要症状及 X 线钡餐检查或胃镜检查均无明显改善。

溃疡疼痛程度分为轻、中、重三级。

轻度疼痛：胃脘疼痛较轻，疼痛可以忍受，无痛苦面容。

中度疼痛：胃脘疼痛较重，有痛苦面容，但无坐卧不安。

重度疼痛：胃脘疼痛重，剧痛难忍，坐卧不安。疼痛强度采用数字 0~10 表示，数字越大表示疼痛程度越重，0 为无痛，1~3 为轻度疼痛，4~6 为中度疼痛，7~10 为重度疼痛。

四、治疗结果

（一）二组疗效比较

治疗组 200 例，痊愈 140 例（70%），好转 57 例（28.5%），未愈 3 例（1.5%），总有效率 197 例（98.5%）。对照组 150 例，痊愈 90 例（60%），好转 44 例（29.3%），未愈 16 例（10.7%），总有效率 134 例（89.3%）。治疗组疗效优于对照组，两组间差异有统计学意义（$P < 0.05$）。

（二）二组疼痛改善情况比较

治疗组 200 例，治疗前无痛 18 例，治疗后 168 例；治疗前轻度疼痛 60 例，治疗后 20 例；治疗前中度疼痛 52 例，治疗后 7 例；治疗前重度疼痛 70 例，治疗后 5 例；疼痛消失率 84%。对照组 150 例，治疗前无痛 12 例，治疗后 96 例；治疗前轻度疼痛 47 例，治疗后 34 例；治疗前中度疼痛 39 例，治疗后 10 例；治疗前重度疼痛 52 例，治疗后 5 例；疼痛消失率 64%。治疗组优于对照组，两组间有统计学意义（$P < 0.01$）。

（三）不良反应

两组均未见明显不良反应。对照组出现不同程度的头晕、恶心、呕吐症状者 11 例；治疗组只有 3 例出现轻度腹泻、恶心症状，2 例出现口干、便秘现象，未做任何处理便自行缓解。

五、讨论

消化性溃疡的病因众多且复杂，虽大多数消化性溃疡可在短期内获得愈合，但是其高发病率以及少数难治性溃疡仍然是西医目前尚待解决的难题，而中医不仅能明显改善临床症状，还在改善溃疡愈合质量、减少复发和西药长期使用带来的耐药性与副作用、提高免疫力、预防复发等方面具有明显优势。

本病虽与饮食不节、情志所伤、劳倦过度、外邪客胃等因素有关，但随着对溃疡病深入研究，认为当今环境和生活习惯的改变，饮食趋于滋腻厚味以及饮酒过度等，易导致积滞化热，再复饮冷，热与寒互结，肠胃乃伤，既往多饥伤变为多食伤，此其一；生活节奏加快，心理压力较大，极易造成情志不遂、肝气郁结、横逆脾胃而加重本病诱发或导致复发，此其二；现代医学也认为消化性溃疡是多种因素综合作用导致胃黏膜破坏因素和防御因素失衡的结果，此符合中医阴阳失调的发病观，此其三；近年来又有大量资料提示幽门螺杆菌与本病明显相关，此其四。根据脏腑生理病理特点，"胃属阳，其病多实热；脾属阴，其病多虚寒""胃为多气多血之腑"，以及"久病必瘀""久病必虚"的观点，其病因病机多复杂，故临床表现纯虚纯实、纯寒纯热者少，而虚实寒热错杂者最为常见。所以"寒热互结，脾虚血瘀"是溃疡病的主导病机。治疗从优化治疗方案、整体治疗与局部治疗相结合、辨病与辨证相结合、治疗与预防相结合等多方位综合疗法入手，根据"虚实兼顾，寒热并用，气血同调"法组成"胃1方"，方中以党参、黄芪、白术、佛手、白芍健脾益气，疏肝和胃，调节整体，增强防御功能，补其虚；用蒲公英、黄连清胃解毒，抑菌消炎，以加强黏膜修复再生作用，与桂枝、白芍同用，温而不耗胃阴，寒而不伤脾阳；茯苓健脾化湿；桂枝、三七温通散寒、活血化瘀，有利于改善血循环和消除炎症，以提高疗效；海螵蛸、白及、甘草可制酸、生肌、护膜，消除致病因素及病理产物，使保护因子和攻击因子相平衡，达到阴平阳秘，精神乃治，病自愈的目的。愈后注意饮食调节，继续服用参肚汤等巩固疗效、预防复发。本方药物非大寒大热及燥烈之品，故无刺激胃黏膜之弊，久服亦无副作用，又体现出整体与局部、辨证与辨病的优越性，疗效确切，值得临床推广。按子午流注，择时在辰巳脾胃旺之时给药，因时而治，可充分发挥其功效，也值得进一步探讨。

第二节 "胃2方"治疗寒热错杂型慢性浅表性胃炎的临床观察

当前的脾胃病多为寒热错杂、脾虚血瘀之证，这与现代人的生活环境和饮食习惯改变有关。胃为多气多血之腑，属阳，病多实热；脾属阴，病多虚寒，这就导致脾胃病多偏寒热错杂之证。胃病为慢性病，久病伤及正气则虚，虚则气血不畅，血脉瘀阻则挟瘀。因此，周来兴针对这一病因病机创立了"胃2方"，主治慢性胃炎寒热错杂、脾虚血瘀之证。周来兴及其团队临床观察以"胃2方"治疗寒热错杂型慢性浅表性胃炎，现报告如下。

一、临床资料

全部病例均为2009~2011年永春县中医院脾胃专科门诊患者，主要临床表现均为胃脘痞满不适，不知饥，不思食，食后胀痛，嗳气多，肢冷，神疲乏力，口干喜热饮，大便干或虽溏而不爽，舌淡，苔薄黄，脉弦细。中医辨病辨证为胃脘痛（寒热错杂型）。按就诊顺序随机分为2组。治疗组男146例，女99例；对照组男73例，女49例。两组性别经t检验，$x^2 = 0.2864$，$P > 0.05$，无显著性差异。治疗组平均年龄（41.23 ± 12.75）岁，对照组平均年龄（40.76 ± 13.13）岁。两组年龄经t检验，$x^2 = 0.2135$，$P > 0.05$，无显著性差异。治疗组平均时间为（51.68 ± 96.58）月，对照组平均时间为（50.83 ± 101.24）月。两组病程比较经t检验，$x^2 = 0.2985$，$P > 0.05$，无显著性差异。

二、治疗方法

对治疗组给予"胃2方"加减。基本方：制半夏、蒲公英、干姜、大枣、莱菔子、党参、茯苓、甘草、黄连、三七粉；兼嗳气者可加砂仁、佛手；兼反酸者可加浙贝母、海螵蛸；兼食积者可加神曲、麦芽、谷芽；兼腹胀、大便秘结者可加枳实、槟榔、冬瓜子；兼幽门螺杆菌阳性者可加白花蛇舌草。每日1剂，水煎，分 2 次服。对照组则给予胃得安（金陵药业福州梅峰制药厂，批号990821），每次 4 片，每日 4 次，连服 1 个月。两组均以治疗 4 周为 1 个疗程，每个疗程结束后复查胃镜。饮食忌生硬、辛辣刺激，应选择易消化之品，嘱戒烟酒、咖啡、浓茶。

安全性观察：①临床上注意观察可能发生的不良反应及可能出现的较为罕见的不良反应；②检查血、尿、粪常规，治疗前后各 1 次；③检查肝功能、肾功能、心电图，治疗前后各 1 次。

◆ 三、观察指标

参照《福建省中医病证诊疗常规》中慢性胃炎相关内容进行疗效判定。

近期临床治愈：临床症状、体征消失；胃镜复查示活动性炎症消失，慢性炎症好转达轻度。

显效：临床症状、体征基本消失；胃镜复查示黏膜急性炎症基本好转。

有效好转：症状、体征明显减轻；胃镜检查示黏膜病变范围缩小 1/2 以上，炎症有所减轻。

无效：达不到有效的标准，但未恶化。

◆ 四、治疗结果

1. 疗效比较

治疗组 245 例，痊愈 147 例（60%），显效 59 例（24.1%），有效 29 例（11.8%），无效 10 例（4.1%），总有效 235 例（95.9%）。对照组 122 例，痊愈 70 例（57.4%），显效 31 例（25.4%），有效 7 例（5.7%），无效 14 例（11.5%），总有效 108 例（88.5%）。两组间有统计学意义（$P < 0.05$）。

2. 不良反应

临床上未见明显不良反应、毒副作用。安全性检测结果表明，本品对心、肝、肾、周围血象均无不良影响，表明"胃 2 方"治疗本病疗效确切。

● 五、讨论

慢性浅表性胃炎是一种常见病、多发病，主要临床表现为胃脘部疼痛，因此在中医学中归属于"胃脘痛"的范畴。然而，又由于各种兼夹症不同，因此也包含了"胃痞""嘈杂""呕吐"等在内。

辨证论治是中医学的特色与精髓，是经过了数千年的临床实践证实行之有效的治疗方法。慢性浅表性胃炎的病因病机研究应因地、因时、因人制宜。闽南多山区，雨雾多，气温变化较大，早晚凉中午热，寒、热、湿诸邪易犯胃；又富足之民恣食厚味，且常饮酒过度，再复饮冷，寒热更替，互结于脾胃，如《黄帝内经》所说的"饮食自倍，其胃乃伤"，暴饮暴食易伤及胃气；当今生活节奏加快，心理压力较大，极易造成情志不遂，肝气郁结，横逆脾胃，气机不畅，不通则痛。因此，慢性浅表性胃炎病因复杂，多有兼夹，非只一种。临床发现，纯虚纯实、纯热纯寒者少，而虚实互见、寒热错杂者最为常见。治疗应温清并用，以温补辛开健脾运胃，苦降清泄开解郁热。但本病郁热多在脾胃虚弱的基础上产生，过用苦寒药必损伤脾胃，所以要在健脾益胃的前提下使用清热药，才能消除苦寒清热药伤正之弊，这是一种调整药性、提高药效的配伍形式，疗效机制与增强机体免疫功能密切相关。在这一理论基础上创立的"胃2方"治疗寒热错杂型慢性浅表性胃炎取得了良好的疗效。

本方中党参、茯苓、甘草、大枣甘温益气以补其虚；制半夏、干姜辛温以开结散寒；黄连、蒲公英苦甘寒以清其热；莱菔子消食除胀助消化以振胃气；三七粉活血化瘀以行血止痛。整方相配，寒热并用，苦降辛开，补气和中，活血化瘀，补消结合，自然气机升降得调，寒热得清，邪祛正复，病得安。该方经临床应用疗效确切，无明显的毒副作用，值得临床推广。

第三节 "胃2方"治疗寒热错杂型慢性非萎缩性胃炎的临床观察

慢性胃炎为内科临床最常见的疾病之一，具有高发病率、高复发率、难治愈的特点，其主要病因有幽门螺杆菌感染、毒素、炎性介质等，是以胃脘部疼痛、胀满、泛酸、呃逆、嗳气等症状为主的疾病。慢性非萎缩性胃炎是慢性胃炎的一种类型，是指在致病因素作用下胃黏膜发生的慢性非萎缩性炎症性病变，属中医学"胃痛""嘈杂""胃痞"等范畴。

"胃2方"用于慢性胃炎、胃食管反流病均取得较满意疗效。本研究拟通过理化指标的前后对比进一步阐释周来兴"胃2方"对于寒热错杂型慢性非萎缩性胃炎的干预作用。

一、临床资料

选取永春县中医院2020年10月至2021年9月收治的符合寒热错杂型慢性非萎缩性胃诊断标准，年龄在20~50岁的病例60例作为研究对象，随机分为观察组和对照组，各30例。观察组运用周来兴"胃2方"进行治疗；对照组采用雷贝拉唑钠肠溶片进行治疗。对照组中男7例，女23例，年龄28~45岁，平均年龄（36.97±4.63）岁；病程1~6年，平均病程（3.23±1.13）年；观察组中男9例，女21例，年龄30~45岁，平均年龄（37.23±4.59）岁；病程1~8年，平均病程（3.32±1.04）年。经统计学分析，其无显著性差异（$P > 0.05$）。

二、治疗方法

1. 观察组

运用"胃2方"进行治疗，基础方：制半夏10g，蒲公英15g，干姜6g，党参12g，甘草3g，茯苓15g，黄连5g等。兼嗳气者加砂仁6g，佛手12g；兼反酸者加浙贝母15g，海螵蛸15g；兼食积者加神曲15g，谷芽15g，麦芽15g；兼腹胀大便秘结者加枳实 10g, 槟榔 8g, 冬瓜子 10g; 每日 1 剂, 早晚分服, 疗程 4 周。

2. 对照组

选用雷贝拉唑钠肠溶片（山东新华制药股份有限公司, 国药准字 H20080683）, 每次 10mg, 每日 1 次, 进行治疗, 疗程 4 周。

● 三、观察指标与方法

（一）观察指标

胃蛋白酶原与胃泌素 17, 患者在治疗前及 4 周疗程后空腹至永春中医院化验室抽取静脉血 2~3mL, 随即在化验室自身配备的亚辉龙 iflash3000-h 仪器内做胃蛋白酶原与胃泌素 17 的检测, 当天出报告, 保证抽样及试剂的真实性、有效性、安全性。

（二）观察方法

治疗前和 4 周疗程后分别记录患者的"胃肠疾病中医证候评分表"总积分及患者空腹血清中胃蛋白酶原与胃泌素 17 水平变化。

（三）疗效判定

根据"胃肠疾病中医证候评分表"评分标准, 比较前后总积分变化。

临床治愈: 证候基本消失, 积分减少达到 95%~100%。

显效: 证候明显减少, 积分减少达到 75% 以上, 低于 95%。

有效: 证候减少, 积分减少达到 50% 以上, 低于 75%。

无效: 证候无减少或稍有减少, 积分减少仅在 50% 以下。

● 四、治疗结果

1. 疗效比较

对照组 30 例, 临床治愈 4 例（13.33%）, 显效 6 例（20%）, 有效 9 例（30%）, 无效 11 例（36.67%）, 总有效 19 例（63.33%）。观察组 30 例, 临床治愈 10

例（33.33%），显效 10 例（33.33%），有效 6 例（20%），无效 4 例（13.33%），总有效 26 例（86.67%）。2 组有效率有显著性差异（$P < 0.05$）。

2. 实验室指标比较

对照组及观察组在治疗前的胃蛋白酶原与胃泌素 17 水平比较，其无显著性差异（$P > 0.05$），经过 4 周的治疗，2 组的实验室指标均有不同程度的恢复，且具有显著性差异（$P < 0.05$），同时，2 组经过 4 周治疗后的胃蛋白酶原与胃泌素 17 水平比较，观察组的恢复水平明显优于对照组，具有显著性差异（$P < 0.05$）。

五、讨论

"胃 2 方"方中党参、茯苓、甘草甘温益气以补其虚；制半夏、干姜辛温以开结散寒；黄连、蒲公英苦寒以清其热。整方相配，寒热并用，苦降辛开，补气和中，补消结合，自然气机升降得调，寒热得清，邪祛正复，胃病得安。现代药理学表明，党参提取物具有治疗胃溃疡、促进肠道推动、提高机体消化能力等药理作用，茯苓水提取物可抑制幽门螺杆菌的毒力因子脲酶的活性，并且能够促进人胃黏膜上皮细胞增殖，从而降低幽门螺杆菌感染胃部所引起的毒性作用。茯苓与甘草合用，还可以提高功能性消化不良大鼠胃肠道中 5 - 羟色胺的含量，缓解功能性消化不良，半夏具有抗胃溃疡、抗炎作用，其提取物半夏生物碱、有机酸、多糖、蛋白等多种成分都表现出对癌细胞的抑制作用，干姜的醇提物，具备良好的抗溃疡活性，且对胃排空具有较好促进作用，黄连中小檗碱有促进胃溃疡黏膜愈合作用，同时起到抗炎、止泻等作用。蒲公英提取物能明显抑制胃癌 SGC-7901 细胞增殖，显著下调细胞外信号调节激酶，凋亡抑制基因 Survivin 和 Bcl-2 的 mRNA 表达，蒲公英的甲醇提取物和三氯甲烷提取物对藤黄微球菌、铜绿假单胞菌、枯草芽孢杆菌、大肠杆菌、金黄色葡萄球菌均具有抑制作用，MIC 值为 0.3mg/mL，蒲公英水提物无明显抑菌活性。

"胃 2 方"治疗慢性非萎缩性胃炎的总有效率明显高于对照组。通过 G17 及 PGI、PGII 的指标前后比较观察，"胃 2 方"对胃部炎症有显著的抑制作用；通过治疗前后的胃镜对比，"胃2方"对于胃窦、胃底、胃体的黏膜修复作用较西药雷贝拉唑钠肠溶片，修复效果更好，同时调和胃酸分泌，使疗效更为持久。

综上所述，"胃2方"不仅构方严谨，对于慢性非萎缩性胃炎治疗具有高有效率同时改善胃的生理病理指标，且临床上应用简便、可重复性高，值得推广。

第四节 针刺胃痛穴配合"胃2方"治疗寒热错杂型胃脘痛的临床观察

胃脘痛，相当于现代医学中的急、慢性胃炎，胃溃疡，胃肠痉挛，十二指肠溃疡等消化系统疾病。其与饮食不节、先天禀赋不足、情志因素、感受邪气等相关。其证型多样，主要分为气机郁滞、肝胃不和、寒热错杂、瘀血阻滞、痰瘀互结、胃阴不足、脾胃虚弱。而永春地处闽南地区，因其气候环境以及饮食习惯，故临床上以寒热错杂型最为多见。而西药在本病的治疗过程中多采用解痉止挛、促进胃动力、抑酸、抗幽门螺杆菌治疗，黏膜保护与胆碱抑制、调整肠道菌群、精神及饮食疗法等治疗，但效果往往不佳，病情极易反复发作。近年来，很多学者做了运用平衡针灸针刺胃痛穴治疗胃脘痛的临床研究，结果均显示能够取得良好疗效。永春县中医院也对应用"胃2方"治疗胃脘痛进行研究，疗效确切。随着临床需求越来越大，在快节奏生活的今天，治疗方法愈发需要在保证疗效的同时，缩短病程，见效迅速，故尝试将两者结合应用于临床。现报告如下。

● 一、临床资料

选取 2013 年 4 月至 2014 年 6 月到永春县中医院 176 例寒热错杂型胃脘痛患者随机分成两组，每组 88 例，观察组男 48 例，女 40 例，年龄为 24~72 岁，平均年龄为（48.50 ± 5.64）岁，病程最短的 2 天，最长的 8 天；对照组男 46 例，女 42 例，年龄为 26~75 岁，平均年龄为（47.37 ± 4.98）岁，病程最短的 2 天，最长的 7 天。两组患者在性别、年龄、病情、病程等一般资料上无显著性差异（$P > 0.05$），差异不具有统计学意义，具有可比性。

⬥ 二、治疗方法

1. 对照组

采用山莨菪碱 5mg 肌内注射、口服雷贝拉唑钠肠溶片进行治疗。

2. 观察组

采用平衡针灸针刺胃痛穴配合"胃 2 方"治疗，胃痛穴定位：口角下 1 寸（或下颌正中旁开 3cm 处），采用男左女右的取穴方法，向下颌迅速平刺，并针刺得气，每日针刺 1 次，每次 1min。同时予以中药，选用"胃 2 方"，具体方药组成：半夏 10g，干姜 6g，党参 15g，甘草 3g，黄连 4g，蒲公英 15g，大枣 10g，300mL 水煎煮为 1 剂，每日 1 剂，分早、中、晚 3 次饭后服用。两组治疗期间均停止其他治疗。

⬥ 三、观察指标与方法

参照视觉模拟评分法进行评分：在纸上画一条 10cm 的横线，一端为 0，表示无痛，另一端为 10，表示剧痛，其间根据疼痛程度依次标上刻度 1~9，患者在治疗前及治疗后进行自我症状的评分，并做下记号，作为疗效评价。分别在治疗前，以及治疗后 5min、15min、30min 做下记号。

VAS 下降程度的判定标准：VAS 下降率 ＝ [（治疗前 VAS 评分 － 治疗后 VAS 评分）/ 治疗前 VAS 评分]× 100%。其中，VAS 下降率大于 75% 为缓解，VAS 下降率达 51%~75% 为显效，VAS 下降率达 25%~50% 为有效，VAS 下降率小于 25% 为无效。

⬥ 四、治疗结果

（一）两组起效时间对比

观察组 88 例，0~5min 起效 44 例（50%），5~15min 起效 23 例（23.1%），15~30min 起效 12 例（13.6%），无效 9 例（10.2%）；对照组 88 例，0~5min 起

效 30 例（34%），5~15min 起效 22 例（25%），15~30min 起效 7 例（8%），无效 29 例（33%）；观察组在 5min 内起效率明显高于对照组，有显著性差异（$P < 0.01$），而在 5~15min、15~30min 内，无显著性差异（$P > 0.05$），表明观察组的起效时间更短。

（二）两组治疗有效率对比

观察组 88 例，痊愈 34 例，显效 24 例，有效 24 例，无效 6 例，总有效 82 例（93.2%）；对照组 88 例，痊愈 20 例，显效 18 例，有效 24 例，无效 26 例，总有效 62 例（70.5%）；观察组治疗有效率明显高于对照组，有显著性差异（$P < 0.05$）。

五、讨论

胃脘痛是临床常见病、多发病，其发病有急、慢、轻、重之分，诊疗时应该明确诊断，对于危急重症，不应只进行止痛治疗，应迅速明确诊断疾病，根据具体实际病情需求，首先考虑应急处理，以免加重病情。

胃脘痛发病因素诸多，历代医家总结为外感六淫、内伤情志、饮食起居不当、体质差这 4 类因素。而临床所见，又往往不可单一评判，需辨证论治，综合治理。患者在治疗的同时，需要调摄饮食，放松情志，避免外邪侵袭，适当增加户外活动，应该避免其他不利因素的影响，以免加重病情，影响疗效。

中医在治疗疾病的过程中，合理地选用两种或多种中医治疗手段，往往能够更好地提高疗效，提高患者满意度，更符合未来中医发展的需求。

平衡针灸为北京中医药大学王文远教授所创，为现代针灸技术的典范，其取穴精简，起效迅速，对多种急、慢性疾病皆能取得满意的疗效。针刺方法要求取穴精准，进针迅速，达到理想针感，同时必须达到临床所需的刺激量，才能获得最佳效果。因平衡针灸可治疗各种证型疾病，故在运用平衡针灸时，无须辨证明细，即可施治，且行之有效。伴随着在全国范围内的积极推广，平衡针灸被广泛认识和接受，在临床上已成为常用针法。因其治法简单、疗效确切、起效迅速，故而受广大医者及患者接受。

应用经验方"胃2方"治疗胃脘痛患者每每奏效，并尝试应用针灸配合治疗，经临床验证，在迅速起到止痛作用的同时，也可提高有效率。胃脘痛其根本原因在于患者自身的脾胃虚弱，故在治疗当中应当尤其重视补益脾胃，在"胃2方"中，大枣、党参、甘草即为补益脾胃之意。

综上，配合使用上诉两种治疗方法治疗寒热错杂型胃脘痛，起效迅速，疗效确切，操作简单，值得推广。

第五节　中西医结合治疗消化性溃疡的临床观察

消化性溃疡系一种全球性的常见病。本病病程较长，在临床上常指发生在胃及十二指肠的溃疡，临床主要特点为慢性病程，腹部疼痛周期性、节律性发作。损害可累及黏膜多层次、多组织，具体的疼痛部位与溃疡的发生组织有关。胃溃疡主要发生在幽门与贲门之间的胃黏膜，十二指肠溃疡主要是指发生在胃酸和胃蛋白酶接触的十二指肠黏膜。本病以胃酸，胃蛋白酶对黏膜的自身消化为主要发病机制，发病原因尚不十分明确，幽门螺杆菌感染是主要原因。本文就消化性溃疡的诊断与中西医结合治疗和西药治疗疗效做一对比，供同道参考。

一、临床资料

选取 2010 年 1 月至 2013 年 1 月 3 年期间永春县中医院收治的 80 例消化性溃疡患者，全部病例均已按照如下标准确诊：①慢性病程，呈周期性发作，发作与精神刺激、饮食失宜有关。②上腹隐痛灼痛、钝痛或剧痛，多在进食后 0.5~3h 出现，服抗酸药物可以缓解。③经胃镜检查可见溃疡灶，能够排除恶性肿瘤、活动性出血、幽门梗阻。④尿素酶实验及组织染色检测幽门螺杆菌均阳性。⑤无心、肺、肝、肾等重要器官功能不全。

将 80 例患者随机分为 2 组：中西医结合组（观察组）和西药组（对照组），每组 40 人。观察组患者接受中西医结合治疗；对照组患者接受西药治疗。中西组 40 例，男 23 例，女 17 例；年龄 19~67 岁，平均年龄 42.3 岁；病程 0.5~27 年。对照组 40 例，男 25 例，女 15 例；平均年龄 41.9 岁；病程 0.5~25 年。观察组与对照组患者在性别、年龄、病程、病情等方面，无显著性差异（$P > 0.05$）。

二、治疗方法

参考陈飞雪报道的消化性溃疡治疗方法，2 组病例既接受一般治疗又接受药物治疗。一般治疗即通过改变不良的生活习惯、避免使用非甾体抗炎药等措施进行干预。药物治疗包括西药治疗和中西医结合治疗。2组患者均接受一般治疗和西药治疗，中西医结合组在辨证分型后还接受中药治疗。

对照组药物治疗予以抑酸剂、胃黏膜保护剂、抗菌药，具体药物用法为：质子泵抑制剂奥美拉唑肠溶片20mg，每日4次以抑制胃酸；胃黏膜保护药物：硫糖铝片1g，每日4次；枸橼酸铋钾120mg，每日4次；根除幽门螺杆菌药物：阿莫西林胶囊0.5g，每日3次，甲硝唑0.4g，每日3次，均连服2周。

观察组根据临床症状结合体征进行辨证分型，并在前药基础上加服中药方剂。

（1）脾胃气虚：胃脘部隐隐作痛，喜温喜按，饥则痛甚，得食则减，纳差，乏力，大便溏泻，舌质淡，苔薄白，脉细弱无力。治以温补脾胃。方用黄芪建中汤合香砂六君子汤加减。

（2）脾胃阴虚：胃脘部隐隐有烧灼感，饥不欲食，口干舌燥，大便干结，舌红少苔，脉细数，一派阴虚内热之象。治以养阴益胃。方用一贯煎合芍药甘草汤加减。

（3）肝气犯胃：胃脘、两胁胀痛，嗳气，口干口苦，矢气痛减。纳差，情志不舒，舌淡苔薄，脉小弦。治以疏肝健脾，益气和血。方用舒肝养胃汤加减。海螵蛸30g，蒲公英30g，甘草10g，木香6g，砂仁6g，川楝子10g，柴胡6g，白芍15g，甘松10g。每日1剂，水煎，早、晚两次分服。5周为1个疗程，1个疗程结束后复查胃镜。

❀ 三、观察指标

治愈：临床症状、体征全部消失，胃镜下见溃疡完全消失或已经形成瘢痕，黏膜无水肿。

显效：症状、体征基本消失或明显改善，胃镜可见溃疡面基本消失，溃疡病灶表面出现薄白膜。

有效：症状、体征均有改善，胃镜下溃疡部分愈合，面积缩小达50%以上，炎症仍明显。

无效：症状、体征明显缓解，胃镜下溃疡缩小面积不及病灶的 50% 或无变化。黏膜可见充血水肿。

◆ 四、治疗结果

观察组 40 例，治愈 26 例（65%），显效 8 例（20%），有效 4 例（10%），无效 2 例（5%），总有效率 95%。对照组 40 例，治愈 16 例（40%），显效 13 例（32.5%），有效 8 例（20%），无效 3 例（7.5%），总有效率 92.5%。按照疗效标准，得出 2 组治疗结果，可以认为观察组（中西医结合组）疗效优于对照组（西药组），有显著性差异（$P < 0.05$）。

◆ 五、讨论

消化性溃疡的发生原因复杂，幽门螺杆菌感染与胃酸分泌过多是主要病因。本病的主要症状为明显的上腹部节律性、周期性疼痛，病情迁延难愈，且易复发，以根除幽门螺杆菌为主的中西医结合疗法不仅有助于治愈本病，还可以减少复发、预防胃癌的发生。

祖国医学中并没有"溃疡""胃溃疡""十二指肠溃疡""消化性溃疡"等病名词，根据本病的临床表现，本病属于中医的"胃脘痛""嘈杂""痞满""吞酸"的范畴。胃脘痛为主要表现，同时伴有其他症状。祖国医学认为，其发病大都与情志和饮食所伤有密切关系，这两者皆可引起脾胃健运失司而发病。

中医认为，本病病因与情志、饮食、劳倦有关。本病涉及肝、脾、胃，主要病位在脾、胃，情志不遂，肝气郁滞，逆行犯胃；饮食不节，损伤脾胃，升降失常。胃为多气多血之腑，气血亏虚、气机阻滞、脉络瘀阻都会损害胃腑，致胃脘胀满疼痛。

本病辨证以虚证居多，多数为脾胃虚弱、寒热错综，但以虚为本，脾胃气虚，运化乏力，致正气不足，抗病力减弱，易致邪侵，虚实夹杂，相兼为患，或气虚或阴虚兼见湿热、血瘀，分 3 个证型，将湿浊、食滞、痰湿、血瘀等作为兼夹证处理，随证加减。

中西医结合治疗消化性溃疡临床上一般联合应用抑酸剂、黏膜保护剂、抗菌药物，根除幽门螺杆菌、抑制胃酸分泌、保护胃黏膜，但是由于本病受到多种因素影响，对于一些生活不规律性，治疗不规律的患者，单纯西药治疗治愈率较低，复发率增高，抗生素耐药性升高了幽门螺杆菌根治失败的发生率。

因此，我们采取在西药治疗的同时应用祖国医学进行诊疗，疗效满意。我们的研究结果显示中西医结合组的痊愈率明显高于对照组（$P < 0.05$），有显著性差异。

本病受不良生活习惯的影响较大，嘱患者需要注意生活规律，戒烟酒，勿暴饮暴食，避免辛辣刺激食物。禁用及慎用对胃有刺激性的药物。

调护对愈合溃疡、减少复发也非常重要。应用适宜的中药制剂，可以起到化瘀止痛、理气和胃的作用，现代药理学研究证明，中药具有改善胃黏膜的循环、增加血液供应，以及促进消化、抑菌抗炎，改善保护胃黏膜作用。

第六节 溃疡汤治疗消化性溃疡的临床观察

周来兴自创"溃疡汤"治疗消化性溃疡经临床验证，总有效率达98%，治愈率达84.3%。周来兴及其团队将420例治疗情况及个人的一些观点做如下系统性总结。

◆ 一、临床资料

本组648例均为门诊患者。治疗组420例，男280例，女140例；年龄为15~67岁，平均年龄41岁；病程1~15年，其中以1~5年为多，占总数的42%。对照组228例，男160例，女68例；年龄为16~69岁，平均年龄42岁；病程1~17年，其中1~5年者占40%。患者均有不同程度的上腹部疼痛，或伴泛酸、嗳气、呕吐、呕血、便血等症状。治疗前均经X线钡餐透视或胃镜检查证实有龛影或溃疡。其中，治疗组十二指肠溃疡患者298例，胃溃疡患者70例，复合性溃疡患者30例，合并十二指肠炎患者14例，合并胃炎患者8例。对照组十二指肠溃疡患者172例，胃溃疡患者34例，复合性溃疡患者14例，合并胃炎患者8例。

◆ 二、治疗方法

治疗组采用溃疡汤，方由黄芪15~30g，党参15g，白术10g，茯苓20g，桂枝5~10g，黄连2~4g，白芍15~30g，陈皮15g，三七1.5~2g，甘草4g等组成。反酸者加自拟制酸散（海螵蛸、牡蛎、浙贝母）；泛呕清水者加干姜、制半夏；疼痛较剧者加五灵脂；呕血或便血者加仙鹤草、大黄末1~2g（冲服）。水煎服，于上午辰巳（7：00~11：00）脾胃旺时服药，每日1剂，痛止则改为2日1剂。对照组用甲氰米胍，每次200mg，每日3次，饭后服，睡前再服400mg，两组均以治疗4周为1个疗程，每疗程结束后进行X线钡餐透视或胃镜复查。

◆ 三、观察指标

参考 1978 年全国消化系统疾病学术会议的标准。

痊愈：疼痛等症状消失，X 线钡餐或胃镜检查示溃疡愈合。

有效：疼痛等症状明显减轻或基本消失，X 线钡餐或胃镜检查示溃疡病变有明显改善，龛影显著缩小原来的 1/2 以上。

无效：疼痛等症状无缓解和 X 线钡餐或胃镜检查示溃疡病变无改善。

◆ 四、治疗结果

治疗组痊愈 338 例，有效 74 例，无效 8 例，总有效率为 98%；对照组痊愈 144 例，有效 48 例，无效 36 例，总有效率为 84.3%。两组有效率经统计学处理有显著性差异（$P < 0.05$）。治疗组治愈率为 80.5%，对照组治愈率为 63.1%，经统计（$\chi^2 = 11.02 > 6.63$，$P < 0.01$）有显著性差异，说明治疗组有效率、治愈率均明显高于对照组。

对照组 228 例中胃痛或胃脘部压痛者 216 例，治疗 1 周内胃痛消失者为 108 例（50%），1~2 周内胃痛消失者为 54 例（25%），2~3 周内胃痛消失者为 54 例（25%）；治疗组 420 例中有胃痛者 390 例，1 周内胃痛消失者为 312 例（80%），其中 3 天内胃痛消失者为 70%，1~2 周内胃痛消失者为 60 例（15.3%），2~3 周胃痛消失者为 18 例（4.6%）。两组止痛时间在 1 周内、1~2 周内的对比，经统计学处理（$P < 0.01$），两组有显著性差异，故治疗组胃痛消失时间短于对照组。

◆ 五、讨论

溃疡病病因众多且复杂，近年来又有大量资料提示幽门螺杆菌与本病有明显相关，从中医病因学看，主要是脾虚、寒热、气滞血瘀为患。脾气虚弱是溃疡病的根本原因。四季脾旺不受邪，若脾虚则防护因子失调，易受邪而致病，所以，临床上多有疼痛得食则减，为"虚以自养"的特点，同时出现神疲乏力、脉右关弱等脾虚证，故健脾益气是治其本。寒热则是本病发病的主因。曾有报道说，在正常状态时，交感神经和副交感神经兴奋性是保持平衡的，如果失去平衡，副交感神经兴奋占优势，临床上则出现脾胃虚寒症状；若交感神经兴奋占优势，则临床上可见脾胃热象。无论出现哪方偏亢表现，均可能形成消化性溃疡。从中医角度看，除感寒热之邪和过食冷热之品所伤外，还有脏腑的病理特点，脾为阴脏，胃为阳腑，脾病多虚寒，胃病多实热，脾胃久病易致寒热错杂。临床表现既有胃痛喜按喜温、得食痛缓等虚寒证候，又有心烦、口苦、苔黄等实热症状，以及在镜下黏膜糜烂、充血、渗出、水肿之征，说明寒热是溃疡病的主要病因。因此，运用温清并用，调节交感神经与副交感神经，使之保持平衡，是治疗溃疡病的关键。"久痛久络""久痛必瘀"则是溃疡病的病理特点，其临床表现为胃痛多固定，舌暗红或边瘀点等瘀血征，所以，活血化瘀又是本病不可忽视的治法之一。根据人体整体观和脏腑相关学说，其病虽在脾胃，但与肝密切相关，当七情刺激则肝木横逆，克犯脾胃则导致胃功能紊乱和自主神经失调而造成本病发生，因此，又当兼顾疏肝理脾。辨治之要，当权衡虚实、寒热兼顾、脏腑兼治、气血并调。据此，自拟溃疡汤，具有健脾益气、活血化瘀、温络清热、抑菌消炎的作用，经治溃疡病 420 例疗效观察，治愈率 80.5%，总有效率 98%，证实其为治疗本病的有效良方，且本方药物非大寒大热及燥烈之品，故无刺激胃黏膜之弊，久服无副作用，又体现出整体与局部、辨证与辨病的优越性，从而探索本病的辨证和治疗规律，是提高溃疡病疗效的一个途径。

第七节 健脾养胃散治疗脾胃虚寒型慢性胃炎的临床观察

脾胃虚寒型慢性胃炎是一种常见病、多发病，患病率高达 20%~40%，占消化科门诊的 50% 左右，一般症见上腹胀痛、嗳气、烧心、嘈杂、恶心、呕吐等。目前，西药多采用促进胃动力、抑酸、抗幽门螺杆菌治疗、胃黏膜保护与胆碱抑制、调整肠道菌群、精神及饮食疗法等治疗，但效果不佳，易反复发作。近年来，人们生活习惯的改变使其病因已由过去的多饥伤转为多食伤，故周来兴在永春养脾散基础上进一步调整组方，应用于临床上并取得了较为满意的效果。周来兴团队选取 2009~2014 年永春县中医院收治的脾胃虚寒型慢性胃炎患者的临床资料，对部分患者采用健脾养胃散进行治疗，取得了良好的效果，现将结果报告如下。

一、临床资料

将患者按就诊顺序随机分成两组。治疗组 416 例，男性 256 例，女性 160 例；年龄 12~71 岁，平均年龄（40.67±12.4）岁；病程 1~4 周。对照组 208 例，男 128 例，女 80 例；年龄 11~69 岁，平均年龄（40.71±12.8）岁；病程 1~4 周。两组病例一般资料及主要症状无显著性差异（$P > 0.05$），具有可比性。

二、治疗方法

对照组：给予永春养脾散（福建永春制药有限公司，批号 35020623），每次 3g，早、晚各 1 次，口服，小儿减量，连服 2~4 周，2 周为 1 个疗程。

治疗组：给予健脾养胃散（院内自制药散）。组方：党参、茯苓、白术、陈皮、山楂、生麦芽、生鸡内金、砂仁、槟榔、莲子、莱菔子、肉桂、白芍、金线莲等，每次 3g，早、晚各 1 次，口服，小儿减量，连服 2~4 周，2 周为 1 个疗程。

以上两组均要求患者在治疗过程中忌烟酒、辛辣等刺激性食物，宜少食多餐，忌暴饮暴食。

临床上注意可能发生的不良反应，如头晕、头痛、恶心、腹痛、腹泻、皮疹及较为罕见的不良反应。进行血、尿、大便等常规检查，治疗前、后各1次。进行肝功能、肾功能、心电图检查，治疗前、后各一次。

◆ 三、观察指标

治愈：症状消失，胃镜检查及黏膜活检显示基本恢复正常。

好转：症状基本消失或减轻，胃镜检查及黏膜活检显示组织学改变减轻或病变范围缩小。

未愈：症状、胃黏膜组织学改变均无好转。

◆ 四、治疗结果

（一）主要症状用药前后观察

健脾养胃散治疗脾胃虚寒型慢性胃炎，用药后腹胀症状显效率100%，嗳气症状显效率92.3%，泛酸症状显效率80%，嘈杂症状显效率91.7%，恶心症状显效率100%。呕吐症状显效率100%，腹痛症状显效率87.5%，肠鸣症状显效率90%，便溏症状显效率80.7%，疲倦症状显效率80%，食欲不振显效率85.7%，厌食症状显效率83.3%。

（二）两组治疗总有效率对比

治疗组416例，痊愈324例，显效48例，有效28例，无效16例，总有效400例（96.2%）。对照组208例，痊愈136例，显效32例，有效16例，无效24例，总有效184例（88.5%）。差别有统计学意义（$P > 0.05$）。

（三）不良反应

临床上未见明显不良反应、毒副作用；安全性检测结果表明，本方对心、肝、肾、周围血象均无不良影响，说明健脾养胃散治疗本病疗效确切。

脾胃虚寒型慢性胃炎属中医"痞满""胃脘痛""嘈杂""反胃"的范畴。本病见症以脾、胃、肝为主，脾胃气机升降失常影响胃动力功能而发病。当今人们的生活节奏加快，心理压力较大，饮食习惯改变，趋于滋腻，导致胃肠功能紊乱，即所谓的"饮食自倍，脾胃乃伤"。脾胃虚弱，食积阻滞，则出现上腹胀痛、烧心、嗳气、嘈杂、恶心、呕吐等脾胃症状。根据中医"四季脾旺不受邪"的理论和脾胃生理特点，秉承补通结合、润燥同用、升降同施、寒温同治的原则，以"调节平衡"，恢复脾胃功能，选用可药食同用的中药原料组合制成健脾养胃散，方中党参、茯苓、白术补脾益气；莲子健脾固肠、补中运脾；鸡内金、莱菔子、山楂消食化积，以助运化，使补而不滞、消而不损；陈皮健脾理气；砂仁和胃降逆；麦芽消食和中，增强胃气功能以资脾运，使浊气下降而除胀宽肠，实有调中州升降之气的作用；少量肉桂温中助气，又能引火归元；佐以金线莲清肝泄热，温清兼顾，使温药不化火；妙用白芍，味酸微寒，养阴柔肝滋胃，使之温而不燥。全方补中有通，消中有运，温中有清，升降并调，共奏健脾消滞、理气和胃，达"调和平衡"之道。经临床观察，健脾养胃散治疗脾胃虚寒型慢性胃炎总有效率达 96.2%，同时主症腹胀消失率达 100%，对各证候均有显著疗效，与养脾散总有效率 88.5% 比较，治疗组明显优于对照组。健脾养胃散临床疗效确切，药性平和，无明显毒副作用，对消化不良、溃疡病的调治效果也很好，对其他慢性病、疑难杂症，亦可从本方加减，以"调中州，安五脏"，达到治愈疾病的目的，值得临床推广。

第八节　柴胡疏肝散治疗肝胃不和型胃痞的临床观察

痞满是因外邪、饮食、情志等因素，导致中焦气机不利，脾胃升降失司，临床出现自觉心下痞塞，胸膈胀满，触之无形、按之柔软、压之无痛为主要症状的病症。按部位痞满可分为胸痞、胃痞等。胃痞是指胃脘部出现上述症状的痞满，也称之为心下痞。肝胃不和，最常见的原因是由于情志不遂，过度的忧思、郁怒，导致肝气郁结，中医认为"气有余便是火"，气郁化火，肝火横逆犯胃，则引起胃失和降的证候。肝胃不和常见症状有嗳气、呃逆，手脚冰凉，吞酸嘈杂，食入不化，胃脘饱胀疼痛，引及两胁窜痛。另外，肝胃不和的患者情绪波动较大，常常喜怒无常，烦躁易怒。所以这种人心理疏导非常重要，和这种人交往要注意顺势利导，不要逆流而上，就像大禹治水一样，疏导是非常重要的。鉴别诊断，本证的肝气犯胃型与脾胃湿热证相辨别，两者均可出现胃脘胀痛，呕吐等症，但是肝气犯胃常因情志不畅而诱发，而脾胃湿热则没有情志的诱因，脾胃湿热腹痛不明显，而表现为脘腹痞闷，胀满不适，纳呆厌食的症状；舌脉上肝气犯胃多偏弦脉，舌淡苔白，而脾胃湿热多舌红，苔黄腻，脉弦滑。肝胃不和之胃痞的患者主要病机为肝气郁滞，横逆犯胃，胃失和降，以胃脘、胁肋胀满疼痛，嗳气、呃逆、吞酸，情绪抑郁，不欲食，苔薄黄，脉弦等为常见的证候。一般患者以食少纳呆，脘部胀满疼痛为主。对患者如果不能及时治疗，就会对其健康和生活质量产生影响。传统以西医方案进行治疗，本文采用柴胡疏肝散加减进行治疗，并分析治疗的效果，现将主要研究情况报告如下。

◆ 一、临床资料

选取永春县中医院在 2017 年 1 月至 2018 年 8 月所收治的 136 例肝胃不和痞满症（胃痞）患者，选择 68 例患者作为中医治疗组，男性 35 例，女性 33 例，患者的年龄 24~59 岁，平均年龄（41.2±7.4）岁；选择同期医院收治的 68 例患者作为常规治疗组，其中男性患者 34 例、女性患者同样为 34 例，患者年龄为

23~61 岁，平均年龄（42.1±6.8）岁。采用统计学软件检验 2 组患者的临床一般资料，无显著性差异（$P < 0.05$），具有可比性。

● 二、治疗方法

常规治疗组患者采用常规的西药治疗方案进行治疗，给予口服多潘立酮片，每次 10mg，每日 3 次，均在餐前服用。对于中医治疗组的患者，给予柴胡疏肝散加减治疗，该药的主要方剂为：柴胡 6g，白芍 20g，川芎 15g，陈皮 15g，香附 10g，枳壳 10g，甘草 5g。如果患者合并有胃部疼痛的情况，加延胡索 10g，金铃子 12g；如果患者存在有伤食积滞的情况，加焦山楂 15g，炒莱菔子 12g；如果患者合并有纳食减少的情况，可加鸡内金 15g，神曲 15g，麦芽 15g。取 1000mL 水煎至 300mL，每日分早、晚 2 次顿服，饭前用药，连续治疗 4 周，为 1 个疗程。

● 三、观察指标

对所有患者临床治疗的总有效率进行评价，调查 2 组患者治疗之后的不良反应发生率。

对患者进行治疗效果评价的时候需根据《中药新药临床研究指导原则（试行）》选择半定量计分的方法，对患者的临床证候进行计分，如患者的胃脘痞满、烧心反酸、恶心呕吐、心烦气躁、饮食减少、口苦舌干、舌苔薄白脉弦、每因情志因素发病或加剧等相关症状，出现 2 项以上就可确诊，停药后对患者进行随访。

如患者经过干预以后临床症状和体征消失，临床证候减少超过 95%，说明临床痊愈；如患者经过治疗后，临床症状、体征得以好转，临床证候积分减少 30%，说明显效；如患者经过治疗后，临床症状和临床体征没有明显改善，甚至加重，临床证候积分减少不超过 30%，说明无效。总有效率 69%。

◆ 四、治疗结果

对 2 组患者的治疗总有效率进行比较，常规治疗组为 70.59%（48/68），中医治疗组为 95.59%（65/68），2 组比较，具有显著性差异（$P < 0.05$）；调查 2 组患者不良反应发生率，常规治疗组为 26.47%（18/68），中医治疗组为 10.29%（7/68），2 组比较，具有显著性差异（$P < 0.05$）。

◆ 五、讨论

胃痞从中医角度来看，主要包括肝胃不和、饮食停滞和寒热错杂等情况。本文主要分析中医辨证为肝胃不和之胃痞治疗的效果，肝胃不和之胃痞乃肝气郁结，不得疏泄，气郁血滞，故见胁肋胀痛诸症。该病变在胃，与肝脾有关。脾胃居于中焦，中焦受阻，土虚木克，气机郁滞则克脾犯胃，脾胃为后天之本，脾胃之气为一身之气的枢机，中气虚弱则枢转气机被郁，导致中焦脾胃之气升降失调，气血运行受阻出现肝胃不和的一系列证候。治疗必须求本，标本结合，故疏肝理气、畅通气机、调理脾胃，使脾胃功能恢复。方用四逆散去枳实，加陈皮、枳壳、川芎、香附，即柴胡疏肝散能够增强疏肝行气、活血止痛之效，故服后肝气条达，血脉通畅，痛止而诸症亦除。周来兴重视气在人体的作用，治疗以调气为先，调畅气机。柴胡疏肝散为理气剂，具有疏肝理气、活血止痛之功效，主治肝气郁滞证，为疏肝解郁的常用方剂。临床常用于治疗慢性肝炎、慢性胃炎、肋间神经痛等属肝郁气滞者。方中柴胡能够疏肝解郁，白芍养肝敛阴、和胃止痛，与柴胡相伍一散一收，助柴胡疏肝，相佐相成共为主药；配枳壳泻中焦之壅滞，调中焦之运动与柴胡同用一升一降，加强疏肝理气之功，以畅达郁邪；白芍、甘草配伍缓急止痛、疏理肝气以和脾胃，且具有保护胃黏膜屏障和修复黏膜的作用；川芎行气开郁，活血止痛；香附、陈皮理气和胃止痛，且有助于消除上腹痛不适等。诸药合用以疏肝理气为主，疏肝之中兼以养肝，理气之中兼以调血和胃，辛以散结，苦以降通，气滞郁结方可解除。综上所述，对胃痞患者进行中医辨证治疗可以提高患者治疗的总有效率，并且能够降低不良反应发生率，是一种值得推广应用的治疗方案。

第九节　春阳汤治疗肾虚阳痿的临床观察

1989~1994 年，周来兴用自拟春阳汤治疗肾虚阳痿 400 例，疗效显著，现报告如下。

◆ 一、临床资料

参照国家中医药管理局颁布的《中医病证诊断疗效标准》——阴茎不能勃起或勃而不坚，影响正常性生活的男子性功能减退症（不包括性器官发育不全或药物引起的阳痿），以及 1982 年全国中西医结合虚证研究与老年病防治会议对中医虚证辨证提出的肾虚证诊断标准：阳痿早泄、腰膝酸软、神疲乏力、舌淡、脉尺弱等肾虚患者为主要治疗对象。将患者随机分为治疗组和对照组，治疗组 400 例，年龄最小的 21 岁，最大的 60 岁，其中 21~30 岁 64 例、31~40 岁 128 例、41~50 岁 112 例、51~60 岁 96 例；病程最短的 1 年，最长的 12 年，其中 1~3 年者 144 例、4~6 年者 180 例、7 年以上者 76 例。对照组 300 例，年龄最小的 22 岁，最大的 59 岁，其中 22~30 岁 52 例、31~40 岁 92 例、41~50 岁 78 例、51~59 岁 78 例；病程最短的 1 年，最长的 10 年，其中 1~3 年者 102 例、4~6 年者 142 例、7 年以上者 56 例。两组患者的性别、年龄、病程等临床资料相似，具有可比性。

◆ 二、治疗方法

治疗组给予春阳汤煎服，每日 1 剂，10 日为 1 个疗程，巩固疗效 1 个月。春阳汤药物组成：菟丝子、枸杞子、覆盆子、五味子、车前子、远志、蜈蚣等；阳虚加巴戟天、淫羊藿；阴虚加女贞子、山茱萸。对照组给予龟龄集，每日 2 次，每次 10g，温开水送服，10 日为 1 个疗程，一般服 1~3 个疗程无效则改用其他药物。

◈ 三、观察指标

参照国家中医药管理局制定的阳痿疗效评定标准：①治愈：症状消失，性生活恢复正常。②好转：阴茎能举，能进行性生活，但时好时差。③未愈：症状无变化。

◈ 四、治疗结果

（一）总疗效比较

治疗组治愈 330 例（82.5%），好转 60 例（15%），未愈 10 例（2.5%），总有效率为 97.5%。对照组治愈 90 例（30%），好转 132 例（44%），未愈 78 例（26%），总有效率为 74%。经统计学处理，$P < 0.01$，两组疗效有显著性差异，表明治疗组疗效优于对照组。

（二）见效时间

治疗组服药见效最快（3 日）的有 160 例，占 40%；最慢（15 日）的有 100 例，占 25%。对照组见效最快（10 日）的有 60 例，占 20%；最慢（26 日）的有 168 例，占 56%。两组有显著性差异，治疗组见效时间快于对照组。

◈ 五、讨论

肾虚阳痿多因先天禀赋不足，或手淫早婚，或婚后恣情纵欲，房事太过，或大病、久病损伤肾气，气血不足，血虚精亏，宗筋失养，阴茎不能振作而为阳痿。肾为先天之本，主藏精，又主二阴，为作强之官。肾阴亏则宗筋失润，肾阳虚则作强无能，故治当以补肾为主。而肾虚阳痿与心肝有关，《广嗣纪要》云："阳道奋昂而振者，肝气至也，壮大而热者，心气至也，坚劲而久者，肾气至也。"由此可见治肾勿忘治心，填精勿忘疏肝以通络，意在补肾宁神、交通心肾、疏肝益肾，此比常法单一补肾为妙，体现了脏腑相关学说和整体观疗法的思想。方中以五子衍宗汤（枸杞子、五味子、菟丝子、车前子、覆盆子）为主滋补肝肾、填精益气，该方经药理研究证实有雄激素样及促性腺激素样作用，故为治阳痿常用方；配远志、石菖蒲养心宁神；蜈蚣疏肝通络走窜兴阳道。诸药合用，共奏滋肾填精、补肾助阳、交通心肾、疏肝强肾、催情举阳之功效。对400例阳痿患者应用春阳汤进行临床疗效分析，有效率达97.5%，优于传统中药"龟龄集"，且无明显的毒副作用，为治疗阳痿有效之良药。

第十节　以三伏日灸贴为主治疗虚寒性哮喘的临床观察

周来兴自 1980 年开始采用冬病夏治的原则,以三伏日灸治为主,并参照《张氏医通》记载,制成"消喘膏贴"配合治疗单纯型支气管哮喘,中医辨证为虚寒性哮喘,取得显著疗效。现将随访过的 760 例病案初步总结如下。

◆　一、临床资料

本组 760 例,其中男性 420 例、女性 340 例;年龄最小的 10 岁,最大的 58 岁,其中 10~20 岁 200 例、21~30 岁 140 例、31~40 岁 20 例、41~50 岁 120 例、51 岁以上 280 例;病程最短的 1 年,最长的 40 年,其中 10 年以下 420 例、11~20 年 260 例、21 年以上 80 例。

参考 1987 年全国中医内科学会肺病学组哮喘病诊断标准:有哮喘反复发作史,常为气候、饮食、精神因素等所诱发,胸片示心肺正常或轻度肺气肿,嗜酸性粒细胞正常或增多;排除心源性哮喘,以及急、慢性支气管炎,阻塞性肺疾病所致哮喘;中医辨证属虚寒性哮喘,症见哮喘,痰白质稀,形寒,神疲乏力,舌淡,苔白,脉滑,按之无力。

◆　二、治疗方法

灸治时间:每年在三伏日(初伏、中伏、末伏)灸治,连续 3 年。

取穴:主穴取大椎、肺俞(双)、风门(双)、膏肓(双)穴;脾虚加脾俞穴;肾虚加肾俞穴。

药物配制:细辛 15g,白芥子 20g,延胡索 30g,甘遂 15g,麝香 1g(或用冰片 3g 代),混研细末,姜汁调成糊状。

操作方法:在穴位置以厚约 0.2cm 艾炷,隔姜灸 3 壮,以局部皮肤红润为度,后去姜片,将上述药糊分别贴敷原穴位上,盖上消毒纱布,胶布固定,贴敷 3~4h。

内服自制哮喘丸（高丽参、白术、茯苓、陈皮、半夏、补骨脂、紫苏子、五味子等），于冬季开始配用哮喘丸，每日 1 丸（约 6g），连服 1~3 个月，以巩固疗效。

◆ 三、观察指标

参照 1987 年全国中医内科学会肺病学组制定的哮喘疗效评定标准。

痊愈：2 年以上未复发者。

临床控制：哮喘症状完全控制，体征消失，不服任何药物，持续 1 个月以上不复发者。

显效：哮喘症状减轻（在 Ⅱ 度以上者），发作次数明显减少，服药量减少 2/3 以上者。

有效：哮喘症状减轻（在 Ⅰ 度以上者），发作次数减少，仍需服药维持。

无效：无变化或加重。

◆ 四、治疗结果

痊愈 380 例，占 50%；临床控制 160 例，占 21%；显效 130 例，占 17.1%；有效 38 例，占 5%；无效 52 例，占 6.9%。总有效率达 93.1%。

◆ 五、病案举隅

郑某，男，50 岁。幼年开始咳嗽气喘，症状逐年加重，历经数医，屡治屡发，每日需服氨茶碱，发作严重时昼夜不能平卧、胸闷气促、呼吸困难，动则气喘加甚，口唇发绀，痰稀量少，舌苔白滑，脉沉细。胸片示肺纹理增粗伴轻型肺气肿。

中医辨病辨证为虚寒性哮喘。接受三伏日灸贴，症状明显好转，连续进行 3 年治疗，并配服哮喘丸巩固疗效，后随访 10 年未再发作。

◆ 六、讨论

　　取大椎穴以统摄一身之阳，合阳气上通脑府，下联肾室，达到温肾通阳、固纳正气之功；肺俞、风门可疏风散寒、宣肺平喘、顺气化痰，且温灸之后敷上消喘膏，又可收到温肺肾以通阳气、降逆平喘、疏风化痰之效，从而达到治愈本病的目的。现代研究认为该疗法能激活微量元素固定在酶的部位，具有特定构型和底物发挥作用，增加机体的防御机能，有利于疾病痊愈。再结合辨证配穴，益肺、补脾、纳肾治其本，使病情得到控制，不易复发，又用哮喘丸巩固疗效全其美，使顽疾能获根治。

第十一节　刮抓疗法治疗小儿消化不良的临床观察

周来兴在临床实践中运用民间刮抓疗法治疗小儿单纯性消化不良 200 例（下称治疗组，另有 80 例采用西药治疗，为对照组），临床上收到较好疗效，报告如下。

一、临床资料

治疗组 200 例中，男 104 例，女 96 例；6 个月以下 20 例，6 个月~1 岁 80 例，1~2 岁 60 例，2~3 岁 40 例；病程最长者 10 天，最短者 2 天，平均 4.5 天；对照组 80 例中，男 50 例，女 30 例；6 个月以下 10 例，6 个月~1 岁 30 例，1~2 岁 26 例，2~3 岁 14 例。病程最长 9 天，最短 1 天半，平均 4.5 天。

诊断标准为大便次数增多，每日五六次，多在 10 次以下，大便稀薄带水，呈黄或黄绿色，混有少量黏液，偶有呕吐，体温正常或低热，一般无全身症状，水和电解质紊乱症状不明显，大便镜检有脂肪球及少许白细胞等。中医辨证标准：参考全国高等医药院校教材《中医儿科学》（1983 年，上海科学技术出版社），分为伤食泻、湿热泻、风寒泻。

二、治疗方法

刮抓法：先在患儿背部两侧（即背俞穴）进行刮法，用食指侧面做刮法，自上而下（即大椎旁至尾椎旁），用力匀和，频率逐渐增加，刮至皮肤潮红为度。继则抓拿天枢、长强、大肠俞穴，以食指侧面和中指侧面对准穴位的皮肤抓起放下，放出"啪"声，如此数次，手法轻快敏捷，使局部充血呈红晕。风寒泻者加抓拿大椎、肺俞穴，宣达腠理，驱邪外出；伤食泻者加抓拿足三里、胃俞、脾俞穴，健脾和胃，调中理气；湿热泻者加抓拿曲池穴，祛邪泄热。刮法或抓拿时医者指头均要蘸驱风油以滑润，避免损伤皮肤，同时有驱风润肠之功。每天刮抓 1 次或 2 次，若 2 天无效则使用药物治疗。西药组：选用庆大霉素片和酵母片，剂量用法按常规，同样治疗 2 天，观察疗效。

三、观察指标

痊愈：便泄停止，大便成形，临床症状消失，大便镜检正常。

好转：腹泻次数减少，其他症状减轻。

无效：大便情况和症状均无改善。

四、治疗结果

治疗组痊愈 170 例（85%），好转 22 例（11%），无效 8 例（4%），总有效率 96%；对照组痊愈 24 例（30%），好转 30 例（37.5%），无效 26 例（32.5%），总有效率 67.5%。两组疗效有显著性差异（$P < 0.01$），治疗组疗效优于西药组。本组患者以伤食泻居多，以风寒泻效果最佳，湿热泻效果较差。

五、讨论

张景岳云："凡病急患者，非刮者不可，以五脏之系，皆附于背也。"胃俞、脾俞、大肠俞、肺俞等穴分布于背部，曾有报道，对胃运动进行实验观察，推拿胃俞、脾俞等穴位可起到不同效应的调节作用，以恢复脾胃的运化功能，可见刮抓法同样可起到类似的作用。再配以天枢、大肠俞穴和中涩肠止泻。长强穴为督脉与手足三阳之会，是调整全身功能的要穴，刮抓疗法可达到局部与整体的调治作用，故能收到较好的疗效。

刮抓疗法系民间疗法，周来兴经 20 多年的验证和探讨，在刮抓疗法基础上加以辨证配穴，疗效更为显著，对小儿其他腹泻也有效，且简便易行、疗效可靠，无明显不良反应。

第十二节　再发汤治疗斑秃的临床观察

周来兴发表《再发汤治疗斑秃 244 例的疗效观察》一文后，随着诊治患者日益增多，又进行了总结提高，更新了再发汤原法原方，经临床验证，总有效率达 97%，比原总有效率 95% 有所提高。同时，观察再发汤治疗斑秃效果及临床症状、体征在治疗前后的变化，并与 304 例口服西药对照组进行比较，结果显示中药再发汤不但能改善斑秃患者的症状和体征，而且治疗效果明显优于口服西药组，现报告如下。

◆ 一、临床资料

观察的病例均为门诊斑秃患者。两组患者共 630 例，其中男性 430 例、女性 200 例；年龄最小的 20 岁，最大的 50 岁；病程最短的 1 个月，最长的 5 年以上。将其随机分为治疗组和对照组，治疗组（中药组）326 例，对照组（西药组）304 例，两组在年龄、性别、病程等方面经统计学检验，无显著性差异，具有可比性。

◆ 二、治疗方法

1. 对照组

口服胱氨酸 100mg、维生素 B_6 20mg、维生素 E_5 50mg，每日 3 次，30 日为 1 个疗程。

2. 治疗组

给予再发汤，主要药物有何首乌、当归、丹参、黄精、墨旱莲、川芎、白术、麻黄、天麻等。脾虚者加党参、茯苓；气虚者加党参、生黄芪；血虚者加白芍、熟地黄；血瘀者加红花、三七，水煎服，每日 1 剂，30 日为 1 个疗程。

三、观察指标

统计病例为治疗 1 个疗程以上者。

临床痊愈：毛发停止脱落，脱发区全部长出毛发，其分布密度、粗细、色泽与健发区相同。

显效：毛发停止脱落，脱发再生达 70% 以上，其密度、粗细及色泽均接近健发区。

有效：毛发停止脱落，脱发区再生达 30% 以上，包括毳毛及白发长出。

无效：脱发区未长出头发或继续脱落。

四、治疗结果

治疗组 326 例，痊愈 234 例（71.9%），显效 55 例（16.8%），有效 27 例（8.3%），无效 10 例（3%），总有效 314 例（97%）。对照组 304 例，痊愈 122 例（40.1%），显效 43 例（14.1%），有效 21 例（7%），无效 118 例（38.8%），总有效 116 例（61.2%）。肝肾不足主要症状、体征用药前后观察可见，肝肾不足证用再发汤治疗后，临床症状及体征消失或减轻，其中，头昏、腰膝酸软、耳鸣等改善尤其明显。

五、讨论

斑秃症俗称"鬼剃头"，虽为常见病，然对其发病机制目前尚未完全明了。祖国医学认为，斑秃的形成与气、血、精及五脏功能失调有关，尤与肾、肝、脾、肺关系密切。"肝藏血，发为血之余""肾主骨，生髓主脑，其华在发"，因而肝肾不足是导致脱发的主要原因。临床表现以肝肾不足证多见，治法上一般从补益肝肾着手，但临床上若仅从补益肝肾出发遣方用药，则有效，或不效。人体是一个有机整体，根据脏腑相关学说，在以补益肝肾为主时，还应配合治肺、健脾、调气血。《黄帝内经·素问》"五脏生成论篇"曰："肺之合皮也，其荣毛也。"肺主气，朝百脉，主皮毛，皮毛依赖肺气的温煦而润泽。肺气不宣，毛窍闭阻，皮毛之营养不足，则皮毛枯槁而发自落，故治脱发又当配合治肺，治肺又可达到"金生水"的作用；脾是气、血、精的生化之源，脾气旺则气血充足，毛发浓密，脾气弱则气血少，毛发稀少而脱落；气、血、精是构成人体的基本物质，也是毛发生长的物质基础。王肯堂在《证治准绳》中说："血盛而荣于头发，故胡须发美；若气血虚弱，经脉虚竭，不能荣润，致须发脱落。"为此，在探讨再发汤的组方时，立法于补益肝肾、宣肺健脾、活血通络，应用何首乌、黄精、墨旱莲、当归补益肝肾，乌须生发。现代医学证实，何首乌除能缓解动脉硬化、营养神经等外，还能增加毛发黑色素的生成。丹参、川芎活血化瘀通络，现代药理研究证实，丹参可兴奋毛囊，扩张头皮毛细血管，改善微循环，加强毛囊营养，促进毛发再生。麻黄宣肺气，"通九窍、调血脉"（《日华子本草》），使肺主皮毛得到发挥，达到温煦润肺、开窍生发的作用。现代药理证实，麻黄具有兴奋血管运动中枢和扩张血管的作用，改善毛发根部的营养而生发。天麻平肝祛风，使肝肾得养、血气和畅，促进毛发的再生。白术健脾燥湿、益气生血，使脾气旺，气血充足，毛发得养。诸药合用，集补益肝肾、养血活血、宣肺健脾于一方，因而获效显著。用再发汤治疗 326 例斑秃患者，总有效率 97%，疗效显著，与 304 例西药对照组的总有效率 61.2% 对比，经统计学处理，$P < 0.01$，说明 2 组疗效有显著性差异，表明本方药疗效优于西药治疗，又无明显的毒副作用，可见"方有合群之妙"，非单纯补益肝肾之所及，是一种生发良药，且对其他证型的脱发也有效，值得深入研究，以便进一步推广使用。

第十三节　养阴开音汤治疗慢喉喑的临床观察

慢喉喑又称失音，是咽科常见病，相当于现代医学的慢性喉炎、声带小结、声带息肉、声带关闭不密等。周来兴数年来以自拟养阴开音汤治疗慢喉喑，并与黄氏响声丸进行对照，临床疗效满意，报告如下。

一、临床资料

参照 1994 年 6 月 28 日国家中医药管理局颁布的《中医病证诊断疗效标准》中慢喉喑的诊断标准选取 315 例慢喉喑患者，全部病例均是永春县中医院 1990 年 1 月至 2000 年 1 月收治的门诊患者，将其随机分为养阴开音汤治疗组（治疗组）210 例，黄氏响声丸治疗组（对照组）105 例。治疗组 210 例，其中男 110 例、女 100 例；年龄最大的 61 岁，最小的 10 岁，平均 29.5 岁；病程最长的 4 年，最短的 11 天，平均 18.35 天；慢性喉炎 135 例，声带小结 46 例，声带息肉 16 例，声门关闭不密 13 例。对照组 105 例，其中男 60 例、女 45 例；年龄最大的 62 岁，最小的 9 岁，平均 30.5 岁；病程最长的 5 年，最短的 10 天，平均 17.5 天；慢性喉炎 67 例，声带小结 24 例，声带息肉 8 例，声门关闭不密 6 例。两组间无显著性差异（$P > 0.05$）。肺肾阴虚型治疗组 105 例，对照组 52 例；肺脾气虚型治疗组 65 例，对照组 35 例；痰浊凝聚型治疗组 25 例，对照组 10 例；气滞血瘀型治疗组 15 例，对照组 8 例。

二、治疗方法

治疗组给予自拟养阴开音汤（人参叶、麦冬、五味子、冰糖等）。肺肾阴虚者加雪梨、沙参、玉蝴蝶、凤凰衣；肺脾气虚者加补中益气丸；痰浊凝聚者加僵蚕、川贝母、薏苡仁、海浮石；气滞血瘀者加丹参、桃仁、红花、柴胡、郁金，每日 1 剂，水煎，当茶饮服。10 日为 1 个疗程，其中治疗 1 个疗程的有 131 例、治疗 2 个疗程的有 70 例、治疗 3 个疗程的有 9 例。对照组给予黄氏响声丸，每日 3 次，口服，疗程同上，其中治疗 1 个疗程的有 20 例、治疗 2 个疗程的有 56 例、治疗 3 个疗程的有 29 例。

三、观察指标

参照 1996 年 6 月 28 日国家中医药管理局颁布的《中医病证诊断疗效标准》中慢喉喑的疗效标准。

治愈：发音恢复正常，喉部检查正常。

好转：声音嘶哑及喉部不适感减轻，喉部体征改善，声带小结或声带息肉缩小。

未愈：声音嘶哑及喉部体征无变化。

四、治疗结果

（一）两组总疗效比较

治疗组 210 例，治愈率为 83.3%，总有效率为 95.2%；对照组 105 例，治愈率为 50.4%，总有效率为 80%。经统计学处理，两组治愈率、总有效率具有显著性差异（$P < 0.05$）。

（二）治疗组不同证型疗效比较

治疗组属肺肾阴虚证的有 105 例，治疗后治愈率为 94.3%，总有效率为 98.1%；属肺脾气虚证的有 65 例，治疗后治愈率为 86.2%，总有效率为 97.1%；属痰浊凝聚证的有 25 例，治疗后治愈率为 56%，总有效率为 87%；属气滞血瘀证的有 15 例，治疗后治愈率为 40%，总有效率为 80%，有显著性差异（$P < 0.05$）。

（三）两组慢喉喑分类疗效比较

治疗组慢性喉炎的治愈率为 88.9%，总有效率为 97.8%；声带小结的治愈率为 82.6%，总有效率为 95.6%；声带息肉的治愈率为 50%，总有效率为 81.3%；声带关闭不密的治愈率为 69.2%，总有效率为 84.6%。对照组慢性喉炎的治愈率为 59.6%，总有效率为 82%；声带小结的治愈率为 37.5%，总有效率为 83.3%；声带息肉的治愈率为 25%，总有效率为 62.5%；声带关闭不密的治愈率为 33.3%，总有效率为 66.7%。两组间的总有效率有显著性差异（$P < 0.05$）。

◆ 五、讨论

慢喉喑属于现代医学的慢性喉炎、声带小结、声带息肉、声带关闭不密的范畴，由于脏腑虚弱，声门失养或气血瘀滞、痰浊凝聚于声门所致，而临床上多以气阴亏虚为主，与心、肺、肾三脏有关，"心为声音之主，肺为声音之门，肾为声音之根"（《仁斋直指方》）。治宜滋阴益气、利咽开音，佐以养心、润肺、滋肾。养阴开音汤方中以人参叶、麦冬养心润肺，生津利咽；五味子性酸温，入肺肾，可敛肺滋肾生津，药理研究证实该药具有强心的作用；冰糖味甘性平，补中益气，和胃润肺，共奏滋阴益气、养心滋肾、润肺开音的功效。

多年来，周来兴在用自拟养阴开音汤治疗 210 例慢喉喑的临床观察中，发现此方对肺肾阴虚型、肺脾气虚型疗效显著，总有效率分别为 98.1%、97.1%，对其他证型也有效，配合辨证加减治疗更能提高疗效，且久服无碍脾胃，亦无其他明显毒副作用。与黄氏响声丸对照，经统计学处理有显著性差异，治疗组药效优于对照组。

综上所述，养阴开音汤辨证加减治疗各型慢喉喑，组方合理，经临床观察，疗效确切，符合辨证、辨病论治原则，对治疗慢喉喑具有较高的价值，值得进一步研究。

第十四节 愈溃汤治疗复发性口疮的临床观察

复发性口疮是一种常见口腔病，属现代医学口腔溃疡范畴。现代医学目前尚无满意疗法。周来兴及其团队自 1995~2005 年，采用以自拟愈溃汤为主，治疗复发性口疮 120 例，取得了满意效果，现总结如下。

一、临床资料

治疗组 120 例复发性口疮患者，均来自门诊，随机分为两组。治疗组 120 例，男性 65 例，女性 55 例；年龄 8~75 岁，平均 38 岁；病程 2~30 年。对照组 60 例，男性 36 例，女性 24 例；年龄 9~73 岁，平均 42 岁；病程 16 个月至 32 年。口疮复发诱因多为饮食不节，劳累过度，心情不畅，失眠及外感风邪。口疮复发间歇时间及溃疡持续时间无明显规律，多为不定期复发，甚者此起彼伏。反复发作的口舌生疮几个或十几个，圆形或椭圆形，周围轻度充血，表面有白苔覆盖，伴有红、肿、热（灼热）、痛，流涎，有不同程度的脾胃功能失调，舌苔腻或黄或白或黄白相间，病程 1 年以上。

二、治疗方法

治疗组：服用自拟愈溃汤（太子参 15g，制半夏 10g，干姜 4~10g，蒲公英 15~40g，黄连 3~6g，凤凰衣 1~2g，升麻 4~8g，生地黄 15g，大枣 5 枚，甘草 3~6g）。心火者加竹叶、麦冬；肝火者加牡丹皮、炒栀子、龙胆草、夏枯草；血瘀者加赤芍、牡丹皮、三七；便秘者加大黄、槟榔、冬瓜子；便溏者加白术、鸡内金、茯苓。发作期每日 1 剂，水煎服。连服 7 日为 1 个疗程。病情缓解后，改用羊肉 120g，生姜 30g，绿豆 120g，加水炖服，一星期服 1~2 次，2~3 个月无复发者停药。1 年后随访。

对照组：发作期口服维生素 B_2 片剂，每次 20mg，每日 3 次；维生素 C 片剂，每次 200mg，每日 3 次；阿莫西林胶囊，每次 0.5g，每日 3 次，连用 7 日为 1 个疗程。病情缓解后减去阿莫西林，按原量口服维生素 B_2 和维生素 C 两个月。

三、观察指标

痊愈：溃疡愈合，临床症状消失，停药后 1 年内无复发。

有效：治疗期溃疡愈合，临床症状消失，停药后仍有发作，但溃疡较前减少，疼痛明显减轻，溃疡期缩短，间歇延长，再用本方效佳。

无效：用药 2 个疗程，病情无变化。

四、治疗结果

治疗组治愈 84 例（70%），有效 31 例（25.9%），无效 5 例（4.1%），总有效率为 95.9%。对照组治愈 12 例（20%），有效 21 例（35%），无效 27 例（45%），总有效率为 55%。两组疗效相比较，有显著性差异（$P < 0.01$）。

五、讨论

复发性口疮属中医"口疮""舌疮"范围。现代医学认为，其与维生素的缺乏、自主神经功能紊乱、内分泌失调及自身免疫、精神因素有关。其发病机制至今尚不清楚。中医学多从火邪上炎、火毒生疮论治，但应用清热泻火、苦寒直折药物治疗，效果不理想。我们通过临床观察，发现其与消化功能失调有密切关系。脾胃之虚愈甚，则口疮愈易发作。其因多为饮食不节、外邪内侵、七情所伤。脾胃功能失调，脾阳受损，湿浊内停，或湿浊蕴热或夹心肝之火，致中焦寒热错杂，郁而化火，灼伤口舌，终成溃疡。治以寒温并用，辛开苦降，清化口疮。方中半夏、干姜辛温祛寒，散结和阴；黄连、蒲公英苦寒泄热和阳，且蒲公英善治疮痈又不败胃；参、枣、草补益健脾和胃；凤凰衣养阴清肺以治溃疡不敛；佐升麻甘辛之升，载药上行，清热解毒以治口舌生疮；生地黄质润而腻，性凉而不滞，入营血凉血清热又制半夏、干姜辛温燥热之性，故久服无偏弊，从而达到寒散热清、脾健胃和、疮消痛止，又助食疗羊肉生姜绿豆汤温阳健胃，和阴解毒，巩固疗效而病获愈。

第十五节　以金樱根为主治疗闭经的临床观察

闭经是妇科的一个常见病症，一般以中青年患者多见。其因较复杂，治疗上难度也比较大，目前西医用周期治疗法治疗，但一旦停药仍复发，效果欠满意。周来兴以金樱根为主配合辨证治疗本症，疗效较好，现介绍如下。

● 一、临床资料

观察闭经患者 50 例，年龄最小 15 岁，最大 38 岁，其中 20 岁以下 20 例、21~25 岁 15 例、26~30 岁 10 例、31~35 岁 3 例、36~40 岁 2 例，未婚 40 例、已婚 10 例。闭经病例中属原发性闭经 1 例，继发性闭经 49 例。按临床分类属下丘脑－垂体性闭经 46 例、卵巢性闭经（卵巢功能早衰）3 例、子宫性闭经 1 例。下丘脑－垂体性闭经患者多数由下丘脑功能紊乱引起。其中有明显精神神经因素 18 例；药物抑制综合征 2 例、闭经溢乳综合征 1 例、多囊卵巢综合征 2 例、原因不明者 27 例。病史最短 4 个月，最长 12 年。其中 1 年以内 21 例、1~2 年 12 例、3~4 年 6 例、5~6 年 6 例、7~8 年 3 例、9~12 年 2 例。

参照《妇产科学》所载各项指标进行诊断，尽可能除外下丘脑－垂体－卵巢与子宫的器质性病变以及由其他疾病因素所致者。除原发性外，在女性月经周期建立之后，不因怀孕、哺乳、绝经期，月经停止超过 3 个周期以上而不来潮者，为闭经。

● 二、治疗方法

本组病例采用中西医双重诊断和单纯中医中药治疗。先用金樱根 10~15g，童鸡 1 只炖服，待行经后配合分型治疗。如心脾两虚者，宜补血养心，健脾益气，用八珍汤合归脾汤加减；肝肾不足者，宜补益肝肾；偏阴虚者，以育阴填精为主，用左归丸加减；偏阳虚者，以温补精血为主，用右归丸加减；气滞血瘀者，宜疏肝理气，化瘀通经，用柴胡疏肝散合桃红四物汤加减；痰湿内阻者，宜健脾燥湿化痰，用苍附导痰丸加行气活血之品辨证施治。

三、观察指标

痊愈：治疗后连续 2 个周期按月来潮，经量正常，配合辨证治疗，疗效巩固达半年以上者。

显效：治疗后连续 2 个周期按月来潮，配合辨证治疗，疗效巩固达 3 个月以上者。

有效：治疗后当月来月经，配合辨证治疗，疗效巩固达 1 个月以上者。

无效：治疗后未见月经来潮者。

四、治疗结果

本组 50 例中，痊愈 40 例（80%），显效 6 例（12%），有效 3 例（6%），无效 1 例（2%），总有效率 98%。

（一）临床分类与疗效关系

以下丘脑－垂体性闭经的疗效较好，显效以上者占 95.4%，总有效率达 100%。卵巢性闭经疗效则较差，显效以上者只占 33.3%。

（二）中医辨证与疗效关系

各证型的疗效相近，痰湿型疗效偏低，其中 1 例无效，西医诊断为多囊卵巢综合征。

五、讨论

金樱根系周来兴岳父所传，临床疗效较为显著。其中金樱根性甘平，有行血益气调经之效。鸡为血肉有情之品，性平味甘，益五脏，补虚损，健脾胃，活血调经。历来治疗闭经常遵"闭则通之"之法。女子以血为本，治当以补为主行血为辅。药用补通之剂。而金樱根和童鸡的功效正合其理。金樱根行血益气在于"通"之义，童鸡益五脏，健脾胃在于"补"义，二味合治则通中有补，补中有通，补而不滞，行而不损，达到气畅血行，经血自通。故本方对虚闭、实闭、虚实并见的闭经病症均有效验。

第五章

效方集锦

第一节　肺系病证效验方

◆　一、咳嗽

处方　梨 1 个，川贝母 3~5g，冰糖少许。

用法　梨削皮，去除梨心，将川贝母填入其中，再加冰糖，然后放入碗中，用文火炖 1h，待冰糖全部溶解时，即可取出食用。

主治　咳嗽、痰少、干咳。

◆　二、哮喘

处方　海底龟 1 只，肉桂 3g。

用法　龟去内脏，加水炖熟后加肉桂，再炖 10min，饮汤吃龟肉，7 天吃 1 次，连吃 3~4 次。

主治　哮喘。

◆　三、肺痨

处方　川贝母 15g，百合 60g，薏苡仁 60g，杏仁 40g，白及粉 50g。

用法　上方研细末，每次 6g，一日 2 次，温开水送服，连服 1~3 个月。

主治　肺痨、咳嗽、咯血。

备注　此方来自名老中医蔡友敬的经方，经临床验证有效。

第二节 脾胃系病证效验方

● 胃脘痛

（一）处方一

处方 黄芪 15~30g，党参 15g，白术 10g，茯苓 20g，桂枝 6g，黄连 3g，蒲公英 15g，白芍 15g，佛手 10g，海螵蛸 8g，甘草 5g，白及 8g，三七 3g。（胃1方）

用法 水煎，每日 2 服，7 日为 1 个疗程。

主治 胃溃疡之胃脘痞满不适，不知饥，不思食，食后胀痛，嗳气多，大便干或虽烂而不爽快，肢冷，神疲乏力，口干喜热饮，舌淡，苔黄腻，脉弦细滑等症状。

（二）处方二

处方 制半夏 10g，蒲公英 15g，干姜 6g，党参 12g，甘草 3g，茯苓 15g，黄连 5g。（胃 2 方）

用法 水煎，每日 2 服，7 日为 1 个疗程。

主治 慢性胃炎之胃脘痞满不适，不知饥，不思食，食后胀痛，嗳气多，大便干或虽烂而不爽快，肢冷，神疲乏力，口干喜热饮，舌淡，苔黄腻，脉弦细滑等症状。

（三）处方三

处方 木香、肉桂、白芷各等分。［香桂止痛贴（经验方）］

用法 以茶油或醋，或姜汁搅拌成膏，外敷中脘或神阙穴，每日 1 次，8h 后取下，3~5 日为 1 个疗程。

| 主治 | 胃脘痛。

（四）处方四

| 处方 | 槟榔、莱菔子、枳实各等量。［理气消胀贴（经验方）］

| 用法 | 以茶油或醋，或麻油，或姜汁搅拌成膏，外敷中脘穴或神厥穴或天枢穴，每日 1 次，8h 后取下，3~5 日为 1 个疗程。

| 主治 | 胃脘痛。

（五）处方五

| 处方 | 沙参 15g，制半夏 10g，高丽参 15g，小茴香 3g，砂仁 5g，猪肚 1 个。

| 用法 | 将前 5 味中药装入猪肚内用盐烤一下，后用水炖服。

| 主治 | 胃脘胀痛、嗳气、口干、欲呕，慢性胃炎，十二指肠溃疡。

第三节 肾系病证效验方

一、肾炎

处方 白花蛇舌草 60g，鸡蛋 2 个，苦茶油少许。

用法 把白花蛇舌草切碎，与鸡蛋搅拌，不可加盐及其他配料，用苦茶油炒熟连续吃至病愈为止，每日 1 次。

主治 尿毒症、肾炎。

二、肾结石

处方 金钱草 120g，白鸭 1 只。

用法 白鸭去内脏，加金钱草入锅，与清水炖服，分 2 天服完。

主治 肾结石。

第四节　肝胆系病证效验方

一、黄疸（阳黄）

处方　白茅根 30g，苦参根 15g，山豆根 10g，白豆蔻 4g。

用法　水煎服，每日 1 剂。

主治　湿热型急性黄疸性肝炎、小儿阳黄。

备注　小儿减量，治疗小儿阳黄 35 例，服药 3~7 剂，黄疸消退，其中 10 例肝功能异常患儿，服药 1 个月后复查恢复正常。

二、肝硬化

处方　马鞭草 50~60g，牛肉 60g。

用法　水炖服。

主治　早、中期肝硬化腹水。

三、胆结石、胆囊炎

（一）处方一

处方　猪胆 5 个，蜂蜜少许。

用法　取猪胆汁，入锅中文火煮，加蜜少许，浓缩为丸，每丸 3g，每次服 1 丸，每日 3 次。

主治　右上腹胀痛或绞痛，胆囊区压痛，B 超示胆囊炎或胆结石。

备注　具有清热利胆、排石消炎的作用，胃虚寒者慎用。

（二）处方二

处方　黄花鱼头石（打碎）30g，茵陈 15g，白芍 15g，鸡骨草 16g，陈皮（后下）3g，冬葵子 15g。

| **用法** | 水煎服，每周服 3 剂，2 个月后每周服 2 剂，3 个月后即愈。

| **主治** | 胆结石、胆囊炎。

◆ 一、产后乳少

处方 猪脚 1 个，通草 30g。

用法 水煎透，连汤服之，连服数次，不要加盐，只宜淡食。

主治 产后乳少。

◆ 二、乳痈

处方 鲜蒲公英 120g，地瓜酒适量。

用法 加水、酒各半煎服，药渣捣烂敷于肿处，3 日见效。

主治 乳痈初起。

第六节 其他病证效验方

一、痹证

（一）处方一

处方 鹅1只，生姜60~100g。

用法 鹅去内脏，切块，加生姜，清水炖服，分2~3日服完。

主治 关节炎、类风湿关节炎。

（二）处方二

处方 木瓜15~30g，白芍30~50g，牛膝15~30g，薏苡仁15~30g，甘草5~10g。

用法 水煎服。

主治 手足筋挛急抽痛。

二、高血压

处方 决明子30~50g。

用法 水煎代茶饮。

主治 高血压。

备注 脾胃虚寒、大便溏者慎用。

三、脱肛

处方 鳖头1个。

用法 鳖头烤干研细末，每次服5g，每日2次。

主治 脱肛、子宫脱垂。

四、盗汗

处方 鲜桑叶芽 15~20 个，冰糖少许。

用法 水煎服。

主治 小儿盗汗及头面多汗。

备注 若全身盗汗，加荞麦 30~50g，小儿减量。

五、中耳炎

（一）处方一

处方 枯矾 3g，冰片 1g。

用法 共研细末，吹入耳内。

主治 中耳炎、耳内流脓。

备注 先用双氧水洗耳内，后将药粉吹入耳内。

（二）处方二

处方 猪胆 1 个，冰片 1g。

用法 猪胆焙干合冰片研细末，吹入耳内。

六、鱼骨鲠喉

处方 威灵仙 20g，乌梅肉 15g，山奈 3g，草果 3g，乌糖适量。

用法 威灵仙、山奈、草果研细末，与乌梅肉、乌糖、少许老醋合捣烂为丸，含咽。

主治 鱼骨鲠喉。

七、痔疮

处方 墨旱莲 30g，威灵仙 30g。

用法 水煎熏肛门，待适温后浸泡臀部，每日坐浴 1 次。

┆**主治**┆ 痔疮红、肿、痛。

八、汗斑

┆**处方**┆ 轻粉 30g，海螵蛸 30g，雄黄 5g，冰片 1.5g。

┆**用法**┆ 上药合研细末，用生姜蘸药粉擦患部，每日擦两三次。

┆**主治**┆ 汗斑。

九、痤疮

┆**处方**┆ 生地黄 30g，麦冬 30g，竹叶 30g，黄连 15g，菊花 30g，芦荟 15g，甘草 15g。

┆**用法**┆ 水煎代茶常饮。

┆**主治**┆ 痤疮。

┆**备注**┆ 此方对肝火上升、睡眠欠佳亦有效。

医案篇

第一章

肺系病证医案

第一节 咳 嗽

病案一

许某，女，35 岁，2009 年 10 月 26 日初诊。

+主诉+ 咳喘反复发作 6 年，加剧 1 天。

+现病史+ 6 年前因劳感寒后开始出现咳喘，未予重视及治疗。之后便每逢秋冬之交，感邪后发作，屡发屡治，未能根除。1 天前受寒后，咳喘加剧，喉中痰鸣，咳痰色白，咳出不爽，关节酸楚，伴微恶风寒，纳谷不香。舌淡红，苔薄腻，脉浮滑。体格检查提示，体温 37.3℃，心率 82 次 / 分，呼吸 21 次 / 分，血压 120/70mmHg，胸廓发育正常，双肺可闻及哮鸣音。辅助检查，血常规提示，白细胞计数 10.3×10^9/L；胸片提示，双肺纹理增粗。

+中医诊断+ 咳嗽（风寒夹湿，肺热内郁）。

+西医诊断+ 支气管哮喘，支气管感染。

+处方+ 麻黄 5g，杏仁 10g，薏苡仁 15g，半夏 10g，鱼腥草 20g，紫菀 10g，款冬花 10g，葶苈子 10g，紫苏子 10g，白果仁 10g，甘草 6g。6 剂，水煎服，日 1 剂，日 2 服。嘱注意保暖，避风寒，多休息，忌辛辣油腻之品。

+二诊+ 药后咳喘平，恶寒酸楚已除，咳痰减少。上方再 12 剂，诸症消失，继用玉屏风散和六君子汤加减，共调治 1 个月，随访 1 年未见复发。

+按+ 支气管哮喘，治标易，治本难，发作期往往应用西药，尤其激素可以控制病情，但对患有胃病或体弱的患者用之则副作用突显，故采用中医药治疗有其优势，不但能治标，还能治本，而且抗复发。在本例中，先以麻杏薏甘汤为主疏散寒湿，清肺化痰定喘治其标；方中麻黄发散风寒，宣肺平喘；杏仁化痰止咳，助麻黄理肺气；薏苡仁除湿利水，使湿邪上下分消；鱼腥草清肺消炎；半夏、款冬花、紫菀、紫苏子、葶苈子化痰止咳，降气止喘；白果仁敛肺定喘，配甘草甘缓以制肺气过于宣散，使整方敛而不留邪，宣而不耗气，完其美，取其效。继则用玉屏风散益气固表，以增强抵御风邪能力；六君子汤健脾化痰，断其宿饮，以培土生金，截其复发之根，使标本兼顾，**体现治标固本的重要性。**

◆ 病案二

刘某，男，52岁，永春人，2009年2月21日初诊。

┤ **主诉** ├ 咳嗽反复发作2年余，近期加剧。

┤ **现病史** ├ 2年前因感寒开始出现咳嗽，自行服药后症状改善不明显。嗣后每年秋冬之交咳嗽2~3个月，屡治屡发。近半个月来咳嗽加剧，用过氨茶碱、扑尔敏、咳特灵等，咳嗽稍缓解。辰下见干咳，痰少，不易咳出，咽干，纳可，寐安，大小便可。舌苔薄，脉小滑、尺弱。体格检查提示，体温37.3℃，心率76次/分，呼吸19次/分，血压136/82mmHg，未闻及干湿性啰音，心律齐，肝脾肋下未触及。辅助检查，胸片提示，肺纹理增粗；血常规无异常。

┤ **中医诊断** ├ 咳嗽（阴虚咳嗽）。

┤ **西医诊断** ├ 慢性支气管炎。

┤ **处方** ├ 沙参15g，麦冬10g，制半夏10g，薏苡仁15g，百合15g，百部10g，白僵蚕10g，鱼腥草15g，甘草6g。6剂，水煎服，日1剂，日2服。

┤ **二诊** ├ 药后咳嗽大减，咳即爽，咽干气逆亦瘥。上方续服6剂，咳嗽基本痊愈。

┤ **按** ├ 此病因感邪失治，邪恋于肺，久咳伤阴致肺阴亏虚，**阴虚痰火上逆。**方中沙参、麦冬、百合养阴润肺，兼以清热；鱼腥草、白僵蚕、百部祛风清肺泻火，润肺化痰止咳；制半夏、薏苡仁、甘草健脾利湿，降逆下气，**祛痰利咽。**诸药合用有滋阴润燥以养肺补其损，又有清肺祛痰火，除余邪之犯，**更有健脾利湿，**培土生金，以杜绝生痰之源的功用，全其美，使久咳获愈。

第二节 哮 病

陈某，女，53 岁，2018 年 9 月 11 日初诊。

主诉 哮喘反复发作 6 年。

现病史 哮喘 6 年，屡治屡发，精神萎靡，干咳少痰，胸闷喘息，气短乏力，口干无渴，舌淡苔白，脉弦而虚。

中医诊断 哮病（肺虚气逆，肾不纳气）。

西医诊断 哮喘。

处方 旋覆花 10g（布包），代赭石 16g，人参 6g，五味子 10g，生姜 12g，大枣 5 枚，炒白芍 10g，地龙干 10g，炙甘草 3g。3 剂，水煎服，日 1 剂，日 2 服。

二诊 药后患者神清气和，喘息诸症减轻，按上方再服 6 剂。

按 本案例哮喘反复发作，邪蕴肺络，肺气壅塞，气逆不宣，则胸部塞闷、喘息，属本虚标实之证；肾气不固，则短气乏力、精神萎靡。故方中取人参、五味子酸甘入肺滋肾，功在补气益肺滋肾；旋覆花降气化痰；代赭石重镇降逆；白芍养血敛阴；半夏、大枣、生姜、甘草补气和中化痰；巧取地龙干入肺、肾之经，具平喘利尿之效，谓之泻肺利水，有利于肺气宣降。诸药配合，共奏降逆化痰、益气平喘之功，疗效满意。本案例经随访，至今无复发。

第三节　悬　饮

刘某，男，58岁，永春人，2009年3月1日初诊。

主诉　咳嗽、胸闷胸痛10余天。

现病史　10天前因劳感寒后开始出现咳嗽、胸胁引痛，深呼吸时，疼痛加剧，伴发热畏冷，经当地卫生院对症治疗，发热虽退，但咳嗽胸痛未除，平卧转侧较困难，转县级医院住院治疗，诊为"渗出性胸膜炎—胸腔积液（中等量）"，给予抗菌消炎及胸腔穿刺术抽液等处理。经治疗，病情好转，患者要求出院，继后求诊中医治疗。辰下见胸闷，左胸痛，咳则加剧，胸背酸痛，咳嗽，痰白、质稠、量多，夜有低热，面红升火，精神稍萎，口臭，纳差，小便微黄，大便较干，舌质暗红，苔腻微黄，脉沉弦滑。体格检查提示，体温37.6℃，心率78次/分，呼吸21次/分，血压146/82mmHg；胸廓发育正常，肋间隙较饱满，呼吸运动减弱，左下肺叩诊呈实音，双肺呼吸音粗，无明显干湿性啰音，左下肺呼吸音减弱；心界正常，心律齐，无明显病理性杂音，腹部正常。辅助检查，胸片提示，左侧胸腔积液（约30%）。

中医诊断　悬饮（饮停胸膈）。

西医诊断　渗出性胸膜炎。

处方　瓜蒌15g，半夏10g，薏苡仁30g，白术10g，茯苓30g，葶苈子10g，大枣8g，桑白皮12g，黄连4g，百部15g，桃仁8g，甘草3g。6剂，水煎服，日1剂，日2服。嘱休息，避风寒，饮食以清淡为主。

二诊　药后胸闷胸痛减半，咳痰减少，舌红，苔稍黄腻，脉弦。继上方去黄连、桃仁，加陈皮10g。6剂，水煎服，日1剂，日2服。

三诊　药后症状消失，胸片检查示胸水吸收。唯感胃脘不适，纳食不香，改用异功散加味，健脾利湿，补土生金，断其饮邪之源，以善其后，连服10余剂获痊愈。随访半年未复发。

按　渗出性胸膜炎属中医"悬饮""胁痛"范畴，传统的方法是以攻逐水饮为主，"十枣汤""葶苈大枣泻肺汤"为首选方。笔者认为十枣汤虽能竣攻水饮，治标力雄，但对年事较高患者不利，攻邪易伤正，且在邪盛期已有使用抗生素及胸腔穿刺术抽液减缓病情，病处盛衰期（缓解期），故此时选用逐水之功较轻的葶苈大枣泻肺汤逐饮；加瓜蒌、制半夏清化痰饮，宽胸散结，使湿邪去，胸阳通，通则不痛，即取《金匮要略》"胸痹不得卧，心痛彻背，瓜蒌薤白半夏汤主之"之意。辅以白术、茯苓、薏苡仁、陈皮健脾利水，"脾为生痰之源"，健脾则痰湿不生，"脾为气血生化之源"，脾运正常则气血充足，以利病情恢复；桃仁活血祛瘀，百部润肺杀虫，桑白皮泻肺平喘，黄连清热燥湿、泻火解毒，伍之可清遗留之余邪；继则用异功散健脾利湿，扶正固本，防止水饮回升。

第二章

脾胃系病证医案

第一节 胃 痛

病案一

陈某，男，38岁，1998年3月28日初诊。

主诉 中上腹灼热胀痛5年，伴嗳气5天。

现病史 5年前因饮食不节而发生中上腹灼热胀痛，服药后痛止，嗣后每受冷、劳累则胃痛复发。5天前与人发生矛盾后症状反复，伴嗳气频频，自行服药后，症状未解，今日来诊。辰下见精神疲惫，烦躁不安，面红升火，胃脘灼热胀痛，时连两肋，胸闷，嗳气，喜太息，睡眠不安，口干口苦，小便微黄，大便稍干。舌红，苔黄，舌下带络脉紫暗，脉弦略数。体格检查提示，体温37.2℃，心率74次/分，呼吸21次/分，血压130/75mmHg。神清，腹软，上腹部压痛，肝脾未触及。辅助检查，胃肠造影提示，十二指肠球部溃疡、慢性浅表性胃炎。

中医诊断 胃痛（肝胃郁热）。

西医诊断 十二指肠球部溃疡，慢性浅表性胃炎。

处方 柴胡6g，白术10g，白芍30g，茯苓20g，桂枝10g，夏枯草8g，蒲公英15g，吴茱萸3g，川黄连3g，川楝子10g，当归6g，甘草3g。3剂，水煎服，日1剂，日2服。嘱调情志，节饮食，忌燥热辛辣之品。

二诊 药后诸症好转。舌苔微黄，脉弦。继用六君子丸配丹栀逍遥丸调治一个月，诸症悉除。

按 本病乃饮食不节、情志气伤而肝气郁滞，横逆脾土所致。恼怒忧思，肝气郁滞，不得疏泄，则横逆犯胃乘胃，肝肾不和，故胃脘胀痛，气多走窜，胁为肝之分野，故痛连胁肋；胃失和降，则胸闷嗳气，喜太息；肝郁化火，火热上熏灼津，则脘灼热，口干口苦；舌红、苔黄、脉弦数均为肝胃火炽之象。病位在肝胃，治以丹栀逍遥散为主，疏肝清热和胃，缓病急之势，继用健脾和肝之方，治病之本。

病案二

童某，男，31 岁，2022 年 7 月 6 日初诊。

┤ **主诉** ├ 中上腹胀痛 1 年。

┤ **现病史** ├ 1 年前因工作压力大出现中上腹胀痛，以饭后为甚，夜间隐痛加剧，甚则影响睡眠。行胃镜检查提示"慢性萎缩性胃炎"。口服西药后，症状改善不明显，遂来诊。辰下见形体稍胖，中上腹胀痛，饭后甚，夜间隐痛，纳少寐差，二便尚可。舌体胖大，舌质暗红，边有齿痕，苔薄，脉沉、右关弱。

┤ **中医诊断** ├ 胃痛（肝郁脾虚）。

┤ **西医诊断** ├ 慢性萎缩性胃炎。

┤ **处方** ├ 佛手 10g，桂枝 6g，炙甘草 3g，黄连 3g，白芍 15g，半夏 10g，半枝莲 10g，干姜 4g，荷叶 6g，醋五灵脂 10g，滑石 15g，蒲公英 15g，黄芪 15g，白术 10g。6 剂，水煎服，日 1 剂，日 2 服。温灸中脘、天枢（双）、足三里（双），日 1 次。

┤ **二诊** ├ 药后腹胀减轻，但仍夜间隐痛，影响睡眠，纳食增多，二便可。舌胖、有齿痕、暗红，苔薄，脉沉、右关弱。上方加白芍 15g、莪术 10g、党参 15g、白及 15g、苍术 6g。6 剂，水煎服，日 1 剂，日 2 服。温灸中脘、天枢（双）、足三里（双），日 1 次。

┤ **三诊** ├ 药后症状明显好转，无腹胀腹痛，纳可眠安，二便调，舌淡、稍暗红，苔薄，脉沉、右关稍弱。予上方继服，巩固疗效。

┤ **按** ├ "慢性萎缩性胃炎"属中医"胃痞""胃痛"范畴，其病因多为劳倦过度、饮食不节、情志抑郁等所致，病机为脾胃内伤，气机郁滞，胃气不降，运化失职，与"虚、毒、瘀"密切相关。由于病程绵长，此病多虚实夹杂、寒热错杂，临床表现复杂多变。故治疗上攻补兼施、寒温并用，从健脾运胃、活血化瘀、清热解毒入手，多能取得较好的效果。本案例中，患者精神压力大，复加饮食不节，久之脾胃内伤，不荣而痛，故见夜间隐痛，纳少，舌胖、有齿痕，脉沉、右关弱；情志抑郁，气机不畅，则出现腹胀，食后甚；久之郁而化热，故见舌红；久病必瘀，故见舌暗。方中佛手、白芍理气和胃；黄芪、白术补气健脾；半夏、桂枝、干姜、黄连、蒲公英寒温并用，辛开苦降，和胃消痞；滑石利水除湿；五灵脂活血止痛；荷叶芳香清透，化湿健脾，且暑月用之有清透暑热之效（气虚则易中暑，用之同时有预防和治疗作用）；对于慢性萎缩性胃炎、胃息肉、肠上皮化生等，用半枝莲、白花蛇舌草等清热解毒之品佐之，往往能取得奇效，故此案例中加半枝莲以清"虚、毒、瘀"中的"毒"；炙甘草调和诸药。另加用温灸中脘、天枢、足三里以促进脾胃功能恢复，温阳理气止痛，取效更快。二诊时症状减轻，加大白芍用量以加强理气之功；加党参以增强健脾补气之效；加苍术以运脾化湿，防止脾虚生内湿；加莪术以加强活血化瘀之力；加白及以保护胃黏膜，减少对胃的刺激及出血的可能，有治未病之功。三诊时已取得极好的效果，说明患者虚得补、湿得化、毒得解、瘀得通，脾胃功能已复，痊愈指日可待，当坚持服药调理，而后再做胃镜以证实。

❀ 病案三

李某，男，53岁，2022年8月10日初诊。

主诉 上腹胀闷1年。

现病史 1年前无明显诱因出现上腹胀闷不舒，伴反酸，口臭，口苦，大便溏薄。行胃镜检查提示"胃息肉"，并予切除。服西药治疗后，症状仍时有反复，遂来就诊。辰下见上腹胀闷不舒，反酸，口臭，口苦，纳少，寐差，大便溏，小便调。舌淡，苔薄，脉右关弱。

中医诊断 胃脘痛（寒热错杂）。

西医诊断 胃息肉。

处方 半夏10g，干姜4g，炙甘草3g，黄连3g，蒲公英15g，白术15g，薏苡仁20g，党参15g，茯苓15g，山楂15g，鸡内金15g，桑叶10g，芡实15g，海螵蛸15g，夏枯草6g。6剂，水煎服，日1剂，日2服。温灸中脘、天枢（双）、足三里（双），日1次。

二诊 药后腹胀减轻，口不苦，仍有反酸、口臭，纳食可，小便调，大便仍溏，日1行。舌淡，苔薄，脉右关弱。上方去山楂、桑叶、夏枯草，加荷叶8g。6剂，水煎服，日1剂，日2服。温灸中脘、天枢（双）、足三里（双），日1次。

三诊 药后症状明显好转，无诉腹胀，无口干口臭，偶有泛酸水，纳寐可，二便调，舌淡，苔薄，脉右关稍弱。予上方继服，巩固疗效。

按 患者以上腹胀闷为主诉，属中医"胃脘痛""胃痞"等范畴，患者胃火炽盛，胃失和降，故见上腹胀闷不舒、泛酸、口干口臭；脾气亏虚，运化失司，水液直趋大肠，故见大便溏，脉右关弱。此属寒热错杂、本虚标实，故治疗上宜寒热并用，补虚泻实。方中半夏泻心汤辛开苦降、寒热并用，使脾升胃降（周来兴不喜用黄芩清胃热，喜用蒲公英代之，取其甘寒不伤胃，体现时时顾护胃气之意）；加白术、茯苓、薏苡仁、芡实以加强健脾利湿；山楂、鸡内金消食和胃；海螵蛸制酸和胃；夏枯草清泻肝胃之火，可治口臭；桑叶甘润养肺胃而不滋腻，防苦寒燥湿之黄连伤胃。整方以寒热同调、补泻同用取效。同时，温灸足三里、天枢、中脘可温胃健脾，顾护根本。二诊时患者症状减轻，予去山楂、桑叶、夏枯草，加荷叶以取其芳香清透、助运化湿之功。三诊时已取得较好的效果，说明患者胃热得清，脾虚得补，寒热错杂之势已得到纠正，当继续调理脾胃以巩固疗效。

◆ 病案四

颜某，女，28岁，2008年9月4日初诊。

主诉 中上腹痛2年，便血3天，呕血1次。

现病史 2年前因劳累而致中上腹痛，饥饿时痛甚，得食减轻，时感烧心、泛酸。行胃镜检查提示"十二指肠球部溃疡"。口服西药后，症状时有反复。3日前因进食较硬干饭，中上腹痛加剧，胃中灼热，两胁作胀，头晕乏力，排柏油样便，日2~3次。今早呕血1次，咖啡色样，有血块，住院治疗，要求配合中药治疗。辰下见面色苍白，全身乏力，中上腹痛，胃中灼热，舌淡，边有齿痕，苔腻微黄，脉细略数。体格检查提示，体温37.4℃，心率82次/分，呼吸22次/分，血压100/62mmHg；心肺正常，腹平软，中上腹压痛，无反跳痛，肝脾肋下未触及，肠鸣音正常。辅助检查，粪隐血阳性，血红蛋白80g/L。

┤中医诊断├　胃痛（气虚失摄，血溢脉外）。

┤西医诊断├　上消化道出血。

┤处方├　党参30g，白术10g，茯苓15g，陈皮10g，仙鹤草30g，三七3g，甘草3g，大黄粉1.5g（冲服）。3剂，水煎服，日1剂，日2服。

┤二诊├　药后呕血、便血已止，粪隐血检查阴性，唯见头晕、乏力，药已中病，守上方再服3剂。

┤三诊├　药后头晕、乏力减轻，纳少，舌苔薄腻，脉细。上方去仙鹤草，大黄、三七改为0.5g，研末冲服，加山药30g，大枣5g。6剂，水煎服，日1剂，日2服。

┤按├　本例为劳倦伤脾，脾不统血，血溢于肠，则为便血；久病入络，复伤于食，传导失司，积热伤阴络，则胃痛，舌边瘀，苔薄腻微黄；面色苍白、头晕乏力、心悸为气血不足之象。方中以四君子汤补脾益气以摄血，仙鹤草收敛止血；三七既能活血止血又能止痛；大黄、陈皮降火调气，气降火降，血自宁。唐容川说："大黄一味，能推陈致新……既速下降之势，又无遗留之邪。"乃治胃出血之妙药。总之，在血证之中，已离经之血，终归属于瘀血，在出血时配以活血之品，有防留瘀之弊。整方具备补而不滞、血止不留瘀、活血化瘀不伤正的功效，继则加山药、大枣、白芍补脾和阴善其后，故收效甚佳。

第二节　胃　痞

林某，男，28 岁，永春人，1998 年 7 月 14 日初诊。

主诉　中上腹胀痛 5 年余，加剧半个月。

现病史　5 年前因早餐不食，并时常饮酒而出现中上腹胀痛，以饥饿时明显，行胃镜检查提示"十二指肠炎"，就诊于外院后，症状时有反复。半个月来无明显诱因胀痛加剧，遂来就诊。辰下见面色欠华，神疲乏力，中上腹胀痛，呃逆，泛酸，不知饥，食后腹胀，大便较干，小便正常，舌苔薄腻，脉弦细。体格检查提示，体温 37℃，心率 80 次 / 分，呼吸 20 次 / 分，血压 130/80mmHg，腹软，上腹轻压痛，肝脾未触及，心律齐。辅助检查，胃镜提示十二指肠炎、反流性胃炎。

中医诊断　胃痞（脾虚肝郁，寒热夹杂）。

西医诊断　反流性胃炎。

处方　党参 15g，半夏 10g，蒲公英 15g，黄连 3g，大枣 5g，干姜 5g，海螵蛸 8g，砂仁 5g，瓦楞子 10g，丹参 20g，甘草 5g。6 剂，水煎服，日 1 剂，日 2 服。

二诊　药后胃胀、呃逆已除，酸水减少，知饿纳增，舌苔较薄，说明药已中的，继上方再 6 剂。

三诊　药后症状进一步改善。舌苔薄腻，脉弦细小滑、右关弱，改用异功散加蒲公英 15g，黄连 3g，砂仁 5g，丹参 20g。6 剂，水煎服，日 1 剂，日 2 服。

四诊　药后未诉明显不适。面色有华，呈红润，精神转佳，舌苔稍腻，脉弦、右关弱，继上方加白扁豆 6g，山药 15g，黄芪 30g。6 剂，水煎服，日 1 剂，日 2 服。

五诊　药后无诉不适，继上方调治半个月，复查胃镜，仅提示浅表性胃炎。

按　慢性胃炎属中医"胃脘痛""痞证"范畴。病多因饮食不节，脾胃虚弱，情志所伤及外邪侵袭所致。而本例症见胃脘痞胀，不知饥，不思食，食后胀，多呃逆，大便稍干，神疲乏力，为脾虚胃热之候。遵《伤寒论》半夏泻心汤法，以辛开苦降，散结除痞，选用半夏、干姜、党参、大枣、甘草辛温散寒，甘温补脾；辅以蒲公英、黄连清泄胃热；选海螵蛸、瓦楞子制酸；丹参活血以治久病入络之用；砂仁理气降逆。继健脾清胃，理气和血治之而收功。

第三节 噎 膈

杨某,女,40岁,惠安人,1973年7月10日初诊。

主诉 发现食管癌3个月余。

现病史 3个月余前无明显诱因出现进食时偶有梗阻感,嗣后吞咽不利,食干硬食物时明显,大便时常干结。经当地卫生院食管造影疑似食管肿瘤,后经地区医院摄片发现食管中段新生物,长约6cm,并做病理检查,诊断为食管癌。于1月前到某肿瘤医院行放疗处理。放疗7天后出现吞咽困难加剧,遂来就诊。辰下见神疲乏力,形体消瘦,面色苍白,咽干口燥,进食时干涩难咽,仅流质饮食,泛恶,寐差,大便干结难解。舌红,苔燥无津,脉细数无力。

中医诊断 噎膈(气阴亏虚)。

西医诊断 食管癌。

处方 红参6g,沙参15g,麦冬30g,天冬10g,生地黄15g,石斛10g,天花粉10g,淮山药30g,甘草3g。水煎服,在放疗期间,日1剂,每剂煎3次,代茶饮。

二诊 放疗已结束,服上药后咽干口燥、大便干结等明显改善,苔燥转润,脉细。守上方加丹参15g,白术10g,白花蛇舌草15g,水煎服,隔3天服1剂,并嘱常食甘蔗及饮清淡茶。经一年治疗后,摄片复查,病灶消失,进食正常,面转红润,体重增加,活动如常人,并能参加农田劳动。患者每年在夏秋之时常按上方配药服20~30剂,如此坚持3年,存活14年。

按 朱丹溪认为,噎膈为血干液固、阴虚生火所致,主润养津液,降火散结。本例因放疗后体热,热能化火灼阴损其正,造成气阴愈亏而出现口干咽燥,大便干结,神疲乏力,舌红,苔燥等,治宜滋阴扶正,方中沙参、麦冬、天冬、生地黄养阴润咽;石斛、天花粉、淮山药滋阴益脾;红参、白术益气扶正;生地黄、丹参凉血补血。诸药合用达滋阴益气、扶正固本之功效,同时能减轻放疗伤阴损正的副作用,本例由于能坚持较长期的服药治疗,人与癌共存,故存活14年。

第四节　腹　痛

病案一

李某，男，65 岁，退休教师，2022 年 10 月 9 日初诊。

｜主诉｜ 中上腹反复闷痛 1 年，加剧 7 天。

｜现病史｜ 1 年前无明显诱因出现中上腹闷痛，以进食生冷食物后明显，平素易上火。就诊于某卫生院，口服或静脉滴注抗生素治疗，效果欠佳。7 天前无明显诱因症状加剧，经治未效，遂来求诊。行胃肠镜检查提示"真菌性食管炎，慢性浅表性胃炎伴糜烂，多发性结肠息肉"。辰下见中上腹、脐周闷痛，胸闷，口干口苦，喜热饮，纳呆，寐差，大便稀溏、黏腻不爽，2 日 1 行。舌淡红，苔厚腻，脉弦滑。

｜中医诊断｜ 腹痛（寒热错杂，虚实夹杂，湿邪内阻）。

｜西医诊断｜ 结肠息肉，慢性浅表性胃炎伴糜烂，真菌性食管炎。

｜处方｜ 乌梅 15g，附子 5g（先煎 1h），桂枝 10g，细辛 3g，干姜 10g，黄柏 15g，花椒 5g，当归 10g，党参 30g，炙甘草 5g，苍术 15g，虎杖 10g，藿香 10g，海藻 15g，昆布 15g，煅牡蛎 30g（先煎）。7 剂，水煎服，日 1 剂，日 2 服。

｜二诊｜ 药后中上腹、脐周闷痛明显减轻，仅胃脘部轻微疼痛，无腹胀，无口干、口苦，纳可，大便成形，日 1 行。舌淡，苔薄白，脉和，效不更方，上方续服 5 剂。后随访，腹痛已愈，饮食冷热均无碍，无不适症状，舌淡红，苔薄白，脉和，建议复查胃肠镜。

｜按｜ 乌梅丸是《伤寒论》中治疗厥阴病寒热错杂的经典名方。方中乌梅味酸敛阴，安胃和肝；附子、桂枝、干姜温阳散寒；细辛、花椒味辛辣，通阳疏肝，散寒破阴；黄连、黄柏苦寒清热；党参补气健脾；当归补血养肝。寒热并用，辛开苦降，甘缓酸收，治疗病久厥阴病证，使寒去热清，阴阳协调，气血恢复。乌梅丸用于治疗寒热错杂之久利腹痛，疗效甚佳。本例患者口干口苦属上热，喜热饮，大便不成形，属下寒，纳呆属虚，胸闷，腹胀，脘腹闷痛，大便黏腻不爽，苔厚腻，脉滑，为湿阻，脉弦主痛属实。纵观脉症，本例为寒热错杂，虚实夹杂，湿阻气滞。合乎乌梅汤证，故用乌梅丸调和寒热，补虚祛实，加苍术、虎杖、藿香化湿。患者舌苔厚腻，为湿聚为痰，故加海藻、昆布、煅牡蛎软坚散结，化痰祛湿，方证对应，故疗效明显。

厚腻的舌苔，常规化湿药无效时，加用软坚散结化痰的海藻、昆布、煅牡蛎，效果立显。胃肠反复发炎，结为息肉，常由肠道的菌群失调所引起。治疗结肠炎，不能一味地运用抗生素，否则，易引起肠道菌群进一步失调。

乌梅丸与半夏泻心汤均可治疗寒热错杂证，选方时，寒热错杂轻症选半夏泻心汤，重症选乌梅丸。因半夏泻心汤用药偏于上、中焦，乌梅丸偏于中、下焦。两方中清热药，均用黄连清中焦郁热，半夏泻心汤用黄芩清上焦郁热，乌梅丸用黄柏清下焦郁热；温阳药，半夏泻心汤用干姜温中焦脾阳，乌梅丸除用干姜温脾阳外，加入附子、桂枝温下焦肾阳，加细辛温下焦肝阳；辛开药，乌梅丸用花椒，辛味较半夏泻心汤的半夏为甚；补虚方面，乌梅丸用当归，补血力较半夏泻心汤的大枣为甚。总之，乌梅丸为半夏泻心汤的升级版，用于治疗病程更长、病情更顽固、病情更重的寒热错杂证。

本例方中海藻与炙甘草虽为十八反，但根据几十年的用药临床经验，二药合用不但不会出现毒副作用，反而会加强软坚散结的作用。方中虎杖，苦酸微寒，清热利湿，活血散瘀。现代药理研究提示，虎杖主要成分为大黄素，有促进胃肠蠕动，改善微循环，抗大肠杆菌、福氏痢疾杆菌，抗肿瘤等作用。在本例患者中，虎杖可促进胃肠蠕动而起到消腹胀之效，方中虽无理气药，而腹胀仍可消除；虎杖可抗肠道致病菌而起到消炎作用；虎杖可改善微循环而起到促进胃溃疡愈合作用；虎杖可抗肿瘤，配合软坚散结的海藻、昆布、煅牡蛎治疗结肠息肉，甚是对症。

● 病案二

张某，男，22 岁，惠安人，1992 年 7 月 10 日初诊。

| 主诉 | 左上腹剧痛，恶心呕吐半天。

| 现病史 | 半天前暴饮暴食后，突发左上腹剧烈疼痛，疼痛向同侧腰背部放射，伴恶心呕吐，吐出物为胃摄入物，故急求诊。辰下见急性痛苦病容，被动体位，痛苦呻吟、口臭。面红升火。舌质红，苔黄腻，脉弦滑数。体格检查提示，体温38℃，心率90次/分，呼吸30次/分，血压160/107mmHg；心肺未见异常，肝未触及；左上腹压痛，拒按，腹胀满。辅助检查，血常规提示，白细胞计数13.2×10^9/L，尿淀粉酶600U，血淀粉酶542U。

| 中医诊断 | 腹痛（热毒内蕴，腑气不通）。

| 西医诊断 | 急性胰腺炎（水肿型）。

| 处方 | 生大黄15g（后下），芒硝10g（冲服），枳实10g，延胡索15g，柴胡10g，赤芍15g，败酱草30g，川楝子15g，白芍30g，甘草6g，山楂15g。2剂，水煎服，日1剂，日2服。嘱禁食，卧床，保暖，配合静脉滴注。

| 二诊 | 药后排便2次，腹痛大减，热退至37.6℃，呕吐止，药已中的，继上方再进2剂诸症尽愈。

| 按 | 《黄帝内经·灵枢》"厥病"云："腹胀胸满，心尤痛甚，胃心痛也……痛如以锥针刺其心，心痛甚者，脾心痛也。""胃心痛""脾心痛"颇似现代医学急性胰腺炎。其发病急骤，常与饮食不节有关。本案以"痛、满、燥、实"而诊为阳明可下症，不失时机地使用大承气汤加减，通里泻实攻下，清热解毒，药证合拍，故见效颇捷。此方是中医治急症之一得。

● 病案三

王某，9岁，永春人，2022年8月30日初诊。

| 主诉 | 腹胀痛7天。

| 现病史 | 缘于7天前喝绿豆汤，腹部胀痛，呕吐，发热，至县医院治疗，给予输液治疗6天，发热退，而腹胀痛持续未缓解，经透视，拟诊断为不完全性肠梗阻，而求中医治疗。辰下见腹部胀痛，拒按，胀气，纳少，大便呈水样便，量少，小便黄，舌暗红，苔薄黄，脉弦滑。辅助检查，血常规正常。

中医诊断 腹痛（宿食内结，腑气壅滞）。

西医诊断 不完全性肠梗阻。

处方 大黄 3g，厚朴 5g，白芍 10g，苍术 3g，木香 3g，川楝子 8g，蒲公英 10g，槟榔 6g，甘草 2g。3 剂，水煎服，日 1 剂，日 2 服。

二诊 服药 1 剂，便通，腹胀较前好转。舌红，苔薄白，脉弦滑数。继上方加山楂 6g，神曲 6g。3 剂，水煎服，日 1 剂，日 2 服。

三诊 药后腹胀已除，无明显不适。舌较红，苔薄白，脉弦滑。效不更方，继上方，3 剂，水煎服，日 1 剂，日 2 服。

按 患者幼儿，脾胃本虚，饮食不慎，宿食内停，壅遏气机，故见腹部胀痛、发热；腑气不降上逆，呕吐见作。虽有输液消炎，发热虽除，于腑气通降无益，故而腹胀痛仍存、拒按。结合舌脉及二便，系属阳明腑实无疑。经言"中满者，泻之于内"，当此之时，非集力以泻之不能奏效也。取承气汤之意，因小儿脾胃本弱，去其芒硝、枳实，独取大黄、厚朴二味荡涤肠腑，泻下为要；益以槟榔、川楝子理气消胀，协同二味；再入苍术、木香以燥脾湿，恐其失运；佐白芍一味，柔肝缓急，又可防理气耗阴；以蒲公英配大黄，增强清热之力；甘草调和诸味，共奏泻热通腑、健脾燥湿之功。药证相符而一剂见功。二诊，虽大便已通，诸症见减，恐腑气未畅，故取一诊之意，酌加消食和胃之神曲、山楂。三诊，诸症已除，再以轻量轻剂收功。此三诊立意明确，层次分明。

第五节 泄 泻

◆ 病案一

郑某，男，41 岁，农民，永春人，2022 年 10 月 29 日初诊。

主诉 腹痛、泄泻半年，加剧 7 日。

现病史 半年来无明显诱因出现腹痛、泄泻，大便溏泄、黏腻不爽，脐周不适，就诊于外院，诊断为慢性结肠炎。经多地医院中西药治疗，症状时有反复。患者平素喜饮酒、喝浓茶。7 日前无明显诱因症状再发，且症状较前加剧，慕名来诊。辰下见大便稀溏、黏腻不爽，日行 2 次，里急后重，脐周疼痛，便后腹痛减轻，口苦纳差，恶心欲吐，脘腹胀满，小便可。舌红，苔黄厚腻，脉弦滑。

中医诊断 泄泻（湿热内蕴，气血壅滞）。

西医诊断 慢性结肠炎。

处方 黄连 10g，黄芩 10g，地榆 15g，槟榔 10g，厚朴 15g，青皮 10g，枳实 10g，山楂 10g，当归 10g，白芍 18g，桃仁 15g，川红花 5g，延胡索 15g，藿香 10g，紫苏梗 10g，虎杖 10g，甘草 5g。4 剂，水煎服，日 1 剂，日 2 服。

二诊 药后无腹痛、泄泻，大便日 1 行。舌淡，苔薄白，脉和，上方续服 3 剂巩固疗效。嘱少饮浓茶，少酗酒。微信随访，诸症已愈。

按 本例患者平素喜饮酒、喝浓茶，致湿邪内阻，脾胃气机阻滞，故见脘腹胀满；胃气不降，故见恶心欲呕，纳差；湿邪郁久化热，故见口苦；脾胃气机阻滞，久病入络，气血壅滞，不通则痛，故见腹痛，湿留热迫，里急后重；大便稀溏、黏腻不爽，苔黄厚腻，脉弦滑，为湿热内阻之象。故本例患者为湿热内蕴，气血壅滞证，病性属实，病位在脾胃，治当清热利湿，行气活血，选方为治痢奇方加味。

治痢奇方，出自清代江涵暾的《笔花医镜》，由刘完素的芍药汤发展而来，芍药汤（芍药、当归、黄连、黄芩、槟榔、木香、大黄、肉桂、甘草）去大黄、肉桂、木香，加枳实、厚朴、青皮、山楂、地榆、桃仁、红花而成。古代医家认为，下利多为湿热内蕴、气血壅滞所致，"治痢奇方"中黄连、黄芩清热燥湿，解毒止痢，为君药；辅以地榆，清热解毒，凉血止血，为臣药，《开宝本草》记载地榆有"止冷热痢及疳痢热"作用，现代药理研究表明，地榆对大肠杆菌、痢疾杆菌、变性杆菌、伤寒杆菌、副伤寒杆菌、霍乱弧菌等肠道致病菌有很好的抗菌作用，而且有抗炎、促进伤口愈合等作用，地榆治疗结肠炎引起的泻痢，疗效甚好；佐以山楂消食，青皮散滞气，去下焦诸湿，配枳实、厚朴、槟榔行气降气，荡涤肠胃积滞，通因通用，滞气去则后重自除；佐以当归、桃仁、红花，行血活血；重用白芍缓急止痛，治疗腹痛；甘草调和诸药，同时和白芍配成芍药甘草汤，酸甘缓急止痛，为使药。方中辛以散之，苦以燥之，寒以清之，甘以缓之，配伍完善周到，是治疗湿热内蕴，气血壅滞的泄泻之良方。

本例患者腹痛较剧，故加用延胡索活血止痛；恶心欲吐，故加藿香化湿止呕，紫苏梗行气宽中止呕；方中妙用苦酸微寒的虎杖，清热利湿，活血散瘀。现代药理研究表明，虎杖主要成分为大黄素，有促进胃肠蠕动，改善微循环，抗大肠杆菌、福氏痢疾杆菌等作用，虎杖与黄连、黄芩、地榆合用具有增强抗肠道致病菌的作用，在方中也是起效的关键。全方共奏清热燥湿、行气活血之功，药证合拍，其效甚佳。

病案二

王某，男，66岁，永春人。

主诉 便溏6年余。

现病史 缘于6年前无明显诱因出现大便稀溏，日2~3行，可见未消化的菜叶等。伴肠鸣矢气多，时腹痛，腹痛多位于左下腹部，无阵发性加剧，无便血、脓血便。无呕吐、呕血、黑便。伴口臭，口稍干、苦，口腔时出血。求诊于当地卫生院及福建医科大学附属第二医院，予口服肠炎宁、口炎清等药物治疗（具体欠详）。症状无缓解，遂来求诊。发病以来，小便可，舌淡、尖稍红，舌苔微黄腻，脉细弦。辅助检查，纤维肠镜提示"慢性结肠炎"。

中医诊断 泄泻（脾虚湿热，上热下寒）。

西医诊断 慢性结肠炎。

处方 乌梅 20g，黄连 5g，细辛 5g，黄柏 10g，肉桂 3g（后下），干姜 6g，党参 20g，牡丹皮 15g，白术 10g，芡实 15g，砂仁 5g，大枣 10g，附子 10g（先煎），花椒 8g。6 剂，水煎服，日 1 剂，日 2 服。

二诊 药后便溏改善，大便成形，口臭改善，腹不痛，感腹胀气、矢气多，夜间为甚，舌、脉同上。予上方加薄荷 8g（后下），紫苏梗 10g。6 剂，水煎服，日 1 剂，日 2 服。

按 患者年过六旬，脾肾阳虚，不能温煦脾土；清阳下陷，清浊不分，故而大便稀溏。脾气虚弱，脾失健运，湿邪中阻，郁久化热，湿热阻于中焦，升降失常，气机阻滞，故时而腹痛。湿热蕴于脾胃，上蒸于口，故而口臭、干苦；胃经脉络于龈，胃火循经上炎，故而口腔时出血。患者舌淡、尖稍红，苔薄黄腻，脉细弦，为脾虚湿热之征象（上热下寒）。本证属上热下寒，与蛔厥之证同病理。蛔厥之证是因为患者素有蛔虫，伤寒传至厥阴，形成上热下寒，故可治蛔厥之乌梅丸，本证当也可引用治之。方中重用乌梅酸平，收敛肝气，生津止渴。辅以花椒、细辛、干姜、砂仁辛热以温脏祛寒；牡丹皮、黄连、黄柏苦寒清泄肝胃；附子、肉桂温阳、引火下行；佐以党参、白术、芡实、大枣健脾益气。本方集酸收涩肠、温中补虚、清热燥湿、寒热并调于一方，故能治脾虚湿热、上热下寒、寒热错杂之久泻。二诊，大便已成形，口臭、干苦改善，此为阳气有鼓舞回升之象，阴阳趋于调和，上焦之热得以清泄，下焦之寒得以温补，故大便稀溏得以改善；脾气虚衰，运化无权，气机阻滞，故而感腹胀气、矢气多，故予上方加薄荷疏肝理气，紫苏梗行中宽气。诸药合用，故多年顽疾得除。

第三章

心系病证医案

第一节 心 悸

◆ 病案一

周某，男，61岁，永春人，1991年6月4日初诊。

主诉 关节疼痛10余年，心悸气喘，动甚1年多。

现病史 关节疼痛，时治时发10余年，近一年来伴心悸、气喘，经福建省立医院诊为"风湿性心脏病""二尖瓣狭窄"，给予强心、消炎、抗风湿等西药治疗，虽病情改善，但仍心悸、气喘，动则甚，汗出，舌暗，苔薄腻，脉小滑、略数。

中医诊断 心悸（心气不足，风湿痹阻）。

西医诊断 风湿性心脏病。

处方 黄芪30g，高丽参3g，防己10g，白术10g，黄精15g，薏苡仁30g，大枣10g，炙甘草4g。6剂，水煎服，日1剂。

二诊 药后心悸、气喘明显改善，关节疼痛大减，近日受风与饮食不慎，脘腹不适，稍咳有痰，大便稍溏，但无畏冷发热，舌苔薄腻，脉浮滑，治以上方加陈皮10g，半夏10g，薄荷10g，防风10g。6剂，水煎服，日1剂，日2服。

三诊 药后唯近日胸有闷痛，舌暗，苔薄，脉细，上方去薄荷、防风，加全瓜蒌12g，三七3g。6剂，水煎服，日1剂，日2服。

四诊 病已基本控制，登高不觉心悸、气喘，可以做强度较小的劳动，用生脉散合防己黄芪汤加减，每月服药2~3次，每次6剂，以巩固疗效，并注意调摄，劳逸结合，防湿防感冒，随访半年病未复发。

按 风湿性心脏病，属中医"心悸""心痹"范畴，《黄帝内经·素问》"痹论篇"云："……复感于邪，内舍于心……心痹者，脉不通，烦则心下鼓。"说明湿邪缠绵不去，内犯于心，心气不足痹阻则心悸，内阻于肺则上气喘息。而本案以周身关节酸痛、心悸、气喘为主要表现，正合以上病机，为风湿内犯、心气不足所致。治取防己黄芪汤益气固表，祛风利湿，宗《黄帝内经》"气虚宜掣引之，血实宜决之"，加高丽参补气健脾以利脾健湿，黄精补气润心肺又益肾，用田七疏通血气，谓之气足血行，血行湿自除，又加薏苡仁利湿、除湿邪。继则配合健脾活血通络而收功。

病案二

李某，男，26 岁，1998 年 3 月 11 日初诊。

主诉 发热、心悸、咳嗽、气短 1 个月。

现病史 1 个月来因尿道结石手术后开始出现发热、咳嗽、心悸、气短，经用抗生素及中药治疗，咳嗽大减，但发热未退，心悸、气短仍存，伴胸闷、神疲，不思饮食，大便稍干，小便色黄。舌苔薄腻微黄，脉细数。体格检查提示，体温 38℃，心率 86 次 / 分，呼吸 24 次 / 分，血压 125/75mmHg；心律齐，肺未见异常，肝脾未触及。辅助检查，血常规提示，白细胞计数 9.8×10^9/L；心电图提示，心肌炎。

中医诊断 心悸（热邪犯心，心失所养）。

西医诊断 心肌炎。

处方 沙参 15g，麦冬 10g，五味子 6g，金银花 10g，连翘 10g，鱼腥草 15g，茯苓 20g，薏苡仁 20g，甘草 3g。6 剂，水煎服，日 1 剂，日 2 服。

二诊 服药 6 剂后，发热已退至 37.3℃，心悸、气促减轻，神疲仍见，心率 78 次 / 分，心律齐，舌苔薄腻，脉略数。依上方加太子参 15g，玉竹 15g。6 剂，水煎服，日 1 剂，日 2 服。

三诊 药后热已退尽，体温 36.8℃，心平气息，心率 74 次 / 分，二便正常，纳食较少，唯疲乏，舌苔薄腻，脉小滑，心电图复查无异常。邪热已去，正气未复，胃气仍损，上方去金银花、连翘，加陈皮 10g，麦芽 15g。6 剂，水煎服，日 1 剂，日 2 服。

四诊 诸症已愈。唯站立久时双足会乏力发抖，改用生脉汤养心宁神，配滋养肝肾之品而收功。2 个月后随访，病未复发。

按 《黄帝内经·素问》"痹论篇"云："脉痹不已，复感于邪，内舍于心。""心痹者，脉不通，烦则心下鼓，暴上气而喘。"心肌炎属中医"心悸"范畴。本案由于外感邪热多日未解，内舍犯心所致。心气被抑而气短；邪扰心神则心悸；发热、大便干、舌苔微黄、脉数是邪热内舍之征。治以祛邪解毒、养阴清热为先，用银翘、鱼腥草、甘草清热解毒祛邪，佐沙参、麦冬、五味子滋阴养心；茯苓、薏苡仁健脾利湿以顾胃气，继则以扶正祛邪、护胃固本善其后，使病愈，无复发之忧。

● 病案三

周某，男，58岁，2003年1月5日初诊。

主诉 心悸、心慌时轻时重1年余。

现病史 1年前因烦心而失眠、心悸、心慌，经西医诊为心神经官能症，予地西泮、谷维素治疗，睡眠改善，但心悸、心慌未愈，求中药治疗。辰下见心悸、心慌、心烦，遇烦事而加重，伴口干、头晕，时有咳痰，神疲乏力，五心烦热，大便稍干，舌质红，苔腻微黄，脉细数带滑。体检及生化检查提示，体温37.3℃，心率78次/分，呼吸23次/分，血压125/75mmHg；肺未见异常，心律齐，肝脾未触及。心电图无异常。

中医诊断 心悸（阴虚痰扰，心神不宁）。

西医诊断 心神经官能症。

处方1 太子参15g，麦冬10g，五味子6g，酸枣仁15g，远志10g，龙齿30g，丹参20g，琥珀4g，龙眼肉10g，甘草3g。3剂，水煎服，2日1剂，日1次。

处方2 茯苓30g，半夏10g，枳实10g，竹茹10g，陈皮10g，甘草3g。3剂，水煎服，2日1剂，日1次。

以上两方交替服用。

二诊 药后诸症明显减轻，患者欣喜自诉，自患病以来服药不少，从未感到服此药效力之大，心情舒畅。腰稍酸，舌苔薄，脉细数，重按无力。遵上1

方去龙齿、琥珀，加百合20g，生地黄20g。12剂，水煎服，日1剂，日2服。

┆三诊┆　昨因受惊，上症状有反复，但症状表现较轻。继守上方，加龙骨、远志，连服20剂，前症状消除十之七八。后改用甘麦大枣汤水煎代茶饮，调养善其后。随访1年后病未复发。

┆按┆　本案是由精神因素引发的心主不安，病久必虚，肾阴亏耗，不能上济于心，则头晕、腰酸、心悸、心慌，由于久病者，病情较复杂，往往虚中夹实，本例兼见时有咳痰、心烦、舌苔黄腻，脉滑乃痰火扰乱心神所致。一用生脉散加龙齿、龙眼肉、琥珀、酸枣仁、远志滋阴养心，宁心安神治其虚；二用温胆汤清热化痰，痰热清而心自安宁。待痰火清后又加百合地黄汤，加强滋阴养血，清热宁神，继用甘麦大枣汤调养，甘草、大枣、小麦均味甘入脾，补土生金，有益于肺金生水，又能补后天、滋先天肾阴之不足，小麦且可养心以宁神。脏气复，神志定，其病自愈。

◆ 病案四

张某，男，85岁，2022年7月3日初诊。

┆主诉┆　心悸半年。

┆现病史┆　患者半年来心悸，活动后稍喘促，伴肢体麻木，寐差，无头晕，无胸闷胸痛。查心电图示"快速型房颤"。血压130/70mmHg，服西药琥珀酸美托洛尔缓释片（倍他乐克）可控制，但患者希望以中药调理，遂来诊。辰下见形体稍瘦，心悸阵作，活动后稍喘促，肢体麻木，稍口干，纳少，寐差，二便尚可。舌淡，苔薄，脉结代数。

┆中医诊断┆　心悸（心阳不振，痰瘀阻络）。

┆西医诊断┆　快速型房颤。

┆处方┆　太子参30g，桂枝6g，炙甘草8g，瓜蒌10g，麦冬10g，半夏10g，五味子8g，丹参30g，赤芍10g，葶苈子8g，补骨脂15g，黄芪30g，紫苏子10g，玉竹15g。3剂，水煎服，日1剂，日2服。

┆二诊┆　药后心悸减轻，但出现腹泻，纳食可，小便调。舌淡，苔薄，脉结代。上方去瓜蒌，加干姜4g。6剂，水煎服，日1剂，日2服。

┤三诊├　患者药后症状明显好转，停用琥珀酸美托洛尔缓释片（倍他乐克），偶有心悸，无喘促，肢麻轻微，纳寐可，二便调，舌淡，苔薄，脉结代。予上方继服，巩固疗效。

┤按├　"心悸"多因情绪刺激、劳倦内伤、饮食不节、痰浊内生、心肝火旺、久病体虚等因素所致。"邪之所凑，其气必虚"，心虚为本，以气虚、血虚、阴虚、阳虚常见；水饮、痰浊、瘀血、火热之邪为标，扰动心神，故心悸难安。

本案例中，患者年老体虚，心肾之阴阳俱损。阳虚则水饮痰浊、瘀血内生，上逆扰心，故见心悸、气喘、肢麻；阴虚则形体消瘦、口干、寐差。脉结代数主心虚挟痰瘀之征。

方中桂枝、补骨脂温补心肾之阳，振奋心阳；生脉散加玉竹益气养阴；黄芪、葶苈子益气利水；半夏、瓜蒌、紫苏子化痰浊；丹参、赤芍凉血清热、活血化瘀；炙甘草补心脾、化痰浊，并调和诸药。

二诊时症状减轻，但出现腹泻，考虑瓜蒌通便所致，予停用；加干姜以增强温阳化湿，亦取炙甘草汤补阳调阴、治心动悸之意。

三诊时已取得较好的效果，说明患者阴阳得补、水湿得化、痰浊得清、瘀阻得通，心悸好转，当继续坚持服药调理。

第二节 胸 痹

病案一

廖某，男，47岁，2009年9月28日初诊。

主诉 胸闷、短气3年余，咳喘3个月。

现病史 患者胸闷、短气时轻时重3年余，发作时服丹参滴丸可缓解。心电图提示"慢性冠状动脉硬化供血不足"。某医院诊断为冠状动脉粥样硬化性心脏病。3个月前因感冒余邪未清，致咳嗽反复发作，痰少，气促，X光片示"慢性支气管炎"。用止咳、消炎等治疗未见明显好转。胸闷更甚，而求中医诊治。就诊时面色隐隐灰滞，形体稍胖，精神萎靡，胸闷似痛，气稍促，咳嗽，痰少不易咳出，口干咽燥，纳食减少，大便稍干不畅，舌质暗、有瘀点，苔白、右边微黄，脉沉、小滑。体格检查提示，体温37.4℃，心率80次/分，呼吸22次/分，血压135/85mmHg；双肺可闻及少许湿啰音，心律齐，肝脾未触及。辅助检查，血常规提示，白细胞计数 9.5×10^9/L。

中医诊断 胸痹（痰浊壅塞，气机不宣），咳嗽。

西医诊断 冠状动脉粥样硬化性心脏病，慢性支气管炎。

处方 麦冬10g，制半夏10g，太子参10g，薏苡仁15g，大枣5枚，瓜蒌15g，薤白10g，紫苏子10g，甘草3g。6剂，水煎服，日1剂，日2服。

二诊 药后胸闷、气促十去其七，大便通畅，咳轻未除，遵上方去薤白，加紫菀10g，桔梗10g。6剂，水煎服，日1剂，日2服。

三诊 药后胸闷除，咳已减，舌苔转薄白，脉小滑、右关弱。继上方去桔梗，加麦芽15g，茯苓30g。6剂，水煎服，日1剂，日2服。

四诊 症悉除，改用六君丸合参七粉（洋参3g，田七2g合末），日1剂，调理善后。

按 此案属《金匮要略》"胸痹""咳嗽上气"是也，盖胸痹一症应责于上焦阳气虚、浊阴上逆、胸阳被阻。旧疾未愈又复邪恋于肺，灼伤肺阴，肺失肃降，气逆于上，则咳逆上气，又添痰浊内阻，气机不畅，胸阳不展，胸痹更甚。《黄帝内经》云："谨察间甚，以意调之，间者并行，甚者独行。"今因阳气虚痰浊阻胸，肺阴不足，肺失清肃，气机不畅，相间互见，治法并行其治，并行者（化痰清肺通阳、降逆化痰、宣通气机）以瓜蒌薤白半夏汤开胸痹、通心阳，与麦门冬汤清肺化痰、宣肺降逆兼施而获疗效。继则用麦芽、茯苓健脾利湿，治其生痰浊之源，再用参七粉补气活血通脉善其后。

● 病案二

杨某，男，73岁。

┆**主诉**┆ 胸痛半月余。

┆**现病史**┆ 患者于2023年3月25日，感冒后出现咳嗽咳痰、胸部疼痛，逐渐加剧，在外诊所予口服药物（具体不详），胸痛无缓解，于2023年3月31日住院治疗。常规心电图提示，"窦性心律、左心室高电压"。血常规提示，白细胞计数 9.85×10^9/L，中性粒细胞百分比84.5%，C反应蛋白8.92mg/L。胸部CT提示"右肺中叶、左肺上叶舌段及双肺下叶慢性炎症；食管中段壁可疑增厚，建议内镜检查"。生化检查提示，心肌酶CK-MB 26U/L；聚合酶链反应（PCR）、肌钙蛋白正常。电子胃镜提示"慢性萎缩性胃炎（C3）伴糜烂、胆汁反流"。颈椎CT提示，"颈椎病伴 C_{2-3}、C_{3-4}、C_{4-5} 椎间盘突出"。体格检查提示，局部胸部皮肤未见皮疹。考虑肺部感染、心肌炎、慢性萎缩性胃炎、颈椎病，予以抗感染、止咳化痰、营养心肌、止痛等处理，咳嗽咳痰逐渐缓解，日间因止痛药无感胸痛，每至午夜胸痛复发，痛不能寐，逐日加剧。2023年4月6日，辰下见胸痛，持续性发作，止痛药后可缓解，不随触压、呼吸、咳嗽、体位等改变，伴见口干不欲饮，因疼痛夜寐不佳，舌暗红，苔薄黄，脉沉涩、左关弦。

┆**中医诊断**┆ 胸痹（胸阳痹塞，痰湿壅阻）。

┆**西医诊断**┆ 胸痛待查。

┆**处方**┆ 瓜蒌15g，薤白12g，桂枝10g，生地黄15g，桃仁6g，红花6g，柴胡 6g，川芎 12g，桔梗 10g，牛膝 15g，川楝子 12g，延胡索 12g。3 剂，水煎服，日 1 剂，日 2 服。

†**二诊**†　次日随诊，患者诉药后当晚，胸痛明显减轻，一觉至天亮，遂嘱再服 2 剂。

†**三诊**†　三日再诊，胸痛若失。

†**按**†　胸痹，发作多以邪实为主，气滞、血瘀、阴寒、痰浊多见。本案以胸痛持续发作，舌暗红脉涩为主，此为胸阳痹阻，痰浊壅塞，血瘀内阻，不通则痛。治当"急则治其标"为先，以通阳散结、理气、通痹止痛为法。方选瓜蒌薤白桂枝汤通阳开结，理气宽胸；佐以金铃子散疏肝行气，使气机通畅，血行得利；配入血府逐瘀汤活血祛瘀，行气止痛，达到祛瘀生新、气血调和之目的。综观其方，前二方重在通阳理气，后者重于活血祛瘀，相得益彰，效力更著，诸痛自愈。本案其病不明，遂以辨症治之，而效如桴鼓，体现了中医"不明其病，当辨其证"的临床思路。

第四章

肝胆系病证医案

第一节 黄 疸

宋某，女，35岁，2004年8月15日初诊。

主诉 右胁胀痛彻背，身目俱黄，伴纳呆、呕恶8天。

现病史 因恣食肥甘，劳倦过度，于2004年8月10日出现精神疲乏，而后右上腹胀闷作痛连胁，目黄尿赤，肌肤发黄，食欲欠佳，时呕恶。在外按"急性黄疸型肝炎"给予西药保肝配中药茵陈蒿汤治疗3天，诸症未瘥，右胁疼痛加剧，黄疸加深而求诊中医。辰下见精神稍萎，痛苦不安，面色青黄，形体壮实，右上腹绞痛且胀难忍，痛串胁背至肩，痛时喜屈腰背，身目俱黄，色泽鲜明，口唇暗红稍干，可闻呻吟及痛呼声，口有臭气，纳呆呕恶，小便短赤，大便稍秘。舌体活动自如，舌质暗红，苔黄腻，舌下带暗红，脉沉弦滑。体格检查提示，体温37.8℃，心率82次/分，呼吸21次/分，血压136/78mmHg；神清，急性病容，巩膜皮肤黄染；心肺查体未见明显异常；颈软；腹平坦，右上腹压痛伴肌紧张；肝大0.5cm，脾未触及。辅助检查，血常规提示，白细胞计数9.5×10^9/L，中性粒细胞百分比87%，淋巴细胞百分比13%；肝功能提示，黄疸指数26U，转氨酶49U；B超提示，胆总管及胆囊内分别见1.2cm×0.8cm、0.8cm×0.6cm强光团。

中医诊断 黄疸（肝胆湿热）。

西医诊断 胆囊炎，胆石症，阻塞性黄疸。

处方 金钱草30g，茵陈蒿15g，郁金10g，柴胡6g，白芍90g，甘草15g。3剂，水煎服，日1剂，日2服。饭后给药。嘱饮食宜清淡，忌油腻之品，低脂肪饮食，心情调畅，多注意休息。

二诊 药后腹痛缓解，黄疸减退，舌苔薄黄，脉弦，药已见效，遵上方加重清热利胆理气之品。上方加海金沙15g，麦芽30g，鸡内金15g，木香5g，枳壳10g。3剂，水煎服，日1剂，日2服。

三诊 药后腹痛十去九，黄疸退，纳增，呕恶止，唯头晕乏力，舌苔薄，脉弦细，邪退正伤，上方加红参 10g。3 剂，水煎服，日 1 剂，日 2 服。

┤**四诊**├ 昨大便排出椭圆形黄色结石 2 枚，腹痛消失，诸症悉平，唯食欲欠佳，B 超复查提示结石已消失，继改用健脾利胆善其后。

┤**按**├ 胆石之症，其病机主要是肝郁气滞，湿热久羁，胆汁受其煎熬而成。肝主疏泄，与胆相表里，其经布两胁，肝郁气滞，疏泄不利，胆道受阻痉挛则右胁痛连肩背；湿热蕴结，胆道阻塞，胆汁外溢则发为黄疸；肝木横逆脾胃，则纳呆呕恶；舌苔黄腻、脉滑乃湿热之象，脉弦为肝脉所主，痛则沉弦脉。其病位在肝、胆、脾、胃，病性为实热证，肝胆湿热，胆道受阻，络脉拘急作痛。治宜疏肝清热，利胆止痛。方中柴胡、郁金疏肝利胆止痛；金钱草、茵陈清热利胆排石；重用白芍缓急止痛，继则加重清热利胆理气以祛其邪，待邪退后，复用健脾抑木之法以复其正、善其后，而获愈。

张某，男，62 岁。

†**主诉**†　反复左侧胸腹抽痛、灼热感 1 年余。

†**现病史**†　1 年余前左侧胸腹出现抽痛难忍，伴灼热感，经多家医院全身体检，提示无器质性疾病，均按神经痛治疗，未能治愈。近日来疼痛加剧，以止痛药度日。情志稍烦躁。舌质暗红，边有瘀斑，苔薄腻，脉弦滑、左关带涩。局部无压痛，二便正常。

†**中医诊断**†　胁痛（气滞血瘀）。

†**西医诊断**†　肋间神经痛。

†**处方**†　柴胡 6g，枳实 10g，白芍 80g，川楝子 12g，延胡索 10g，板蓝根 15g，甘草 6g。仅服 8 剂而愈。

†**按**†　四逆散在《伤寒论》中虽主治少阴阳郁证，但也可取其疏畅气机之功，用于肝经郁滞。方中白芍量大，与甘草配合可缓急止痛，又加金铃子散助理气止痛之力，妙用板蓝根清肝之郁热。方药与病证相合，见效神速。

第三节 积 聚

黄某，男，45 岁，1998 年 2 月 24 日初诊。

主诉 右胁闷痛，伴疲乏、纳差 3 个月。

现病史 3 个月前右胁不舒、疲乏，由其爱人发现面部成片毛细血管扩张而到县医院检查，发现肝功能及血常规异常而住院，诊断为"早期肝硬化"。住院时以西药保肝为主，住院 50 余天未见明显好转而出院求诊中医。辰下见右胁时闷痛不舒，情志抑郁，食欲不振，食后脘腹胀，体倦四肢乏力，大便正常，小便稍黄。形体较瘦，闻及太息而无呻吟、咳喘及异常气味。舌体活动自如，舌质暗红、苔薄黄、舌下脉络紫暗，脉弦细。体格检查提示，体温 37.3℃，心率 78 次 / 分，呼吸 21 次 / 分，血压 104/76mmHg；神志清楚，精神稍萎，面暗黑色，颈项部出现蜘蛛痣，可见肝掌，颈项无淋巴结肿大；心肺无明显异常，腹稍胀无肿块，目无黄染，肝右肋下 0.5cm 触及，有压痛，脾左肋下 2cm 触及。辅助检查，肝功能提示，麝絮（+++）、麝浊 20U、锌浊 10U、谷丙转氨酶 82U、白蛋白 4.5g/L、球蛋白 21g/L；血常规正常，二便检查正常；B 超提示，肝脾肿大。

中医诊断 肝积（肝脾不和，气滞血瘀）。

西医诊断 慢性肝炎，早期肝硬化。

处方 柴胡 6g，枳壳 10g，白芍 30g，白术 10g，茯苓 30g，丹参 30g，川楝子 12g，甘草 3g，谷芽 15g（后下），麦芽 15g（后下）。3 剂，水煎服，日 1 剂，日 2 服。嘱调情志，多休息，忌油腻燥热之品。

二诊 药后，胁痛大减，纳增，口干，睡眠欠佳，舌红，脉细弦，此乃肝阴亏损，治改滋养肝阴，以一贯煎加减：生地黄 15g，沙参 15g，川楝子 10g，枸杞子 12g，当归 8g，麦冬 10g，甘草 3g。5 剂，水煎服，日 1 剂，日 2 服。

三诊 药后口干除，舌红转淡，睡眠转佳，唯脘腹稍胀，脉弦细，此属脾胃不健，治改健脾和胃养肝，方取一贯煎合异功散加丹参调治 3 个月，复查肝功能正常，复查 B 超示肝脾肿大基本消失。

┆ **按** ┆　肝硬化属中医"癥积""膨胀"范畴。本病多因湿热久郁，肝脾两伤，日久则气滞血瘀。胁痛、舌红、脉弦细属肝阴受伤；食欲不振、倦怠属脾失健运；肝脾肿大乃气滞血瘀之征。病位在肝脾，病性虚中夹实，为肝脾不和、气滞血瘀之证。治以四逆散加白术、茯苓、谷芽、麦芽疏肝理脾，辅以川楝子、丹参行气活血，继则用一贯煎、异功散加味滋养肝肾、健脾和胃而收功。

第四节 鼓 胀

李某，女，40岁，1992年10月3日初诊。

主诉 反复右胁肋区疼痛5年，加剧8天。

现病史 5年前无明显诱因出现右胁肋区疼痛，就诊于当地医院，诊断为胆囊炎。经治疗后，症状好转，但仍时有反复。8天前因食油腻之物，右胁肋区疼痛，并向右肩反射，伴畏冷发热（体温38.7℃），恶心呕吐，墨菲征阳性。血常规提示，白细胞计数12.5×10^9/L；B超提示，急性胆囊炎。

中医诊断 鼓胀（湿热蕴结，气机阻滞）。

西医诊断 急性胆囊炎。

处方 柴胡10g，茯苓10g，制半夏8g，白芍15g，枳壳6g，大黄8g，金钱草20g，郁金8g，甘草3g。3剂，水煎服，日1剂，日2服。嘱注意休息，忌油腻辛辣之品。

二诊 药后上症好转，效不更方。上方再3剂，诸症消失。

按 《千金要方》称胆为"中清之腑"，以通降下行为顺，病因油腻之物，酿成湿热，胆气不通，不通则痛，故取大柴胡汤加金钱草、郁金，以通利为主而治愈本病。

第五章

肾系病证医案

第一节 水 肿

病案一

陈某，男，37 岁，永春人，2003 年 6 月 28 日初诊。

主诉 患高血压 5 年余，面浮肿、尿少 6 个月。

现病史 患高血压 5 年余，服复方降压胶囊，血压时高时降，6 个月前发现头痛、面浮肿、尿少、乏力，经肾功能检查提示早期尿毒症，住厦门某医院治疗 16 天，头痛减轻，后求中医治疗。辰下见精神淡漠，疲乏，面稍浮肿，小便短少，纳差，欲呕，形寒肢冷，头稍痛，舌暗红，苔薄腻，脉左弦、右关弱、尺沉滑。体格检查提示，体温 37℃，心率 76 次 / 分，呼吸 20 次 / 分，血压 148/98mmHg；心肺未见异常，肝脾未触及。辅助检查，生化检查提示，尿素氮 9.9mmol/L，肌酐 341μmol/L，尿酸 566μmol/L；尿常规提示，尿蛋白（++）。

中医诊断 水肿（脾肾阳虚，湿浊内阻）。

西医诊断 尿毒症。

处方 茯苓 15g，制半夏 10g，陈皮 15g，姜竹茹 10g，枳实 10g，附子 8g（先煎），大黄 6g，山药 15g，芡实 15g，黄芪 30g，赤小豆 15g，甘草 3g。6 剂，水煎服，日 1 剂，日 2 服。配服白花蛇舌草（叶）60g，鸭蛋 2 个，用鸭蛋炒叶每 3 天服 1 次。

二诊 药后面浮肿消失，小便较长，他症减轻，药已中病，继上方。

三诊 上方继服 36 剂，复查肾功能提示尿素氮、肌酐、尿酸已正常。唯头晕时痛，测血压 155/98mmHg，汗出怕风。舌苔腻微黄，脉浮，治宜健脾利水，平肝止痛。方用黄芪 30g，白术 10g，防己 10g，天麻 15g，双钩藤 15g，牛膝 15g，川芎 10g，白芷 5g，连翘 10g，赤小豆 20g，蝉蜕 8g。6 剂，水煎服，日 1 剂，日 2 服。

四诊 药后头晕头痛已除，腰酸耳鸣，改服六味地黄汤加杜仲 10g，连翘 10g，赤小豆 15g，蝉蜕 8g，石莲子 30g，丹参 20g。继服 15 剂，病获愈，随访 1 年未复发。

⊦ **按** ⊦　此案四诊，系脾肾阳虚、湿浊内阻，气机升降失常，选温胆汤理气清胆、布津调水为用，加大黄、附子，法《金匮要略》大黄附子汤意。附子之辛热、大黄之涤荡，逐寒饮以拯挽先天肾功、治理太阴之里阴证，再加山药、芡实以强劲脾胃后天。入黄芪补气，可用于一切表虚证，三诊重视肝肾，清解留存之毒，攻补兼备，步步为营，病愈而未再复发。案例中，白花蛇舌草合鸭蛋验方，突显鲜明之举，鸭蛋营养元素丰富，直入肺脾二经，验方具有清热解毒、利湿通淋、大补虚劳、滋阴养血之功效，参与方中，乃画龙点睛，相得益彰。

● 病案二

任某，女，31 岁，晋江人，2003 年 9 月 24 日初诊。

⊦ **主诉** ⊦　全身浮肿、尿少 2 个月。

⊦ **现病史** ⊦　2 个月前因感冒、咽痛，继则面浮至全身浮肿，曾用青霉素、黄芪注射液、肌苷、泼尼松、双氢克尿噻等治疗，病情稍好转但下肢浮肿、腹肿乃见，纳差，神疲乏力，多汗，大便少，尿短，舌暗红，苔腻，脉沉滑。体格检查提示，体温 37.2℃，心率 80 次 / 分，呼吸 21 次 / 分，血压 140/86mmHg；心肺未见异常，肝脾未触及。辅助检查，尿常规提示，蛋白质（+++），隐血（++）；肾功能提示，肌酐 39μmol/L；肝功能提示，总蛋白 47g/L，白蛋白 27g/L；B 超提示，肾结石 0.3~0.5cm。

⊦ **中医诊断** ⊦　水肿（脾肾两虚，湿邪内阻）。

⊦ **西医诊断** ⊦　慢性肾炎，肾结石。

⊦ **处方** ⊦　黄芪 30g，薏苡仁 30g，白术 10g，防己 10g，山药 30g，大腹皮 10g，槟榔 10g，芡实 30g，厚朴 5g，鸡内金 15g，甘草 3g。6 剂，水煎服，日 1 剂，日 2 服。嘱多休息，避生冷之物，慎风寒，少盐。

⊦ **二诊** ⊦　药后浮肿见消。尿常规提示，蛋白少许，隐血（+）。药已中病，效不更方。6 剂，水煎服，日 1 剂，日 2 服。

三诊 2 天前感冒，面浮肢肿又现，尿少，纳差。尿常规提示，尿蛋白（+++），隐血（+++）。舌苔薄腻，脉浮。守上方加连翘 10g，赤小豆 30g，蝉蜕 8g。6 剂，水煎服，日 1 剂，日 2 服。

四诊 药后浮肿已消。尿常规提示，尿蛋白（+），隐血（+）。纳增，后按上方加益母草、石莲子、党参加减调治 3 个月，尿常规、肝功能、肾功能复查正常，B 超复查示肾结石消失，病告愈，连续 2 年未复发。

按 水肿因由外感而发者，《金匮要略》是为太阴、太阳合病，太阳表虚，兼有里饮之外邪内饮病。益气祛风、健脾利水为治疗之常法，故而投用防己黄芪汤加减。加薏苡仁、白术、防己利湿；加山药、芡实补脾益肾，治理肾脏筛漏之缺；加大腹皮、槟榔、厚朴、鸡内金，悦脾胃而容百纳，调气机而化结石。三诊小恙，酌情加入连翘、赤小豆、蝉蜕，乃仿水肿"宣肺揭盖"之法则也。再言医嘱之重要，遏制其病因诱发。

● 病案三

陈某，女，43 岁，2009 年 8 月 11 日初诊。

主诉 脸面浮肿、咽痛、咳嗽 15 天。

现病史 半个月前因劳受凉，畏冷、咳嗽、咽痛，在外医治曾用过青霉素及激素数日，虽畏冷除，但咳嗽仍见，伴脸面浮肿，下肢稍肿，腰酸乏力，小便短赤，纳差，舌暗红，苔腻微黄，脉滑尺弱。体格检查提示，精神稍萎，面色欠华，眼睑及双下肢水肿，咽部充血；体温 37.6℃，心率 76 次 / 分，呼吸 20 次 / 分，血压 130/80mmHg；心肺未见异常，肝脾未触及。辅助检查，尿常规提示，尿蛋白（+），隐血（+++）；血常规提示，白细胞计数 10.3×10^9/L，中性粒细胞百分比 71.2%；肾功能提示，尿素氮 7.1mmol/L，血肌酐 78.3mmol/L。

中医诊断 水肿（风水相搏）。

西医诊断 急性肾小球肾炎。

处方 麻黄 5g，连翘 10g，赤小豆 30g，蝉蜕 8g，白术 10g，牡丹皮 15g，山药 30g，芡实 30g，白茅根 30g，甘草 3g。6 剂，水煎服，日 1 剂，日 2 服。

嘱休息，少盐，慎风邪，禁辛辣之品。

｜二诊｜ 药后浮肿消减，咳嗽亦减，食欲改善，小便较清长，但体倦怠。尿常规提示，尿蛋白（+），潜血（+）。舌苔薄腻，脉小滑。余邪未清，正气已伤，再以上方加黄芪30g。6剂，水煎服，日1剂，日2服。

｜三诊｜ 药后水肿消退，咳嗽亦除，腰酸体倦明显改善，尿常规提示尿蛋白少许，潜血（+），舌晦暗，苔薄，脉沉。以上方增减，加滋阴活血之品。方用连翘15g，赤小豆30g，生黄芪30g，山药30g，莲子15g，龟甲30g，败酱草10g，墨旱莲20g，仙鹤草30g，甘草3g。12剂，水煎服，日1剂，日2服。

｜四诊｜ 药后尿常规正常，他症悉愈，后改3天服1剂，以巩固疗效，半个月尿常规复查4次均正常，随访半年未复发。

｜按｜ 肾小球肾炎是由链球菌及其他感染引起的变态反应性炎症，有急性和慢性两种。临床以水肿、血尿、蛋白尿及高血压为主要表现，相当于中医"水肿"范畴。水肿是由外感风邪水湿或内伤饮食、劳倦，以致水液代谢功能障碍，造成头面、四肢甚及全身水肿。人体内水液的代谢和调节，主要依靠肺、脾、肾、三焦、膀胱等脏腑功能活动来完成。如肺气的通调、脾气的转输、肾气的开阖，而三焦司决渎之权，使膀胱气化畅行，小便因而通利。如果其中任何一脏的功能失调，都有可能使水液代谢障碍而发生水湿停蓄、潴留，成为水肿。而本例因劳受凉，风邪外袭，肺气不宣，不能通调水道，下输膀胱，以致风遏水阻，湿热内蕴。麻黄连翘赤小豆汤宣肺利水，清热解毒；蝉蜕疏散风热，且有抗变态反应的作用；牡丹皮、白茅根凉血止血，清热利尿不伤阴；山药、芡实、白术补脾胃，益肺气，强肾固精；甘草调和诸药。三诊待邪祛之势，则加益气、滋阴、凉血扶正祛邪，达祛邪务尽，使病愈且无复燃之扰。

第二节 淋 证

邱某，男，38 岁，2013 年 10 月 15 日初诊。

主诉 反复腰腹阵发性疼痛 4 年，加重 3 天。

现病史 4 年前因腰腹部疼痛、小便不利就医，经检查确诊为左肾结石（0.9cm×0.8cm），右肾泥沙样结石，经消炎药及破石治疗症状缓解，嗣后腰腹疼痛时常发作，虽用消炎止痛及石通淋等药，又进行了 2 次破石治疗，但均无效。3 天来腰腹部绞痛阵作，向会阴部放射，伴畏冷发热、尿急尿痛，经静脉滴注抗生素及解痉药，发热消退，尿急尿痛及腰腹疼痛缓解，患者要求配合中药治疗。辰下见腰腹疼痛阵作，小便不利，伴腰酸乏力，时有恶心，舌暗，苔腻黄，脉弦滑、右关尺弱。体格检查提示，急性病容，痛苦不安；体温 37.2℃，心率 78 次/分，呼吸 19 次/分，血压 130/80mmHg；心肺未见明显异常，肝脾未触及，左肾叩击痛阳性。辅助检查，血常规提示，白细胞计数 $10.1×10^9$/L，中性粒细胞百分比 70.4%；尿常规提示，尿蛋白（+），红细胞（++）；B 超提示，左肾结石 1.2cm×0.8cm，伴轻度积水。

中医诊断 石淋（肾虚湿热蕴结）。

西医诊断 肾结石。

处方 胡桃 30g，金钱草 60g，菟丝子 15g，海金沙 15g，鸡内金 30g，葛根 15g，陈皮 15g，甘草 6g。6 剂，水煎服，日 1 剂，日 4 服。嘱治疗时多饮水，多跳跃，以便结石下移排出。

二诊 药进 3 剂后疼痛消失，他症减轻。再进 6 剂，诸症悉除，B 超复查提示，结石已排出，肾积水已消失。

按 本病初起多实热，以宣通清利为治。其间又经多次破石，肾受损伤，气化失司；病程日久，则多见虚象，或实中夹虚，故腰酸乏力。脉尺弱为肾虚之征；尿急尿痛、舌暗红、苔腻黄、脉弦滑为标实湿热蕴结之候，治宜扶正祛邪、标本兼顾，以补肾益气、利湿清热为主。方中胡桃、菟丝子、陈皮补肾健脾益气，以驱石动；金钱草、海金沙清热利湿通淋，利尿排石；鸡内金消积磨坚，化石溶石；葛根升清降泻，现代药理证实其具有扩张血管作用，可借以扩张管道及松弛输尿管平滑肌，以利结石排出；甘草补益脾胃，调和诸药。方中重用金钱草，临床观察一般用60~120g可收效。诸药合用，补肾益气，宣通清利，以利结石排出，取效迅速。

第六章

气血津液病证医案

第一节　内伤发热

◆ **病案一**

周某，男，4岁，1990年6月10日初诊。

主诉 持续高热5天。

现病史 患儿于1990年6月2日起病，流鼻涕，喷嚏，发热，曾进西药退热剂，发热旋退旋起，3天后仍持续高热，经西医多次检查，找不出发热原因。用抗生素、激素、输液等对症治疗，高热仍不退，体温在39.6℃以上，面红气粗，肌肤灼热，口渴引饮，汗出湿衣，大便干燥，尿黄，纳差，神清，不咳，舌红，苔黄，脉大、滑数。

中医诊断 内伤发热（阳明经证）。

西医诊断 发热。

处方 石膏20g，薏苡仁8g，知母6g，牡丹皮6g，甘草2g。日2剂，分6次，日夜兼用。约4h后脉静身凉，体温降至37.8℃，第2天热退，体温正常。

按 本例为热邪入里，正邪剧争，里热实证。里热蒸腾于外则肌肤灼热，热邪迫津液外泄则汗出湿衣，热盛津伤则口渴引饮，阳明之脉萦于面，热邪循经上冲则面红气粗。尿黄、便干、舌苔黄、脉大滑数均为气分无形、邪热亢盛之症，符合阳明经证，病在气分。治应以急挫热势为先，用辛寒药重力宏之白虎汤大剂进剿，一鼓作气、日夜兼用，制住实热病邪，从而起到"急则治标"的目的。但其舌红，恐邪热有气入血分之势，故加用牡丹皮凉血清热，断其邪热入营血之变。

◆ **病案二**

郑某，女，60岁，1984年12月15日初诊。

主诉 低热（37.5~37.8℃）11年。

┤**现病史**├ 低热（37.5~37.8℃）11 年，经多方求医，做一系列检查均未发现异常，低热原因不明，并予对症治疗，低热始终不退。症见形体消瘦，肢倦无力，少气懒言，面色黄白，手足心时热，午后或劳则低热尤甚，口干少津，食欲减退，舌淡，苔薄，脉细无力。

┤**中医诊断**├ 内伤发热（气阴两虚证）。

┤**西医诊断**├ 发热。

┤**处方**├ 生黄芪 30g，党参 15g，太子参 10g，当归 8g，白术 10g，升麻6g，柴胡 6g，白芍 15g，鳖甲 30g，青蒿 10g，大枣 7 枚，甘草 3g。应用 20 剂而愈，继以补中益气丸善后。

┤**按**├ 低热一症较常见，其因亦多。本例有手足心时热，午后热甚，口干少津之阴虚证。但又见肢倦无力，少气懒言，纳差，舌淡，脉无力之气虚证，非纯阴虚发热也。此为气阴两虚，内伤发热，若单纯养阴清热，不能胜其任，必须甘温益气，配以养阴之品，方可气阴双补。补中益气汤亦为甘温除热法，鳖甲、青蒿、白芍则为滋阴退热之品，两法合用，气阴双补，阴阳相济，则达"阴平阳秘，精神乃治"的目的。

● **病案三**

孙某，男，2 岁，1993 年 5 月 10 日初诊。

┤**主诉**├ 夜热昼退半个月。

┤**现病史**├ 患儿于 1993 年 4 月 25 日因洗澡受凉感冒，每天半夜发热昼退，曾用辛温解表、滋阴清热、苦寒清热之品，热仍不退。辰下见流鼻涕，稍咳，四肢欠温，乳食纳少，大便稍溏，小便较少，舌暗红，苔稍腻，指纹红。体格检查提示：体温 38.3℃；心脏听诊未见异常，肺呼吸音增粗。辅助检查，血常规提示，白细胞计数 $7.2 \times 10^9/L$。

┤**中医诊断**├ 内伤发热（湿郁化热证）。

┤**西医诊断**├ 发热。

┤**处方**├ 麻黄 3g，杏仁 5g，薏苡仁 6g，青蒿 5g，甘草 1g。3 剂，水煎服，日 1 剂，日 2 服。

† **二诊** † 药后热退。唯纳差，尿臊，便异臭，改用健脾清肝消积之品调理，热未再发。

† **按** † 湿为阴邪，阴邪自旺于阴分，故表现为夜发热。流鼻涕、稍咳为风邪郁肺，肺气不宣之故。舌红为热，苔腻为湿，此系湿热之症。湿邪其性黏腻，非若寒邪之一汗而解，热邪之一凉而退。若见热退热，不审病机，是风湿、湿热，不采取针对病情的治法，早投苦寒，则遏邪于内，恣予甘寒，则邪恋于里，往往导致热症难退。故治当以宣化为主。方中麻黄宣肺散邪，配甘草微发其汗，青蒿透邪清解，薏苡仁淡渗除湿，杏仁利肺气，助通泄之用，予胜湿之权，诸药配合，切中病机，收效甚速。

第二节 血 证

郭某，男，30 岁，永春人，2008 年 12 月 27 日初诊。

主诉 患急性早幼粒细胞白血病 1 年余。

现病史 1 年前因发热反复不退，到省级医院就诊，诊断为急性早幼粒细胞白血病，并给予化疗。虽病情得到控制，但患者仍感精神不振、体倦乏力，遂求中医治疗。辰下见面色苍白，精神淡漠，纳差乏力，咳嗽痰少，午后低热，伴心悸、头晕，大便稍干，小便微黄，下肢稍肿，舌暗红，苔薄黄腻，脉细滑。体格检查提示，体温 37.6℃，心率 80 次 / 分，呼吸 21 次 / 分，血压 136/80mmHg；心律齐，肺部可闻及少许啰音；脾肋下 3cm 触及，肝肋下未触及。辅助检查，血常规提示，白细胞计数 11.6×10^9/L，血红蛋白 9.6g/L；胸透提示，肺纹理增粗。

中医诊断 血证（气阴两虚夹热毒）。

西医诊断 急性早幼粒细胞白血病。

处方 太子参 15g，鱼腥草 15g，大青叶 15g，麦冬 10g，五味子 6g，两面针 15g，白花蛇舌草 15g，芦根 10g，猪苓 15g，远志 10g，绞股蓝 15g，鸡内金 15g，丹参 15g，枸杞 15g，莲子 15g，甘草 3g。10 剂，水煎服，日 1 剂，日 2 服。

二诊 药后低热退，下肢浮肿消，他症亦好转。白细胞由 11.6×10^9/L 下降至 4.8×10^9/L，早幼粒细胞减少，血红蛋白上升为 10.7g/L。上方加鸡血藤 15g，龟甲 30g。10 剂，水煎服，日 1 剂，日 2 服。

三诊 药后，面色转红润，头晕、心悸明显改善。诉服药时肠鸣，大便溏，舌苔腻，脉滑。上方去鸡血藤、龟甲，加白术 10g，薏苡仁 15g，黄芪 20g。调治半个月，症状基本消失，血红蛋白 11g/L，复查白细胞正常，早幼粒细胞消失。

按 本例中医辨证为气阴两虚夹热毒，治宜扶正祛邪。方中太子参、麦冬、五味子益气养阴；枸杞滋阴补肾；丹参补血活血；莲子、猪苓、鸡内金、远志补脾宁心，以化气血之源，达扶正之目的；鱼腥草、大青叶、两面针、白花蛇舌草、芦根、甘草，大剂清热解毒之品进剿，及早顿挫其病势，扭转病机以祛邪安正。病情好转后加黄芪、白术、薏苡仁益气健脾利湿，以增强扶正之力，达到除邪务尽、祛邪不伤正的标本同治目的。此适用于正虚邪实之证。

第七章

脑系病证医案

骆某，男，66 岁，工人，惠安人，1992 年 12 月 31 日初诊。

主诉　头晕且重 1 年余，加剧 20 天。

现病史　1 年余前无明显诱因出现头晕、头重，经治不愈。20 天前因少腹生外痈而手术，术后头晕加剧，两目昏花，视物模糊，胃脘闷胀，嗳气泛酸，多口涎，痰白、质黏，全身乏力，四肢不温，夜难入寝，大便量少，小便清长，性情急躁易怒。舌红，苔腻，脉弦滑。

中医诊断　眩晕（痰浊内阻，肝阳上亢）。

西医诊断　梅尼埃病。

处方　泽泻 30g，白术 10g，制半夏 10g，茯苓 20g，陈皮 15g，天麻 10g，钩藤 15g，炙甘草 3g。3 剂，水煎服，日 1 剂，日 2 服。嘱节情志，慎饮食，多休息。

二诊　药后眩晕减半，口涎减少，舌苔转薄，脉弦，药已中的，上方再 3 剂。

三诊　眩晕已平，饮食正常，睡眠转佳，改用六君子丸健脾祛湿以杜绝痰源，配杞菊地黄丸滋水涵木以平其肝，善其后。随访一年未再复发。

按　本例因饮食不节伤脾，情志急躁伤肝，致脾失健运，聚湿生痰，肝阳上扰，痰浊随之上蒙而为眩晕。纵观脉证，胃脘闷胀，多涎痰白，苔腻，脉弦滑乃脾失健运，痰浊中阻之候；情志急躁，舌红，脉弦为肝旺之征。治以健脾化痰，平肝止晕。方中重用泽泻利小便，导湿邪下行；白术、茯苓、陈皮、半夏健脾理气化痰；天麻、钩藤平肝治晕。继以六君子丸健脾助运，以杜绝痰湿之源，配杞菊地黄丸滋水涵木以平肝阳之亢，使病愈又无复作之患。

调中州　安五脏

第二节　头　痛

病案一

胡某，男，66 岁，1993 年 5 月 30 日初诊。

主诉　反复偏头痛 3 年余。

现病史　3 年前无明显诱因出现偏头痛，甚则恶心呕吐，就诊于外院诊断为血管神经性头痛，经治疗后，症状时有反复。近日来无明显诱因头痛加剧，固定于左侧，呈持续性胀痛及阵发性抽痛，咽有痰阻，不易咳出，纳呆，寐差，二便正常。舌暗红，边有瘀斑，苔腻，脉弦细。

中医诊断　偏头痛（血瘀阻络，风痰上扰）。

西医诊断　血管神经性头痛。

处方　川芎 15g，白芷 10g，白僵蚕 15g，蜈蚣 2 条，全蝎 3 只（研末分 2 次冲服），地龙 10g，丹参 30g，白术 20g。2 剂，水煎服，日 1 剂，日 2 服。嘱注意休息，调节情志。

二诊　药后头痛大减，唯头晕乏力，上方加党参 12g，何首乌 10g。3 剂，水煎服，日 1 剂，日 2 服。

三诊　药后头痛全止，头晕乏力亦见好转，舌苔转薄，脉细尺弱，改用杞菊地黄丸滋水涵木善其后。

按　本例头痛多固定，舌暗边瘀，病程较长，符合"久痛必瘀"之病机。"风为阳邪，其性走上"，"风胜则动"，故其痛在头，呈抽痛。咽中有痰、头胀、苔腻为痰湿之征。治宜养血息风，化痰祛风，因痛久，非虫类搜逐血络莫及，故取诸虫治之；加川芎、丹参养血活血，取血行风自灭之意，使多年顽疾获愈。

病案二

张某，女，38 岁，已婚，1996 年 5 月 26 日初诊。

主诉 反复头痛 10 余年，加剧 10 余天。

现病史 10 余年前无明显诱因出现头痛，以两侧太阳穴明显，并于外感、情志不畅、失眠及月经来潮时加剧。就诊于外院，诊断为血管神经性头痛，屡服中、西药效果欠佳。10 余天前因与人发生口角后头痛加剧，头晕且胀，目不欲睁，两颞抽掣，血管跳动，触之弹指，并有胸闷胁胀，睡眠不宁，口干微苦，大便稍秘，小便色黄。面红，舌红，苔薄黄，舌下静脉暴张紫暗，脉弦细。

中医诊断 头痛（肝郁头痛）。

西医诊断 血管神经性头痛。

处方 当归 10g，白芍 20g，茯苓 20g，白术 10g，柴胡 6g，川芎 15g，白芷 8g，甘草 3g，夏枯草 10g。3 剂，水煎服，日 1 剂，日 2 服。

二诊 药后头痛大减，他症随之消失，唯头晕、腰酸，改用六味地黄丸、逍遥丸调治半旬，头痛已止，随访半年未发作。

按 本例头痛于两侧，胸闷胁胀，情志抑郁，脉弦细，为肝疏泄不及之象；舌红、苔黄、口苦、面红系肝郁化火之征；久痛入络，必夹瘀，故舌下静脉暴张紫暗，证属肝气郁结，肝郁化火，气滞血瘀。分析病证，肝气郁结、情志不遂为病之本，郁火上扰、瘀血内阻为其标。虽以头痛为主，却符合逍遥散证之病机。方中柴胡、白术、当归、白芍、茯苓疏肝解郁健脾治其本，川芎行气活血止痛，白芷香芳通窍以止痛，夏枯草清肝散郁火治其标，标本合治，其效显著。

第三节 健 忘

黄某，男，33 岁，2019 年 10 月 18 日初诊。

主诉 健忘日渐加重 12 年。

现病史 12 年前被人打伤后出现头晕、头痛，经脑 CT 检查，诊断为脑震荡后遗症，使用补脑之药品后未奏效。记忆力出现明显下降，当天的事当天忘，神疲寐差，纳可，二便调，舌暗红，苔薄腻，脉弦、尺脉弱。

中医诊断 健忘（肾虚髓空）。

西医诊断 脑震荡后遗症。

处方 鳖甲 20g，茯神 20g，石菖蒲 8g，远志 10g，山茱萸 10g，丹参 15g，山药 15g，龙骨 15g，何首乌 15g，甘草 3g。6 剂，水煎服，日 1 剂，日 2 服。

二诊 药后诸症改善，效不更方。上方加黄精 15g，续服 20 剂而痊愈。

按 此例有明确的外伤史，外伤后气血逆乱，脑神受扰；瘀血阻络，心脑失养，则头痛、头晕；外击头部致脑髓震动，累及肾，髓海不足，则健忘神疲；脉弦、尺脉弱、寐差为肝肾阴亏、虚火上扰之候，舌暗红系瘀血之征，此病属本虚标实之证。方用鳖甲滋阴潜阳、软坚散结；配合何首乌、山茱萸、丹参养阴补肝肾、活血通脑络；山药、茯神、龙骨安神定志、健脾养胃；石菖蒲、远志化痰开窍安神。全方共奏安神通络之功。二诊诸症缓解，加黄精健脾益肾，病获愈。

第四节　痫　证

陈某，女，15岁，2004年3月4日初诊。

┤主诉├　患癫痫7个月，近期4~5日发作1次。

┤现病史├　7个月前因跌倒脑部受伤后发生癫痫，发作时流涎、目吊、手足挛急、牙关紧闭，约30min方醒，伴记忆减退，经省级医院诊断为癫痫，给予苯妥英钠，后转到某医院治疗，服用卡马西平、苯巴比妥、吡拉西坦、康脑灵等药，症状有所缓解。近期4~5日发作1次，发作时间大多在上午11：00~12：00或下午6：00~7：00，饮食与二便正常。舌苔薄黄腻，脉弦滑。体格检查提示，体温36.8℃，心率78次/分，呼吸21次/分，血压100/62mmHg；心肺正常，肝脾未触及。

┤中医诊断├　痫证（痰浊内扰）。

┤西医诊断├　癫痫。

┤处方├　茯苓30g，制半夏10g，陈皮10g，姜竹茹10g，枳实10g，灵芝6g，何首乌15g，丹参15g，龟甲30g，白僵蚕10g，枸杞10g，天麻12g，甘草3g。10剂，水煎服，日1剂，日2服。康脑灵1片，日3次。

┤二诊├　药后癫痫发作由4~5日发作1次变为10日发作1次。药已中病，继上方6剂，水煎服，日1剂，日2服。

┤三诊├　药后至今癫痫未再发作，睡时口干、稍痛，舌苔薄腻，脉滑，上方枸杞改山茱萸15g，茯苓30g改60g，加蒲公英15g，石斛15g。6剂，水煎服，日1剂，日2服。康脑灵1片，日3次。

┤四诊├　近3日来，因感冒而癫痫小发作1次，伴咳嗽痰多，上方加莱菔子30g，百合15g。6剂，水煎服，日1剂，日2服。

┤五诊├　20日来癫痫只发作1次，发作时间缩短至6~7min，舌苔薄、微黄，脉小滑，继上方去蒲公英、百合，改每2日1剂。一年后随访，癫痫未再发作。

┤按├　《黄帝内经》云："诸风掉眩，皆属于肝。"朱丹溪云："顽疾怪病皆主于痰。"痰浊内扰型癫痫，以温胆汤化裁实属方证对应，其理气化痰、清胆和胃以遏制邪扰。该患者癫痫好发时段：午时（上午 11：00~12：00）为心当令，酉时（下午 6：00~7：00）为肾当令。故宁心健脾，神自安逸；滋肾平肝，风可消失。其治法贯穿初诊至五诊始终，故奏效甚捷。茯苓、制半夏、陈皮、竹茹化痰以醒神明；何首乌、白僵蚕、龟甲、天麻定风以解混沌；枸杞、灵芝、丹参滋肾以灵髓脑；枳实、甘草、山茱萸、蒲公英、石斛健脾清热以缓挛急。

第八章

肢体经络病证医案

第一节 痹 证

◆ 病案一

刘某，女，38岁，2000年4月13日初诊。

｜主诉｜ 四肢关节肿痛3年，近期加重。

｜现病史｜ 3年前因冒雨涉水后开始出现周身游走性酸痛，服中、西药后虽有改善，但四肢关节酸痛仍时常发作，以膝、踝、腕关节为著，服用布洛芬缓释胶囊（芬必得）、地塞米松等，效果欠佳。近期日渐加重，疼痛夜间尤甚，手指关节肿胀酸痛，呈梭形改变，晨起僵硬，生活自理较困难，痛苦不堪。食欲不振，大便较软，小便清长，舌暗红，苔薄腻，脉弦滑。辅助检查提示，血沉61mm/h，类风湿因子（+）。

｜中医诊断｜ 行痹（风寒湿痹，气血凝滞）。

｜西医诊断｜ 类风湿关节炎。

｜处方｜ 乌梢蛇10g，露蜂房20g，地鳖虫10g，白僵蚕10g，鸡血藤15g，威灵仙20g，桑枝10g，薏苡仁30g，汉防己10g，生黄芪40g，熟地黄15g，当归10g，川芎10g，白芍30g，鸡内金15g，甘草8g。6剂，水煎服，日1剂，日2服。

｜二诊｜ 药后关节肿痛减轻，颈项酸楚，口干，继上方去桑枝，加葛根15g，石斛15g，忍冬藤15g。6剂，水煎服，日1剂，日2服。

｜三诊｜ 先后以上方加减再服60剂，症状基本消失，生活能自理。复查类风湿因子（-），血沉21mm/h，继服30剂，配合鹅肉煎生姜食疗以巩固疗效，至今尚好。

｜按｜ 类风湿关节炎是一种自身免疫性疾病，目前尚属顽症之一，致残率较高，属中医"痹症""历节"范畴。《济生方》云："皆因体虚，腠理空疏，感受风、寒、湿气而痹也。"《医林改错》又云："痹有瘀血。"可见本病是因正虚卫外不固，风寒湿邪乘虚而入，痹阻经脉，气血凝滞，不通则痛，乃至功能障碍。而本例正是冒雨涉水而感受风寒湿所致。治以乌梢蛇、鸡血藤、威灵仙、薏苡仁、白僵蚕、汉防己祛风除湿宣痹为君；地鳖虫、露蜂房活血通络为臣；黄芪、熟地黄、当归、川芎、白芍补气养血扶正祛邪为佐；甘草调和诸药为使；加入鸡内金消食健脾，以振胃气，使药物容易吸收，更好地发挥作用。诸药共奏祛风除湿、活血通络、扶正祛邪之功，实为治疗该病之良方。

🌸 病案二

俞某，女，49岁，2013年10月1日初诊。

┤**主诉**├ 手指活动不灵活10余年。

┤**现病史**├ 缘于10余年前在潮湿环境工作后出现手指活动不灵活，遇寒加重。伴背痛，神疲乏力。无畏寒、发热，无关节疼痛，无皮疹、瘙痒，无猖獗性龋齿，无晨僵，无腹痛、腹胀，无血尿、腰痛等，曾多次在外院治疗，完善相关风湿免疫检验，未见阳性指标，予口服药物治疗（不详），效果不明显，2年来症状仍时发时缓，现为求中医治疗，遂来求诊。辰下见手指活动不灵活，背痛，神疲乏力，食欲不振，睡眠尚可，二便正常，舌淡紫，苔薄白腻，脉细。停经3个月，既往月经量少。

┤**中医诊断**├ 痹证（风寒湿痹）。

┤**西医诊断**├ 风湿性关节炎。

┤**处方**├ 黄芪30g，鸡血藤20g，海风藤15g，络石藤10g，全蝎5g，地龙10g，白僵蚕10g，葛根30g，片姜黄15g，威灵仙15g，秦艽10g，炒桑枝10g，桂枝10g，当归10g，川芎10g，白芥子15g，红花4g，甘草6g。7剂，水煎服，日1剂，日2服。

┤**二诊**├ 药后神疲乏力有所改善，食欲较前减退，手指活动不灵活，仍有背痛不适，舌脉同前。病情缠绵，非一朝可建功，上方续服，加生姜、大枣顾护胃气，上方加生姜5片，大枣6枚。7剂，水煎服，日1剂，日2服。

┤**三诊**├ 药后患者手指关节活动较前灵活，精神尚可，背痛减轻，食欲好转，睡眠、二便正常。舌质较前红活，苔薄白腻，脉细。效不更方，守上方续服14剂。

按 患者为中年女性，以手指活动不灵活、背痛为主症，属中医"痹证""风寒湿痹"范畴，概因患者久居阴冷潮湿之地，寒湿痹阻经络，气血不能外达肢末，风邪外感，内外合病为痹，故见手指活动不灵活，遇寒加重；气血不能外宣，故见神疲乏力、背痛；本病病位在筋骨、关节，涉及脾胃，病性虚实夹杂。方中黄芪补气行气；鸡血藤、海风藤、络石藤、全蝎、地龙、白僵蚕、片姜黄、威灵仙、秦艽等均为祛风湿强筋骨之品；佐桂枝、炒桑枝温经通络；白芥子化痰通络，除皮里膜外之痰；当归、川芎、红花补血活血；甘草调和诸药。全方共奏益气活血、温经通络、祛风除湿之效。痹证基本病机为邪气痹阻经络气血，病变常累及筋骨、肌肉、关节，甚则影响脏腑。痹症多起于风寒湿等外邪，但久病多正气虚损，病性为本虚标实，故方以黄芪为君；鸡血藤、络石藤、秦艽等祛风湿、强筋骨为臣；久病入络，病邪胶织，以全蝎、地龙、白僵蚕等虫类药搜风通络；桂枝、桑枝温经通络；川芎、红花行血活血；白芥子化痰通络为佐使。本案患者病在筋骨、关节，尚未入脏腑，三诊时即已显效，故黄芪只用30g，此类病患黄芪可由30g加至60g、90g、120g，以见效为度，总之在驱邪的同时，必不可忘宣通气血，如此方为正治。

第二节 痉 证

郑某，女，52岁，2014年1月23日初诊。

主诉 双脚反复拘挛、抽筋疼痛2年余。

现病史 2年前双脚时常拘挛、抽筋疼痛，多方就医，服过中、西药但未见效。近日来病情加剧，伴腰酸手痹，口干夜甚，纳可便调，舌暗，苔薄腻，脉沉细弦。体格检查：体温36.8℃，心率72次/分，呼吸18次/分，血压120/75mmHg；心肺未见明显异常。辅助检查：血沉、抗链球菌溶血素"O"试验，类风湿因子检查无异常。

中医诊断 痉证（气阴两虚，筋失濡养）。

西医诊断 肌痉挛。

处方 白芍60g，炙甘草8g，黄芪30g，木瓜15g，威灵仙20g，鸡血藤15g，薏苡仁20g，桂枝6g，白术5g，苍术5g。6剂，水煎服，日1剂，日2服。

二诊 药后病愈。

按 四肢拘挛是指四肢拘急挛曲，不能伸直，系筋脉为病，俗称"筋挛"，多因失血、内热伤津而致血液枯燥，筋失所养，或寒邪侵袭经络，因寒主收引，发为拘急。而本例口干夜甚为阴津不足；手痹、舌暗、脉沉细为气血不足瘀滞之征。证属气阴两虚，筋失所养，治宜补气活血，养肝缓急，方选芍药甘草汤加减。肝主筋，白芍入肝经血分，善补肝血而养经脉，以达缓急止痛；炙甘草健脾补中，其味甘，甘则缓，与白芍配伍，其缓急止痛作用尤为突出；木瓜舒筋活络加强缓急之力，威灵仙祛风通络止痛；黄芪、鸡血藤补气活血通络；白术、苍术、薏苡仁健脾利湿，化气血之源，使气血足，筋脉得养；桂枝与白芍调和营卫。诸药合璧，切中病机，故效神速。

李某，男，49岁，农民，2018年1月13日初诊。

┆**主诉**┆ 双下肢瘫痪2个月。

┆**现病史**┆ 患者常年在水田劳作，2个月前无明显诱因出现双下肢筋脉迟缓，痿软无力，活动不利，感觉麻木，渐至痿废不用。在省城多家医院神经内科住院检查治疗，均未查出原因，予甲钴胺片（弥可保）等营养神经治疗，效果不明显，遂慕名来诊。辰下见患者身体壮实，双下肢痿废不用，感觉麻木，舌红，苔黄厚腻，脉滑有力。

┆**中医诊断**┆ 痿证（湿热下注，痰浊阻络）。

┆**西医诊断**┆ 肌肉萎缩。

┆**处方**┆ 苍术15g，黄柏15g，牛膝10g，薏苡仁30g，枳实10g，竹茹15g，半夏10g，茯苓30g，胆南星30g，生地黄60g，乌梢蛇10g，知母10g，秦艽10g，独活10g，麻黄3g，白芥子5g，甘草10g。4剂，水煎服，日1剂，日2服。

┆**二诊**┆ 药后，已可下地站立，但力气仍较弱，双下肢麻木减轻，纳可寐安，二便自调，舌红，苔黄腻，脉滑有力。患者舌苔较前改善，双下肢痿软无力已明显改善，效不更方，上方加重生地黄至90g，并加木防己10g，生黄芪30g。4剂，水煎服，日1剂，日2服。

┆**三诊**┆ 药后已可拄拐杖行走，几近正常，纳可寐安，二便自调，舌红，苔薄腻，脉滑有力。恢复良好，效不更方，加麻黄至6g，加黄芪至60g。4剂，水煎服，日1剂，日2服。一周后，电话随访，双下肢已活动如常，无不适，甚是欢喜。嘱其适当加强双下肢功能锻炼，避居湿地，慎劳作。

┆**按**┆ 痿病是由皮、肉、筋、骨、脉受外邪浸淫，或五脏内伤而失养引起的，以筋脉迟缓、软弱无力、不能随意运动为特征的一种难治病。本例患者为农民，身体壮实，常年在水田劳作，永春地处南方湿地，最易伤于湿热。《黄帝内经·素问》"生气通天论篇"曰："因于湿，首如裹，湿热不攘，大筋软短，小筋弛长，软短为拘，弛长为痿。"因脾喜燥而恶湿，湿邪内伤于人，脾失运化，津液不能上输于肺，进而不能由肺布散濡养全身；又脾为湿困，不能运化津液，痰湿内生，阻于经络，导致筋脉失养，痿软无力，渐成痿病，正如《黄帝内经·素问》"太阴阳明论篇"云："脾病而四肢不用"，"伤于湿者，下先受之。"湿邪伤人，最易伤人下部，因此患者双下肢痿废不用。患者瘫痪已 2 个月，湿蕴而化热，故本病证型为湿热下注，痰浊阻络。舌红，苔黄腻，脉滑有力，乃湿热之象，故治疗当以清热化湿为主，兼以涤痰通络。方中四妙散清热利湿，舒筋壮骨；温胆汤清热化痰，健脾化湿；重用生地黄通血脉；重用胆南星清热化痰通络；白芥子祛经络之痰；乌梢蛇祛风通络；秦艽祛风湿清湿热；知母合独活祛风化湿除热；麻黄宣通血脉；甘草调和诸药，防胆南星中毒。诸药共奏清热化湿，涤痰通脉，方证对应，故效如桴鼓。《神农本草经》记载生地黄有"逐血痹，除寒热积聚，除痹"作用，《名医别录》《药性论》云生地黄能"通血脉"。生地黄可以活血通血脉，胆南星能荡涤经络血瘀痰阻；生地黄有很好的抗炎作用，能消除脊髓神经炎症，胆南星可以消除神经炎症水肿。重用这两种药治疗腰椎间盘突出症的腰腿剧烈疼痛，亦有良效。

第九章

外科病证医案

第一节 气 瘿

● **病案一**

郑某，女，66 岁，2010 年 10 月 27 日初诊。

┤**主诉**├ 颈下肿块如鸭蛋大 6 年。

┤**现病史**├ 6 年前无明显诱因于颈下结喉正中处有 1 个圆形肿块，每于情志变化而增减，因没有痛苦故未引起注意。近年来，肿块增大如鸭蛋，按之不痛，可随吞咽上下移动，情志较急躁易怒，伴胸闷心悸、乏力、多汗，食纳较差，睡眠欠佳，大便较干，小便正常。舌暗红，苔薄腻，脉弦滑。体格检查提示，体温 37.3℃，呼吸 21 次 / 分，心率 82 次 / 分，血压 138/86mmHg；颈下喉正中处有 1 个圆形肿块，约 4.0cm×4.0cm，质地中等，表面光滑，活动度好；肝脾未触及。辅助检查，心电图无异常，甲状腺素（T_4）和三碘甲状腺原氨酸（T_3）及血常规均无异常。

┤**中医诊断**├ 气瘿（肝气郁结，痰瘀互结）。

┤**西医诊断**├ 单纯甲状腺肿。

┤**处方**├ 柴胡 6g，白芍 15g，枳实 10g，海藻 15g，昆布 15g，三棱 10g，莪术 10g，牡蛎 20g，丹参 30g，太子参 15g，白术 10g，佛手干 10g，香附 10g，桔梗 6g，大枣 5 枚。8 剂，水煎服，日 1 剂，日 2 服。

┤**二诊**├ 药后肿块渐消退，他症亦减轻，继上方加鳖甲 30g。8 剂，水煎服，日 1 剂，日 2 服。

┤**三诊**├ 药后肿块缩小如小指大，效不更方，再服 8 剂，肿块消失，继以逍遥散调理以巩固疗效。随访一年未复发。

┤**按**├ 甲状腺肿属中医"气瘿"范畴。其病多由七情所伤，肝郁气滞血瘀；津液运化受阻，凝聚成痰，痰瘀互结所致。本例为肝气郁结，气滞血瘀所致，痰瘀互结于喉则成肿块；肝郁化火则情志急躁，火扰心神则睡眠欠佳，肝旺乘土则食欲不振；运化失职，生化不足，血不养心则心悸；汗为心之液，心气虚敛阴不固则多汗，舌暗为血瘀之征，苔腻为痰湿之象，脉弦主肝、滑主痰，故辨证为肝郁气滞，痰瘀互结，治以疏肝理气，化痰软坚。方中柴胡、白芍、枳实、甘草疏肝理气，气行则血行以通其瘀；牡蛎、昆布、海藻、三棱、莪术活血散瘀，化痰软坚散结；太子参、白术、丹参、大枣补气扶正以防损其正气，妙用桔梗载药上行又兼化痰，故收气行、血活、痰去、肿消之效。

◆ 病案二

李某，女，47岁，2007年12月23日初诊。

主诉 喉正中处肿块呈圆形10余年。

现病史 10余年前发现喉正中有一小肿物，因无痛苦，未引起注意，近年来肿物增大，伴情志易烦躁，月经来潮更甚，经西医检查诊为甲状腺瘤，后求诊中医。辰下见喉正中处肿块呈圆形，如鸭蛋大，按之不痛，可以随吞咽而上下移动，纳食与二便正常，舌较红，苔腻，脉滑。体格检查提示，体温37.1℃，呼吸20次/分，心率78次/分，血压110/65mmHg；心肺未见明显异常，肝脾未触及。辅助检查，血常规、生化全套无异常。

中医诊断 气瘿（肝气郁结，痰瘀互结）。

西医诊断 甲状腺瘤。

处方 柴胡6g，枳实10g，白芍15g，牡蛎20g，当归尾10g，鳖甲30g，昆布15g，太子参15g，茯苓20g，莪术10g，浙贝母6g，丹参30g，薏苡仁15g。7剂，水煎服，日1剂，日2服。

二诊 药后肿块已缩小1/3，心情舒畅，效不更方，上方再服7剂。

三诊 药后肿块基本消失，继上方加陈皮理胃气，再续服6剂以巩固疗效。随访1年未见复发。

按 本例成因为肝气郁结，津液运行受阻，凝注成痰，气滞日久而导致血瘀，气、痰、瘀互结于颈前，渐成瘿瘤。本病系慢性病，病程长，药若见效，可不必更改处方，直服至瘿瘤消散为止。方中柴胡、白芍、枳实、甘草疏肝解郁，使气畅血行；昆布、牡蛎、鳖甲软坚散结以消瘿；莪术、丹参、当归尾活血化瘀；浙贝母、薏苡仁、茯苓化痰利湿消肿；太子参、茯苓、陈皮益气养阴，健脾理气，鼓舞正气。全方用药严谨，既能破坚散结，又不损伤正气，使病愈而不留余弊。

第二节 肠 痈

陈某，男，30岁，农民，1989年12月2日初诊。

主诉 右下腹疼痛1天。

现病史 12天前突发脘腹疼痛，继则转至右下腹痛，腹部平坦，下腹部有中等程度压痛，右下腹压痛明显，肠鸣音可闻。恶心呕吐，伴发热（体温38.5℃），口苦、口干、纳少，大便秘结，小便短赤。舌红，苔黄腻而干，脉滑数。血常规提示，白细胞计数 16.8×10^9/L，中性粒细胞百分比86%，淋巴细胞百分比14%。

中医诊断 肠痈（气血瘀滞）。

西医诊断 急性阑尾炎。

处方 大黄10g，芒硝10g，枳实5g，川厚朴5g，牡丹皮10g，赤芍10g，蒲公英25g，败酱草15g，甘草3g。3剂，水煎服，日1剂，日2服。

二诊 药后大便已通，日泻2~3次，泻后腹痛减轻，体温下降，仅有微热（体温37.8℃），右下腹痛减，舌红，苔转薄黄，脉弦数，效不更方，仍按上方加陈皮6g，白术8g。3剂，水煎服，日1剂，日2服。

三诊 药后诸症俱除，用败酱草烤猪肠调治善后，一年后未见复发。

按 六腑"传化物而不藏"，以通为用，凡邪气壅结，腑气不通，均能出现各种急腹症。肠痈一证，多由热毒壅结，血瘀停滞于肠中而成。《成方便法》载："肠中结聚不散，为肿为毒，非用下法不能解散。"方中大黄泄热通腑，活血下瘀，枳实、川厚朴行气祛滞，芒硝软坚散结，牡丹皮、赤芍活血散瘀，又辅以蒲公英、败酱草清热排脓解毒，合用有泻下清热解毒、活血消肿散结之功，故通腑泄热，活血散瘀是治肠痈一症之大法。

第三节 乳 癖

李某，女，23 岁，2023 年 3 月 23 日初诊。

主诉 乳房肿块 3 个月。

现病史 平素急躁，月经不调，月经来潮时伴乳房胀稍痛，3 个月前出现乳房肿块，彩超提示，乳腺小叶增生（0.8cm×0.6cm），睡眠欠佳，饮食尚可，大便稍干，小便正常，舌暗红，苔薄腻黄，脉弦滑。

中医诊断 乳癖（气滞痰凝）。

西医诊断 乳腺结节。

处方 柴胡 6g，丹参 30g，莪术 10g，生牡蛎 30g，茯苓 30g，陈皮 10g，山慈菇 10g，白术 10g。6 剂，水煎服，日 1 剂，日 2 服。桂枝茯苓丸（大蜜丸），日 1 丸。

二诊 药后结节变小，腰酸。上方加夏枯草 12g，山药 18g，续断 15g。6 剂，水煎服，日 1 剂，日 2 服。桂枝茯苓丸服用同前。

三诊 药后，经彩超检查，结节消失。

按 《丹溪心法》云："乳房阳明所经，乳头厥阴所属。"平素性急，肝经气滞。木旺乘土，土运不足，痰湿内蕴，凝聚成块。方中柴胡为入肝经兼以疏肝。经言"坚者消之"，故方中以丹参、莪术、生牡蛎、山慈菇软坚散结；茯苓、陈皮、白术和胃则可杜绝生痰之源。诸药合用，理气化痰散结之功效备矣。桂枝茯苓丸一料本为"癥瘕"而设，周老喜用之于"子宫肌瘤""肺结节""甲状腺结节""乳腺结节"等。此则汤丸合用，功效弥彰。二诊时，症状好转，加入夏枯草增强散结之力，山药顾护中气，续断一味则为腰酸而设。药证相符，故三月之结节于半月间消失。

第四节 脱 疽

庄某，男，78 岁，2006 年 10 月 15 日初诊。

主诉 左踇趾溃疡、抽痛时作 2 年余。

现病史 2 年前左踇趾外伤，不以为意，继则局部溃疡，曾用抗生素治疗，时轻时重，近一年来局部表皮呈紫黑色，伴抽痛，经泉州某医院按脉管炎治疗，病未治愈。近一年来，抽痛加剧，常以止痛药度日，经友人介绍就诊。辰下见局部溃疡，色泽焮红，流脓水，周围连足背皮色暗紫，夜间抽痛更甚，大便干结，纳不香，夜难眠，舌暗红，苔黄腻，脉滑略数。体格检查提示，体温 37.4℃，呼吸 82 次 / 分，心率 23 次 / 分，血压 142/88mmHg；心律齐，肝脾未触及。辅助检查，血常规提示，白细胞计数 10.1×10^9/L，中性粒细胞百分比 80.2%。

中医诊断 脱疽（湿热下注，蕴滞结毒）。

西医诊断 脉管炎。

处方 黄芪 30g，连翘 15g，金银花 15g，赤芍 15g，酒地龙 12g，陈皮 15g，桂枝 6g，玄参 15g，延胡索 10g，皂角刺 10g，甘草 6g。7 剂，水煎服，日 1 剂，日 2 服。低分子右旋糖酐 250mL 加丹参注射液 250mL，生理盐水 100mL 加氟康唑、甲硝唑注射液 100mL，静脉滴注，日 1 次，连用 7 日。疮面按西医清洁、防感染处理。嘱注意休息，禁辛辣腥燥之品。

二诊 药后局部焮红，抽痛减轻，大便干结仍见，舌苔黄腻稍退，脉滑，上方加冬瓜仁 15g，桃仁 10g。7 剂，水煎服，日 1 剂，日 2 服。静脉滴注同上。

三诊 经中西医结合治疗半个月后，红肿痛减半，脓水已净，大便通畅，舌质转红，苔厚转薄黄腻，脉滑，病见好转，但有疲乏感，停用西药，上方去冬瓜仁、桃仁，加太子参 12g，茯苓 18g，麦芽 15g。继按此加减调治半年而愈。

按 本例为脉管炎，属中医"脱疽"范畴。证为湿热下注，蕴滞结毒，故治以清热解毒为主，佐以活血化瘀。药用金银花、连翘、玄参、皂角刺、甘草清热解毒；赤芍、地龙、延胡索活血通络，化瘀止痛；配桂枝温经通血脉，使大量寒凉药清热凉血而不凝血，正如《黄帝内经》"血者，喜温而恶寒，寒则泣而不能流，温则消而去之"所云；黄芪补气行血生脉，以免攻邪伤正；稍佐陈皮顾胃气。本例虽病久，但热毒当盛，诊时局部焮红抽痛难忍，舌苔黄腻，脉滑数，治宗"急则治其标，甚者独行"，继治以"间者并行"，选用扶正祛邪的中药调治而愈。采用清热解毒的中药，配合西药抗菌消炎、丹参注射液活血通络，以迅速制服来势汹汹之病势。

黄某，男，83岁，2018年5月9日初诊。

┤ **主诉** ├ 全身皮肤瘙痒2个月。

┤ **现病史** ├ 2个月前患者感冒后出现全身皮肤瘙痒，以躯干为甚，日轻夜重，多方就医，以抗过敏西药口服及外用，效果不显，病情逐渐加剧，夜间痒甚，搔抓难解，痛苦不堪，几欲自绝。今日来诊，辰下见全身皮肤瘙痒，搔抓不止，全身布满搔抓血痕，胸背部尤剧，新旧抓痕错杂，皮肤偏温干燥，伴精神疲惫、面色潮红、心烦易怒、夜寐不安、口苦便干，舌质红，舌体瘦，苔薄黄，少津，脉细数。体格检查提示，神志清楚，精神疲惫，面色潮红；体温36.8℃，心率92次/分，呼吸18次/分，血压138/86mmHg；心肺未见明显异常，肝脾未触及。辅助检查，血常规、尿常规无异常。

┤ **中医诊断** ├ 风瘙痒（血虚风燥）。

┤ **西医诊断** ├ 皮肤瘙痒。

┤ **处方** ├ 生地黄30g，熟地黄30g，白芍20g，当归10g，川芎12g，丹参15g，土茯苓15g，玄参10g，白鲜皮10g，蛇床子10g，白蒺藜10g，蝉蜕10g，乌梢蛇10g。5剂。首煎、二煎口服，三煎全身擦澡。

┤ **二诊** ├ 药后皮肤瘙痒明显减轻，仅背部及下肢内侧有瘙痒感，夜可入寐。患者以为病已愈，药完数日，见病无退象，今来复诊，患者心情大好，精神转佳，皮肤瘙痒明显减轻，仅背部及下肢内侧有瘙痒感，背部及下肢内侧见少许搔抓血痕，其他皮肤已经正常，无感口苦，大便稍干，舌质红、舌体瘦，苔薄稍黄，脉偏数。药已中病，守上方再进5剂，1个月后随访，病告愈。

┤ **按** ├ 皮肤瘙痒是一种反复发作、顽固难愈的变态反应性皮肤病，病因与发病机制复杂，目前多予抗组胺、激素等药物治疗，病多反复。患者全身皮肤瘙痒发病2个月有余，多方延医未效故来诊。观其脉证，考虑患者年过八旬，阴血素亏，风邪外袭，邪伏肌表，风燥相合，易伤阴血，血亏于内，不能外达，肌表失养，故而发病。夜为阴分所主，故瘙痒夜甚；阴血亏虚，则虚热内生，故面色潮红，心烦易怒，口苦便干，舌质红，舌体瘦，苔薄黄，少津，脉细数；而皮肤瘙痒偏温干燥，乃阴亏于内不能濡养皮肤所致。因此，治疗当以养血润燥、祛风止痒为主，方选四物汤加味。方中四物汤养血滋阴；加生地黄入血分清血热；"风胜则为痒"，故予土茯苓、玄参、白鲜皮、蛇床子、白蒺藜，多药相佐以祛风止痒；乌梢蛇入络搜邪；丹参养血活血通络，取"血行风自灭"之意；蝉蜕疏风透表，引邪外出。诸药相合，养血滋阴于内，祛风止痒于外，内外合治，表里同施，故能 10 剂而愈。

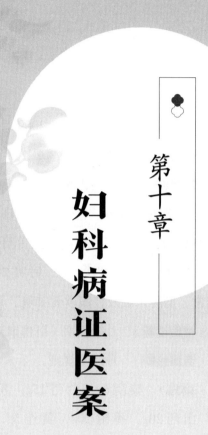

第十章

妇科病证医案

第一节 月经先期

林某，女，24 岁，未婚，2009 年 5 月 25 日初诊。

主诉 月经 1 个月来潮 2 次，已半年，近日经来。

现病史 半年前因情志忧郁，又食辛辣，而致月经 1 个月来潮 2 次，每次经行 7~8 天，量多，色紫红；近日经来 7~8 天而未止。辰下见形体略瘦，胸胁胀闷，面红口干，便秘溲黄，舌暗红，苔薄黄，脉弦略数。体格检查提示，体温 37.3℃，心率 78 次 / 分，呼吸 20 次 / 分，血压 135/80mmHg；心肺未见明显异常，肝脾未触及，腹软无肿块。辅助检查，血常规无异常，B 超无异常。

中医诊断 月经先期（肝郁血热）。

西医诊断 月经不规则。

处方 柴胡 6g，白芍 15g，枳实 10g，生地黄 15g，当归 10g，太子参 15g，山药 20g，香附 10g，黄连 3g，黄芩 6g，地榆 15g，仙鹤草 30g，狗脊 12g，甘草 3g。6 剂，水煎服，日 1 剂，日 2 服。嘱多休息，避风寒，禁辛辣之品。

二诊 药后月经已止，他症减轻，上方去黄芩、黄连、地榆，加牡丹皮 15g。3 剂，水煎服，日 1 剂，日 2 服。

三诊 药后上症基本消失。嘱下次经前 1 周服本方 6 剂。嗣后月经每月来 1 潮，色量正常。

按 本例的病因为情志忧郁及恣食辛辣之品，以致肝郁化火，辛辣之品性热，迫血妄行而经行先期。症见月经先期，经量较多，色紫红，面红口干，便秘溲黄，舌红，苔黄，脉弦数。此乃"有余之病，非不足之症"，故治宜"少清其热，不必泄其水"。方中牡丹皮、黄芩、黄连清热泻火凉血；生地黄、白芍养阴而清热；地榆、仙鹤草、狗脊凉血收敛止血；柴胡、枳实、香附、当归疏肝解郁，调气和血；太子参、山药、甘草益气养阴，健脾益肾。全方虽属清火之品，然亦滋水，疏肝调气顾脾胃，使火泻而阴不伤，疏肝不伤血，攻邪不损正。

第二节　经前头痛

梁某，女，45岁，2008年5月3日初诊。

主诉　经前头胀痛1年余。

现病史　1年前因精神忧郁而致月经先后不定期，每次经前常感头胀痛、心烦、手痹，经量时多时少，经色暗红，带血块，曾服过中、西药，但不见效。辰下见头胀痛，心烦易怒，胸胁胀闷，口苦，纳食减少，大便稍干，小便色黄，面色欠华，舌暗红，苔微黄，脉弦细略数。体格检查提示，体温37.0℃，心率76次/分，呼吸19次/分，血压135/80mmHg；心肺未见明显异常，肝脾未触及。辅助检查，血常规及生化检查无异常。

中医诊断　经前头痛（肝郁化火，血行不畅）。

西医诊断　经前期综合征。

处方　柴胡6g，枳实10g，白芍15g，白术10g，茯苓30g，牡丹皮10g，夏枯草8g，天麻12g，山茱萸10g，何首乌15g，红花3g，桃仁10g。6剂，水煎服，日1剂，日2服。

二诊　药后诸症减轻，唯头昏重，舌苔腻，脉小滑，上方加荷叶6g。6剂，水煎服，日1剂，日2服。

三诊　药后诸症悉除，继用丹栀逍遥丸巩固疗效。

按　经前诸症多与肝脾有关，肝郁气滞，血行不畅，则出现月经先后不定期、胸胁胀闷；肝郁化火，则心烦易怒、头胀痛、口苦；经色暗红夹块、手痹、舌暗红为气滞血瘀之征；脾主运化，为气血生化之源，木旺克土则纳食减少；气血不足，则面色欠华。治以疏肝健脾理气、活血调经之逍遥散加味。方中逍遥散有疏肝理气、健脾之用；牡丹皮、桃仁、红花凉血活血；天麻、何首乌、山茱萸滋肾平肝；夏枯草清肝降火。全方共奏疏肝理气、健脾滋肾、活血调经之效。

第三节　阴　挺

郭某，女，73 岁，2003 年 7 月 10 日初诊。

┤ **主诉** ├　阴道有物下坠半年。

┤ **现病史** ├　35 岁生育第二胎时，阴道有物下坠，经服中药治疗，阴道未见有物下坠。半年前因咳嗽用力，阴道下坠，有物坠出阴道口外，常于午后脱出，卧则自收，伴疲乏、纳少，大便稍溏，夜尿多。今来诊，辰下见阴道有物下坠，伴精神稍萎，面色欠华，少气懒言，肢末冷，舌淡，苔白腻，脉细。体格检查提示，神志清楚，精神倦怠；体温 37.0℃，心率 80 次 / 分，呼吸 20 次 / 分，血压 110/70mmHg；心肺正常，腹软，肝脾未扪及，双肾区无叩击痛。辅助检查，血常规提示，白细胞计数 8.7×10^9/L，血红蛋白 9g/L。

┤ **中医诊断** ├　阴挺（气虚下陷）。

┤ **西医诊断** ├　子宫下垂。

┤ **处方** ├　炙黄芪 30g，党参 15g，白术 10g，升麻 6g，柴胡 6g，当归身 10g，枳壳 10g，青皮 6g，炙甘草 4g，补骨脂 10g。6 剂，水煎服，日 1 剂，日 2 服。嘱多休息，忌冷性之品，注意保护阴部。

┤ **二诊** ├　药后阴道下坠之物已收，唯用力时有下坠感，余症改善，药已中病，继上方加补骨脂 10g。10 剂，水煎服，日 1 剂，日 2 服。

┤ **三诊** ├　药后诸症皆除。

┤ **按** ├　本案患者因生育过密，年老体弱，气虚而致子宫下垂。少气懒言、语声低微、舌淡脉细为气虚之征；阴挺为中气不足，气虚下陷，不能收摄之故。本病病位在脾、胞宫，病性属里虚证，方选补中益气汤健脾益气；加青皮、枳壳疏肝理气，助肝脾升发，举阳之气；二诊加补骨脂补肾助阳固脱。全方共奏补中益气、升提收摄之功而获效。

第四节 脏 躁

丁某，女，34岁，2019年10月28日初诊。

主诉 易怒易悲，精神恍惚6年余。

现病史 未生育前双手心发烫，烦躁易怒易悲，睡眠不安，精神恍惚，口臭，纳谷不香，伴情志抑郁，求医无数，痛苦难安，持续6~7年，脸上可见痤疮，舌暗红，苔微黄薄腻，大便3~5日1行，脉沉弱。

中医诊断 脏躁（心肺阴虚，肝经郁热）。

西医诊断 抑郁症。

处方 牡丹皮15g，柴胡6g，白术10g，茯神30g，当归6g，炒栀子6g，黄连3g，薄荷6g，豆豉10g，百合15g，生地黄15g，冬瓜子15g，甘草6g，太子参15g，白芍30g。6剂，水煎服，日1剂，日2服。另小麦30g，甘草5g，大枣5g，冷水煎煮后代茶饮。

二诊 药后症状均较前减轻，大便2日1次，舌苔薄腻，上方加苍术3g，续服半个月。病情基本控制，另嘱饮甘麦大枣汤以善后。

按 患者生育前双手心发烫，脉沉弱，说明素体阴虚，用百合、生地黄、当归、黄连、白术、茯神滋阴养血，健脾安神；口臭、大便3~5日1行、脸上痤疮、肠腑不通，以冬瓜子、黄连清心润肠通便；邪热袭扰胸膈，故而烦躁易怒，以炒栀子清透郁热而解郁除烦；豆豉清宣郁热，益气和胃；柴胡、白芍、薄荷疏肝解郁；舌质暗红，苔黄，予牡丹皮凉血化瘀；甘麦大枣汤舒缓情志，和中缓急。二诊诸症缓解，舌苔薄腻，食欲不振，上方加苍术燥湿运脾。

第十一章

五官病证医案

谢某，男，53 岁，2012 年 5 月 18 日初诊。

主诉 口舌糜烂反复发作半年。

现病史 口舌糜烂屡治屡发、缠绵半年。西医诊断为"口腔溃疡"，给予抗炎、维生素等治疗，不能根治，一个月发作 5~6 次，近日舌左边糜烂，直径约 2mm，伴灼热痛，小便色微黄，大便黏滞不畅，睡眠欠佳，时有做梦，舌尖较红，苔微黄，脉滑。体格检查提示，体温 37.2℃，心率 72 次 / 分，呼吸 18 次 / 分，血压 120/72mmHg；心肺未见明显异常，肝脾未触及。辅助检查，血常规无异常。

中医诊断 口疮（湿热内蕴，心火上炎）。

西医诊断 口腔溃疡。

处方 生地黄 20g，甘草 3g，竹叶 6g，车前子 10g，川黄连 5g，牡丹皮 15g，陈皮 8g，酸枣仁 30g。6 剂，水煎服，日 1 剂，日 2 服。吴茱萸 5g，研末，加老醋，调成糊状，外敷涌泉穴，日 1 次。

二诊 药后症状尽去，上方再服 6 剂。随访半年未发作。

按 口腔溃疡，属中医"口疮""舌疮"范畴。现代医学认为本病与维生素缺乏、自主神经功能紊乱、内分泌失调，以及自身免疫、精神因素有关，其发病机制至今尚不清楚。中医多从火邪上炎、火毒生疮论治。本病以舌糜烂为主，《黄帝内经·素问》云："诸痛痒疮，皆属于心。"舌为心之苗，心火上灼，则生舌疮；舌尖红、苔微黄乃心火之象；心与小肠相表里，心火下移于小肠，则小便黄、大便黏滞；心火上扰心神，则睡不安宁、多梦。治宜清心泻火，方用导赤散加味。方中生地黄清热凉血兼养阴；竹叶、川黄连、车前子清心降火、利小便，引心火下行；牡丹皮助生地黄凉血清火；甘草清热解毒；陈皮理气和胃，以防上药苦寒伤胃；妙加酸枣仁安神镇静，以制虚火上扰，从而达到清心泻火、清热不伤胃、利水不伤阴、滋阴不滞胃之功。再以吴茱萸外敷涌泉穴引火下行，内外兼治，以求速效，使眠安神守，心火无以上扰，则病半年未复发。

第二节 暴 聋

陈某，男，53岁，农民，2018年2月2日初诊。

主诉 发现左耳聋2周。

现病史 患者诉2周前无明显诱因，晨起发现左耳聋，听力消失，就诊于某县级医院五官科，查无器质性改变，予抗感染等处理，无效。后经服补肾开窍中药，亦无效。辰下见左耳听力消失，纳可寐安，二便自调，舌淡红，苔薄白，脉浮。

中医诊断 暴聋（风邪侵袭，耳窍郁闭）。

西医诊断 耳聋。

处方 桂枝10g，麻黄6g，白蒺藜10g，川芎12g，胆南星10g，白芷10g，细辛2g，石菖蒲10g，木香6g（后下），木通5g，甘草3g。3剂，水煎服，日1剂，日2服。

二诊 药后听力明显改善，自述听力恢复70%，纳可寐安，二便正常，舌淡红，苔薄白，脉浮。效不更方，上方续服2剂。一周后电话随访，左耳听力已恢复正常。

按 暴聋是指发病突然，卒然耳聋，或伴有耳鸣、眩晕的一种急性耳病。暴聋好发于中年人，以单侧发病为主，以左侧多见，双侧发病少见。若不及时治疗，听力往往难以恢复。暴聋病名首见于《黄帝内经·素问》"厥论篇"中"少阳之厥，则暴聋"。暴聋与肺气密切相关，多为风邪引起，须用桂香散加减治疗，不可误作肾虚和肝胆火旺。《黄帝内经·素问》"太阴阳明论篇"曰"伤于风者，上先受之"，风邪易乘虚而入，伤人之上部耳窍，致耳窍郁闭，失聪而暴聋。舌淡红，苔薄白，脉浮，为风邪侵袭之征。桂香散出自杨士瀛《仁斋直指方论》，原名桂星散，用于治风虚耳聋。方中麻黄、桂枝发散风寒，白蒺藜祛风疏肝开郁，川芎祛风活血，胆南星祛风化痰，白芷解表散风、通窍，细辛祛风散寒、通窍，石菖蒲化湿开窍，木通通九窍。杨士瀛曰"凡治耳聋皆当调气"，故用木香调气，甘草调和诸药。诸药配合，使风邪得散，耳窍得通，郁闭得开，自然耳聋得愈。

第三节 喉 痹

李某，女，28 岁，2004 年 9 月 6 日初诊。

主诉 干咳、咽喉不利伴灼热感 1 年，加剧半年。

现病史 1 年前因扁桃体炎反复发作，经药物治疗无效，在某医院行双侧扁桃体摘除术，术后出现干咳、咽喉不利伴灼热感。半年前因工作压力大，症状有所加重，经多方治疗，未见好转。辰下见干咳，咽喉不利伴灼热感，语言无力，腰膝酸软，胃脘嘈杂，二便正常，舌淡、边有齿痕，苔腻，脉细。体格检查提示，咽部充血，扁桃体无肿大；体温 36.8℃，心率 76 次 / 分，呼吸 18 次 / 分，血压 110/68mmHg；心肺查体未见明显异常，肝脾未触及。辅助检查，血常规无异常。

中医诊断 喉痹（气阴两虚兼脾湿）。

西医诊断 慢性咽炎。

处方 沙参 16g，麦冬 15g，半夏 10g，薏苡仁 30g，大枣 6g，甘草 3g，川厚朴 6g，陈皮 15g，丹参 8g，赤芍 10g，马勃 4g，桔梗 6g，西洋参 5g，凤凰衣 2 个。10 剂，水煎服，日 1 剂，日 2 服。鸡蛋清打至泡沫状，用汤药冲服；补中益气丸 1 瓶，每次 6g，中午饭后口服。嘱忌辛辣刺激、煎炸之品。

二诊 药后上症明显好转，腰膝酸软减轻，上方加薄荷 8g，白术 10g，灵芝 4g。10 剂，水煎服，日 1 剂，日 2 服。

三诊 诸症好转，唯口干，上方加石斛再服 10 剂，继用自拟喉炎方（人参叶 4g，麦冬 6g，乌梅 1 枚，桔梗 5g，甘草 3g），加冰糖少许，开水泡服，代茶饮，善其后，病获愈。

按 本案既往有喉部创伤史，以致咽部经络运行不畅，则咽喉不利；久咳不愈，耗气伤津；肺气虚，肺失宣肃，则言语无力、干咳；肺阴不足，咽喉失润，则咽干，有灼热感；舌淡、苔腻、见齿痕，乃脾为湿困之象，脾虚湿困，失于升清之职，以致水谷精微不输布于肺，肺失濡养，故病情缠绵难愈；脉细、腰膝酸软乃久病体虚之象。治宜补气健脾，滋阴润肺，方选麦门冬汤，配合补中益气丸。方中川厚朴、陈皮理气，合补中益气丸健脾益气，补土生金；桔梗、鸡蛋清、马勃清肺润喉，加强麦门冬汤滋阴润肺的作用，继则以自拟咽炎方滋阴润喉善其后。

第四节 唇 风

郭某，女，27 岁，2015 年 10 月 2 日初诊。

主诉 口唇红肿、干燥脱皮 2 年，近期加重。

现病史 2013 年 8 月前因过敏性皮炎就医，经抗过敏和激素治疗后全身症状好转，独口唇红肿瘙痒、干燥脱皮，在外多方求医，每多予抗过敏、激素等治疗，效果欠佳，常于加班劳累后加重。近期工作繁忙，病情日渐加重，口唇红肿瘙痒、干燥脱皮，因脱皮扯落，表面出血，伴纳差腹胀，痰少、质黏、难咳出，二便正常，舌淡红，苔薄黄，脉细、关脉弱。体格检查提示，口唇红肿瘙痒、干燥皲裂脱皮，表面出血；体温 36.6℃，心率 78 次 / 分，呼吸 18 次 / 分，血压 108/66mmHg；心肺未见明显异常，肝脾未触及。辅助检查，血常规无异常。

中医诊断 唇风（脾虚阴亏，血虚风燥）。

西医诊断 过敏性皮炎。

处方 黄芪 15g，白术 10g，防风 8g，石斛 15g，葛根 10g，陈皮 10g，麦芽 15g，白扁豆 15g，薏苡仁 15g，甘草 3g。6 剂，水煎服，日 1 剂，日 2 服。

二诊 药后口唇红肿瘙痒减轻，皮肤较干燥，无脱皮出血，食欲渐增，胃脘稍有胀痛，痰少、质黏、难咳出，继上方加玄参 15g，连翘 15g。6 剂，水煎服，日 1 剂，日 2 服。

三诊 药后口唇稍红，稍干燥，无肿，无瘙痒，无脱皮出血，口稍干，纳可，胃脘无胀痛，痰少，继上方加夏枯草 6g。6 剂，水煎服，日 1 剂，日 2 服。

四诊 药后口唇红润，无肿，无瘙痒，无脱皮出血，无口干，纳可，胃脘无胀痛，无痰。患者病情基本缓解，用药仍依上方，热已清，故去夏枯草。6 剂，水煎服，日 1 剂，日 2 服。

按 目前，唇炎在现代医学中没有明确的治疗方法，一般多采用唇膏、类固醇激素、抗生素等药物治疗，治标不治本，经常反复发作。唇炎属中医"唇风"范畴。本病因皮炎经抗过敏药和激素治疗后，损伤脾气，且文职之人多思，思虑耗伤脾阴，致脾虚阴亏，不能上荣口唇而致病。脾开窍于口，其华在唇，《黄帝内经·素问》"五脏生成篇"曰："脾之合肉也；其荣唇也。"《黄帝内经·灵枢》"五阅五使"云："口唇者，脾之官也。"本病乃脾阴亏虚不能上荣口唇而见口唇红肿、干燥脱皮；脾虚，运化失职，故纳差腹胀；生化不足，血虚生风，故口唇瘙痒；舌淡红，苔薄黄，脉细、关脉弱，亦为脾虚阴亏、血虚风燥之证。治以黄芪补脾益气为君；防风为"风药之润剂"，石斛养脾阴，二药相合，祛风固表，养阴润燥，共为臣药；佐以白术、陈皮、麦芽、白扁豆、薏苡仁健运脾胃，葛根升清降浊；甘草调和诸药为使。诸药共奏健脾益气、祛风固表、养阴润燥之功。初诊药后诸症缓解，二诊加玄参、连翘以清热凉血祛风。通过辨证施治，多年痼疾，四诊而愈，实为治疗该病之典型例证。

第五节　口眼㖞斜

扬某，女，35 岁，农民，1990 年 11 月 5 日初诊。

主诉　口眼㖞斜 3 天。

现病史　3 天前因家务操劳过度，夜寐不安，晨起突觉颜面麻痹，右侧眼睛不能闭合，泪流不止，口角向左㖞斜，唾液自流，吃饭时饭粒自内外溢，右颊内存留食物残渣。素体虚弱，纳谷欠佳，时有咳痰，二便正常，舌苔薄腻，脉沉细、小滑。体格检查，血压 145/90mmHg，心肺未见异常，辅助检查，血常规正常。面肌松弛无力，右额纹消失，口不能吹哨、鼓腮，说话唇音不清，四肢活动自如。

中医诊断　口眼㖞斜（风中经络）。

西医诊断　面神经麻痹。

处方　白附子 15g，泡全蝎 8g，炒白僵蚕 15g。上药为细末，每次 6g，每日 3 次。选下关、四白、睛明、足三里、三阴交为主穴，配穴风池、颊车、迎香、人中、合谷、内关，手法以轻刺激为主，日 1 次。

二诊　服药 3 日，针刺 3 次，症状明显好转，继上方配小活络丹，每次 1 丸，日 3 次。

三诊　经 6 日治疗后，面部肌肉恢复正常，他症均消失，用小活络丹，每次 1 丸，每日 2 次，再调治 3 日善其后。半年后随访，未见复发。

按　本病乃气血空虚，风痰内犯，气血循行受阻所致。治宜调气血，祛风痰，通经络。其病变主要在于胃经和大肠经，次为膀胱经，故取穴以胃与大肠二经为主，方药以牵正散、小活络丹活血祛风通络，与针刺相得益彰，取效迅速。

第十二章

其他病证医案

陈某，女，38 岁，2005 年 5 月 30 日初诊。

主诉　形体肥胖 5 年，近半年病情加重。

现病史　5 年前施行结扎手术，此后体重渐增，由 55kg 增至 76kg，为之焦虑，四处求医。查前医所用之药，有利水消肿的泽泻、益母草、薏苡仁之属，有消导活血泻下的山楂、丹参、大黄之品，屡治罔效，各种检查均无异常，西医诊为"单纯性肥胖"。辰下见形体肥胖，腹大如箕，身重疲乏，行走迟缓，面色欠华，四肢欠温，气短汗多，食时或动则汗出淋漓，纳少，便溏，下肢浮肿，按无没指。舌淡胖、色暗晦，苔腻，脉沉细。体格检查，神清，形胖，身高 156cm，体重 76.5kg，腹围 96.5cm；体温 37.0℃，心率 78 次 / 分，呼吸 19 次 / 分，血压 110/80mmHg；巩膜无黄染，心肺未见明显异常，颈软，肝脾未触及。辅助检查，血常规、尿常规、肝功能无异常。

中医诊断　盛人（脾虚湿盛）。

西医诊断　单纯性肥胖。

处方　生黄芪 50g，白术 15g，防己 15g，大枣 7 枚，丹参 20g，炙甘草 3g。10 剂，水煎服，日 1 剂，日 2 服。嘱调节饮食，少食油腻之品，多运动。

二诊　药后腹大见消，汗少，纳增，腰时疼，尿较少，舌苔薄，脉细欠弱，药已中的，上方加肉桂 5g。15 剂，水煎服，日 1 剂，日 2 服。

三诊　药后体重减轻 3kg，腹围缩小 5.5cm，再守上方。

四诊　上方续服 30 剂，诸症悉除，体重减轻 11kg，腹围缩小 16cm。

按　肥胖其病机多为饮食过剩，恣食膏粱厚味，脾胃受伤，运化失司，痰湿蕴积。治疗从消导利水泻实立论，收效者确实不少，但也并非没有例外者。凡事有常就必有变，况复杂多变之病乎，是故肥胖于屡投消导利水泻实而无效时，则应刻求他故，探索其因。本案一诊中，除了踏前车之鉴外，尤其重视细诊详察，于四诊所得，务求其本。胃主受纳，脾主运化，脾胃虚弱则纳差、便溏；脾主大腹、四肢，脾失健运则湿浊内停，其腹肿大；脾气虚，不能温煦四末，故四肢欠温；脾虚不能运化水谷精微输布营养全身，故面色欠华、神疲乏力、气短；汗出乃卫气不固之故，舌淡，苔腻，脉细为脾虚湿盛的表现。综上所述，本病为脾气虚、失健运、湿浊内阻所致，属本虚标实，乃气虚不运，聚湿成痰，虚之为本，岂能专以消泻之理，故遣方用药紧扣病机，恰到好处，以身重疲乏、纳少、舌淡胖、脉细为辨证依据，认准气虚、脾失健运、湿浊内阻而致肥胖之病机，选用防己黄芪汤为主，益气健脾利湿，以补气健中。药后脾气健运，代谢功能正常，湿浊自化，瘀积自消。若只一味消泻，邪未祛，气虚更损，中运戕伐，邪愈益难化，病缠难愈。故治病当求其本，于方中重用黄芪、白术补气健脾以化水湿，配防己通行经络，开窍泄湿，辅以丹参活血助黄芪行气。诸药配合，切中病机，肥胖诸症自瘥。现代医学认为肥胖是一种全身性代谢失调疾病，从中医角度来看，则与脾运化失调有关，故从脾论治有其临床意义，值得进一步探讨。

第二节 劳 倦

刘某，女，56岁。

主诉 怠惰、肢体重痛伴口苦舌干、饮食无味5个月余。

现病史 5个月余前不明诱因出现怠惰、疲乏无力，肢体如铅裹重痛，伴口苦舌干，饮食无味，无泛酸、嗳气，无腹痛、腹泻等。求诊于当地卫生院，予静脉滴注生脉注射液、丹参注射液等药物治疗，症状无好转，故来求诊。发病以来，大便干硬，排出费力，小便清、频繁，无尿急、尿痛、血尿，体重无明显增减。辰下见精神疲乏，面色白，舌质淡，苔白腻，脉缓滑。

中医诊断 劳倦（脾胃气虚，湿郁生热）。

处方 黄芪30g，半夏10g，炙甘草6g，党参15g，独活6g，防风10g，白芍15g，羌活9g，陈皮10g，茯苓15g，泽泻10g，白术10g，柴胡6g，黄连2g。6剂，水煎服，日1剂，日2服。

二诊 药后口苦明显改善，纳增，肢体重痛减轻，但舌干仍明显，上方加沙参15g，百合15g，麦冬10g。6剂，水煎服，日1剂，日2服。

三诊 药后症状基本消失，续服上方6剂而愈。

按 脾胃为元气之本、升降之枢纽，上述诸症皆由清阳不升、浊阴不降所致。脾胃乃气机升降之枢纽，脾虚无力斡旋气机，阴火内生故口苦舌干；脾胃气虚则不思饮食，食之无味，正如《黄帝内经·素问》"灵兰秘典论篇"曰"脾胃者，仓廪之官，五味出焉"；脾主四肢，脾胃虚弱，清阳不能实四肢而怠惰卧床；脾虚湿注关节以致肢体重痛。脾虚，气机不畅则大便干；中气不足，不能固摄津液，则小便清、频数，正如《黄帝内经·灵枢》"口问"所云"中气不足，溲便为之变"。故当以李东垣的升阳益胃汤为主化裁治之。升阳者，升脾之阳；益胃者，益胃之气。用此方以升发阳气，振奋脾胃运化功能，从而使脾气升而胃气降，维持清阳出上窍，浊阴出下窍；清阳发腠理，浊阴走五脏；清阳实四肢，浊阴归六腑的正常升降运动。方中以黄芪为君，取其益气升阳、固表之功；半夏、炙甘草、党参为臣，党参补中益气，炙甘草和中益气，二者与黄芪为伍，《医宗金鉴》称其为保元汤，大有保益元气之功。半夏和胃降逆，与党参、黄芪为伍，升中有降，降中有升，升脾阳和胃气，使清阳升浊阴降，脾胃安和；佐以防风、羌活、独活祛风除湿，且助黄芪、党参升发脾胃清阳。防风、羌活、独活三味药皆属风药：一则风药可以化湿，风药入肝能补肝、助疏泄，土得木之疏泄，方能升降而不壅滞，此风能胜湿之理；二则风药能助肝之升发，实乃补肝之药。肝之少阳之气升则脾之清阳升，全身气机调畅，正如《黄帝内经·素问》"六节脏象论篇"所云："凡十一脏取决于胆也。"只有少阳胆气升发则五脏六腑之气才能升发，故取风药升发少阳之气；佐以柴胡、白芍疏肝解郁，配合补脾药则有扶土抑木之效，疏肝有助于健脾和胃；茯苓、泽泻、白术健脾利水渗湿；以祛脾虚所生之湿；陈皮理气，既助半夏和胃，又使气化则湿行；少许黄连清热燥湿，以除湿邪所化之热。全方共奏补脾和胃、疏肝解郁、祛风除湿、清利湿热之效。二诊口干考虑秋燥犯肺，加沙参、百合、麦冬润肺，诸药合用，疾患得除。

第三节 呵 欠

林某，男，45 岁，2007 年 5 月 13 日初诊。

主诉 呵欠 2 年余，加剧半年。

现病史 2 年前咳嗽，继而出现哈欠时休时作，经检查无明显异常，近半年来哈欠常作，有时日作 10 余次，伴胸闷不适、心烦不宁、腰酸耳鸣，纳食可，二便调，舌暗红，苔薄腻，脉弦细。体格检查，体温 37.2℃，呼吸 20 次 / 分，心率 76 次 / 分，血压 125/78mmHg；腹软，肝脾无触及。辅助检查，血常规、尿常规检查无异常；胸片提示，心肺无异常。

中医诊断 呵欠（肾虚气机不畅）。

处方 柴胡 6g，枳实 10g，白芍 15g，瓜蒌 10g，半夏 10g，旋覆花 10g（袋包），桔梗 10g，枇杷叶 10g，泽兰 8g，三七 4g，甘草 3g。6 剂，水煎服，日 1 剂，日 2 服。六味地黄丸 1 瓶，8 粒，晚服。药尽则病愈。

按 "肾为欠"出自《黄帝内经》，"欠"，《古汉语常用字字典》解为"呵欠，疲倦时张口出气"。肾为强之官，疲倦就是不能作强，故欠者，肾疲倦也。现代医学观点认为，哈欠是一种条件反射式的深呼吸活动。当位于大脑下丘的旁室核氧浓度低时，人就会打哈欠。中医学认为哈欠与肾、肺密切相关，《黄帝内经》云："五气所病……肺为咳……肾为欠……病气在肾，则为欠，病气在肺，则为咳，气上逆也，此为本气不和而为病也。"而气不和与肝气疏泄有关，若肝的疏泄功能正常，则全身气机调畅。故治疗本病当以补肾、调肝、理肺气入手，方选六味地黄丸滋肾健脑，四逆散疏肝理气，旋覆花、枇杷叶、桔梗宣降肺气，瓜蒌、半夏、泽兰、三七宽胸活血以调畅气机，气机调畅则哈欠自愈。

第四节 不 寐

吴某，男，19岁，学生，2018年12月16日初诊。

现病史 心烦不眠、头痛3个月，自觉安静时耳边有水声3天，精神疲倦，急躁易怒，平素常大便稀溏。舌红，苔薄黄，脉弦。

中医诊断 不寐（心肝火盛，痰热上扰）。

西医诊断 幻听。

处方 甘草6g，夜交藤15g，合欢皮10g，酸枣仁30g，淡豆豉6g，炒栀子6g，炒枳实10g，姜半夏10g，竹茹10g，茯神80g。6剂，水煎服，日1剂，日2服。

二诊 药后已能入睡，几乎没有再自觉耳边有水声，头痛、便溏缓解，精神转佳。舌淡红，苔薄腻，脉平，继予上方加百合15g，生地黄15g善后。6剂，水煎服，日1剂，日2服。

按 患者心烦不眠、头痛3个月，安静时自觉耳边有水声3天，伴精神疲倦、急躁易怒，平素常大便稀溏。患者年少气盛，外界因素（如学习压力、精神刺激或饮食生活习惯失调等）易导致其气盛化火、化热，常表现为心火炽、肝火旺而扰乱心神的症状，如心烦失眠、头痛、急躁易怒。该患者常出现大便稀溏，素体脾虚湿盛，易遇火凝聚成痰，痰蒙清窍，故出现幻听。舌红、苔薄黄提示肝火痰热，脉弦说明少阳痰湿，此证为心肝火盛，痰热上扰，故治宜清热化痰，泻火除烦，方选温胆汤合栀子豉汤加减。方中半夏、枳实、竹茹、茯神、甘草清热化痰，合用栀子豉汤以泻火除烦，宣发郁热，再加上安神之夜交藤、合欢皮、酸枣仁等。中医有"百病皆由痰作祟""怪病多痰"之说，温胆汤是治痰很有效的基础方，可用于治疗精神情志诸疾。清代周学海《读医随笔·平肝者舒肝也非伐肝也》云："凡脏腑十二经之气化，皆必借肝胆之气化以鼓舞之，始能调畅而不病。"因此，治疗杂病常以温胆汤为基础方进行加减运用，疗效显著。患者失眠较久，故采用大剂量的茯神（80g）以助眠。长期临床发现，茯神用到 60g 以上安神作用比较好。二诊患者已能入睡，幻听消失，诸症缓解，舌淡红，苔薄腻，脉转平。上方疗效显著，继予原法善后巩固，恐因清热过度伤及阴液，因此在上方基础上加用百合、生地黄以滋阴清热。后随访诸症均除，生活如常。

幻听，是一种歪曲或奇特的听觉，并没有相应的外部声刺激作用于听觉器官，其原因有心理因素，如过度精神紧张；身体某部位疾病，如听觉中枢障碍或精神病；药物作用，如吸食或注射过量麻醉剂、致幻物质，或药物过敏等。现代医学认为，幻听一般和患者的情绪和思维内容有关，常是精神疾病的症状之一，特别是精神分裂症。中医认为，此病属于"情志病"范畴，与痰、瘀、郁有关。本案患者为心肝火盛、痰热上扰之证，运用经方温胆汤、栀子豉汤及百合地黄汤 3 个经典方，并随症加减，切中病机，故疗效卓著。

第五节　足底出汗

黄某，男，13 岁，2014 年 3 月 16 日初诊。

主诉　足底灼热汗出 1 年余。

现病史　1 年前患者足心出现灼热感，伴出汗，继后足底出汗如水洗，鞋袜全湿，整年出汗，夏天出汗较多，曾服用荞麦、党参及知柏地黄丸但未奏效，近来伴手足冰凉。辰下见面色苍白，纳食及二便正常，舌淡，苔薄腻，脉沉细。体格检查，体温 36.7℃，呼吸 19 次 / 分，心率 68 次 / 分，血压 110/60mmHg；心肺未见明显异常，肝脾未触及，睾丸左边偏小。辅助检查，胸片提示，心肺无异常；血常规、尿常规无异常。

中医诊断　足底出汗（气阴亏虚，卫阳不固）。

西医诊断　多汗症。

处方　白芍 10g，附子 3g，肉桂 2g，干姜 2g，山茱萸 10g，龙骨 10g，牡蛎 10g，知母 6g，地骨皮 10g，大枣 5g，甘草 6g。6 剂，水煎服，日 1 剂，日 2 服。王不留行 30g，明矾 10g，水煎，足部外洗；五倍子 60g，研细末，洗后外抹。

二诊　药后足汗立止，手足凉转温，神疲。继上方加黄芪 30g 补气固表，以巩固疗效。

按　足汗出，足心热者，阴血虚也；不温者，气虚也。本例先由足心灼热感而汗，继则足凉而汗，病已 1 年余，为久病必虚，故舌淡、脉沉细，为气阴亏虚、卫阳不固、阴液外泄之证。治以白芍、山茱萸、知母、地骨皮滋阴收敛；用附子、黄芪、干姜、大枣、肉桂温阳固表；又佐以龙骨、牡蛎收敛固涩止其汗，则达"阴在内，阳之守也，阳在外，阴之使也"之意。配王不留行、明矾外洗，五倍子粉外抹，通经收敛固涩，内外合治，加强止汗效果。

第六节 小儿䁪目

王某，男，10岁，1996年4月16日初诊。

主诉 挤眉弄眼2个月。

现病史 2个月前发热、腹泻3天，经西医治疗（具体疗法不详）症状缓解，继则发现患儿不时挤眉弄眼，日渐加重，有时频繁发作，发作时伴口角㖞斜。纳可，二便调，面色苍白，舌较红，苔薄，脉细滑。体格检查，体温37.0℃，心率82次/分，呼吸22次/分，血压100/60mmHg；心肺无异常。辅助检查，血常规提示，血红蛋白9.5g/L。

中医诊断 小儿䁪目（肝风内动）。

西医诊断 注意缺陷多动障碍。

处方 当归4g，生地黄6g，白芍10g，川芎2g，钩藤5g，天麻5g，桑叶3g，白僵蚕4g，全蝎1g，防风4g，蝉蜕2g，龙骨8g，牡蛎8g，木瓜3g，甘草2g。6剂，水煎服，日1剂，日2服。嘱禁辛温燥热之品。

二诊 药后挤眉弄眼明显好转，食欲不振，夜流口涎，舌淡红、苔薄腻，此为脾虚湿阻，上方去桑叶、生地黄凉腻之品，加高丽参1g，半夏2g，陈皮5g，麦芽5g。8剂，水煎服，日1剂，日2服。

三诊 药后病愈，今日感冒，挤眉弄眼轻度发作，纳可，稍神疲，舌较红，脉浮、小滑。继上方去半夏、陈皮、麦芽，加金线莲2g，桑叶6g。6剂，水煎服，日1剂，日2服。

四诊 药后挤眉弄眼白天未发作，唯晚上偶尔小作，食纳较差，治宜健脾养血息风。方用白术6g，茯苓10g，陈皮5g，当归4g，白芍10g，生地黄6g，白僵蚕4g，钩藤5g，鳖甲10g，天麻5g，绞股蓝4g，金线莲2g，甘草2g。6剂，水煎服，日1剂，日2服。嗣后以上方加减调治2个月。随访半年，病未再复发。

按 《黄帝内经》云："诸风掉眩，皆属于肝。"肝为刚脏而性动，主筋，开窍于目，眼胞为脾所主，脾不运化，湿浊上泛，借风力而飞扬，故肝风动则挤眉弄眼；而肝风内动则在于血虚，肝失柔养，血虚缘于脾虚失运，气血生化之源不足，故治当养血息风，养血则宜健脾。方中当归、白芍、生地黄、川芎补血养血以柔肝；钩藤、天麻、桑叶、白僵蚕、全蝎、防风、蝉蜕清肝息风解痉以制动；加龙骨、牡蛎平肝潜阳以镇静；木瓜酸收和脾、化湿舒筋；继则以白术、茯苓、陈皮、麦芽为主，健脾养血息风固其本、除其根，使病无复作之源。

传承篇

第一章

流派渊源与传承发展

　　闽南经方流派，一般称为闽南"经方派"。祖师庄世德是晋邑名医，自幼拜师学医，精通《伤寒论》《金匮要略》等经典，常以经方治病，对外感发热、疑难杂症的治疗有独到之处。

　　庄老弟子骆安邦，第一批全国500名老中医药专家之一，被确定为闽南经方流派继承人。骆安邦自幼师从舅父庄世德学医，尽得其传。1940年，骆安邦出师回故里悬壶济世。1954年，进入福建省中医进修学校深造。他先后在晋江市医院、晋江市中医院研究所、晋江市中医院担任所长、院长等职务，还兼任晋江专区卫生学校教师。骆安邦从事医疗和教学事业50多个春秋，阅览群书、攻学经典，尤其对《金匮要略》《伤寒论》有较深的研究。他在医疗、教学、科研等诸多方面颇有建树，著有《医论集》《经方实验录》《临床实践录》，编写30万字的《金匮教参》。先后发表医学论文60余篇。在临床上，遣方用药，善用经方治疗危重急症和疑难杂症患者，在抢救中风、急慢性肾炎、尿毒症以及心绞痛等方面有专长，取得可喜成效。他曾用大剂量硝石矾石汤治疗多例胆结石阻塞性黄疸；用风引汤加味救治中风危症等。1980年，一位邵姓妇女因加班劳累过度，月经提前来潮、月经量多、心悸、头晕，当地医院以止血强心处理后稍有好转。3~4日后，患者小腹阵痛、骤然暴崩不止、血下如注，随即不省人事，血压测不到。医院采取急救措施，患者仍奄奄一息，医院紧急联系骆安邦会诊。症见：面色苍白、呼之不应、头面冷汗、四肢厥逆、脉细欲绝，证属暴崩骤脱、气血两伤、真阳垂危，宗"急则治其标"。骆安邦急投独参汤，以高丽参10g急煎灌入，20min后额汗收敛，可闻微弱呻吟和太息声，继予大剂人参四逆汤加龙骨、牡蛎，水煎服，分次频喂，15 min后厥回肢温，血压回升，阳回脱固。改用当归补血汤合胶艾汤，嗣后以十全大补汤，善其后，调理月余，恢复健康。从此，骆安邦是"起死回生之高手"的说法广为流传，骆安邦以"经方家"驰名海内外。

周来兴于 1994 年起师从骆安邦 3 年，后结业出师。之前曾跟师国家级老中医蔡友敬 1 年，深得他们真传。周来兴著有《骆安邦论医集》《经方薪传 1865》等，成为闽南经方流派第三代传承人。

　　2024 年，晋江市中医院建立骆安邦学术流派传承研究工作室，由张莹坦等 8 位研究生组成。

　　第一代：祖师庄世德，晋邑名医，对外感发热、疑难杂症的诊治有独到之处。

　　第二代：骆安邦（1921—1999），主任医师，曾任晋江市中医院院长、第一批全国 500 名老中医药专家之一，擅长危急重症、疑难杂症的诊治。

　　第三代：周来兴（1943—　），主任医师，永春县中医院名誉院长，第三、第六批全国老中医药专家学术继承工作指导老师，擅长脾胃、肝胆等疑难杂症的诊治。

　　骆伟斌（1956—　），主治医师，擅长内科，兼治各科，精研肾病，又能运用现代医学知识结合中医辨证抢救危重病症。

　　第四代：周艺（1981—　），副主任医师，擅长糖尿病及脾胃等疑难杂症的诊治。

第二节　传承工作室建设

　　周来兴，全国基层名老中医药专家传承工作室建设项目专家。2020年8月，全国基层名老中医传承工作室经福建省专家综合考核评审以良好的成绩通过验收。继承人10人，3年后出师，获评主任医师1人、副主任医师2人、主治医师7人，担任科室主任3人、副院长2人。

　　2022年5月，周来兴再次当选全国老中医药专家传承工作室建设项目专家，传承工作室团队。团队10人中副主任医师5人、主治医师3人、护师1人、药师1人；硕士研究生4人，副教授、硕士生导师1人。同年，在惠安县中医院建立周来兴老中医工作室，继承人程汉坡主治医师，黄涛主任医师。周来兴按照传承工作室建设要求，坚持目标导向，细化建设进度，以读经典、跟师临床、独立诊疗、病案讨论、撰写心得、整理医案等为教学基础，传授临床经验和技能技艺。各位传承人求知若渴，工作室内学习氛围浓厚，讲堂上"爱教爱学"，临床上"爱问爱答"，传承工作正按实施方案有序推进。

　　一路以来，带教学生和身边亲人对周来兴一心为患者着想、两袖清风的工作作风都赞誉有加。

第二章

学生眼中的严师

第一节 学古不泥古，创新不离宗
——周来兴老先生的传承创新之路

行医 60 多个春秋，周老呕心沥血、尽职尽责，注重"读经典、重实践、强素养"，积极探索不同形式人才培养模式。他认真备好每堂课，带好每位学生，做到手把手地教着，心贴心地传着，毫不保留地传授经验。同时，利用休息时间夜以继日著书立说，将中医药学知识留传后人。当一名中医，既要"承者"又要"传者"，"学我、像我、超我"，这是周老对学生们的期望。

一、岐黄仁心满芳华

周老认为，要当好一名中医，首先要有悬壶济世，欲学岐黄救庶民的仁心，才能立志学医，才能做人民信任的医生，这是学医的动力，亦是学医的前提。其次，要有对医疗事业的热忱之心，弘扬国粹、学好中医、努力发掘中医药宝库的决心，才能专心致志求真谛，不断探索，精益求精，从而更好地为人民健康服务。

"伏羲九针神农药，岐黄问对天下传"。在晋江专区卫生学校上学时，周老就把老教师们"为医者，当有仁心仁术。辨证论治一丝不苟，遣方用药仔细斟酌"的教导铭记于心。

传诊万家，均可眉慈目善；调理百草，多能药到病除。到永春县一都镇工作后，周老切身感受到偏远乡村群众寻医问药的不易，学生时代的"仁心仁术"教导在周老心里开枝散叶，长成了"参天大树"，坚定了用中医为民服务的心。

后来，周老开始带学生，他上的第一课就是教导学生"医乃仁术"。他经常对学生们讲，仁心与仁术二者结合是中医大医精诚的核心，也是中华民族面对生命的智慧、道德观念和价值取向。首先是拥有仁心，就是要求医者须有慈爱之心，像父母对待孩子一样，想尽一切办法治病救人，鼓励患者，给予其精神力量，增强其自信心。然后是施予仁术。为了提高医术，周老把大部分时间和精力都放在中医事业上。在女儿周艺眼里，父亲是中草药师，是古时背着竹篓上山采药的"药工伯伯"，在悬崖峭壁上"飞檐走壁"，采收需要的药材；是农民伯伯，在家里开辟一块区域，种着各种草药，每天不停地观察着室内温度、湿度，详细记录草药的生长情况；是"太上老君炼丹房的炼丹师"，用麻雀、蜈蚣做试验，偶尔将家里弄得乱七八糟；是制香师，把各种草药做成盘香或者线香，每当自己快感冒时就点上，把感冒扼杀在摇篮里。周艺常常深夜醒来，发现父亲书房里的灯还亮着，总是能看到父亲在学习，或在撰写论文、专著。

岐黄之路上下求索，中医药学博大精深，周老对医术的学习研究从未停歇。

● 二、倾囊传授启后学

周老认为，师承教育是数千年来中医教育传承的主要模式，从《黄帝内经》中岐伯与黄帝的问答开始，中医人才的成长就离不开拜师。师承教育是符合中医药学教学特点和中医药人才成长规律的。学习中医药学重在通过"师带徒"的方式，在老师手把手带教下，一边学理论一边实践，提升弟子对理论的感悟和对实践的掌握，这是中医人才培养中的必经之路。

周老为了提高医术，几度拜师求学，先后师从全国名老中医药专家蔡友敬、骆安邦，以及张志豪、王硕卿、刘跃南、孙松樵等。一些民间中医高手，他也经常登门求教。

骆安邦主任医师是闽南经方流派继承人。骆老经常对周老等弟子们说："诊病不辨证，治疗便无所适从，只求按病寻药，则脱离中医辨证特长。"疾病是千变万化的，病机是错综复杂的。同一种疾病，常因人因地因时而异；不同阶段的同一种疾病，证候亦各不相同。在《黄帝内经》《金匮要略》整体观和脏腑辨证思想启迪下，骆老进一步阐述脏腑相关学说，强调人是一个有机的整体，认为一脏有病可影响他脏，治疗时必须照顾整体。根据中医"土为万物之本""脾旺四季不受邪""内伤脾胃、百病由生"的理论，骆老认为脾胃乃后天之本、气血生化之源、气机升降之枢纽，在人体生命活动中占有重要的地位，与一切疾病发生有着密切的关系。

结合骆老经验，以及自己行医经验，周老认为，随着当今人们生活环境、饮食习惯的改变，脾胃病的主要病因也发生了变化。精神压力大则肝郁乘脾，恣食醢酒则伤胃，冷饮凉食则损伤脾阳等成为内伤脾胃的主要因素，致使脾胃运化失常，损及内脏，体质下降，富贵病之势突显。故而周老提出"调中州，安五脏"的学术观念，以健脾和胃、消食助运提振生化之源，增强体质，达到有病治病、无病防病、强身健体、防患于未然的目的。在临床上，强调五脏有病当从脾胃论治，以此治愈不少疑难杂症。

同时，骆老钻研《金匮要略》，用经方诊疗，对周老的影响也很大，使周老在应用《金匮要略》方治疗疑难杂症过程中积累不少经验。受骆老善用经方治疗肝胆病的启发，周老提出"疏通论"，认为疏肝利胆是治疗肝胆病的有效治法，以柴胡汤类、四逆散为基本方，证之临床，疗效显著。于是，周老主编了《骆安邦论医集》留传后人。

名老中医蔡友敬重脾胃，宗东垣与中梓之长，妙用六君子汤治疗一些疑难杂症堪称一绝。受其影响，周老进一步丰富"调中州，安五脏"的学术观念，在治疗上以"和"为诊疗特色，还整理《蔡友敬医案》一书，传给后人。周老后来成为福建省脾胃学术研究会委员，又在国医大师杨春波教授指导下成为脾胃病专长之"土"派。

师承的经历，使周老对传承教育有了深刻的体会。周老认为，师承更是理论知识的经验结晶，老师的经验往往在书本上是找不到的，要靠老师传授点破，才能真正学到这部分更宝贵的知识。首先要继承好，把老师的学术思想和临床丰富经验传承下来；其次要加以总结提高，传承创新，发扬光大。

● 三、"一根针、一把草"培育赤脚医生

周老认为，一个人能力是有限的，要让更多的人才发挥作用，医疗事业才能更快发展，人民健康才更有保障。中医药学多培养一名人才，就能帮更多的人解除痛苦。只有在基层普及中医，让更多的乡村医生懂得中医，群众才能在

家门口真正享受到中医中药优质的服务。

对此，周老既有理论上的论证，又有实践上的探索。20 世纪 70 年代，大部分农村缺医少药，但农村随处可见的中草药是重要药材资源。周老认为，在农村每多培养一名中医，就可以多为这里的老百姓减一分痛苦。1976 年，周老借调永春县卫生学校任教师兼门诊部诊疗工作，门诊以内科为主，兼妇科、儿科。他在教学中坚持以教授《中医基础理论》《中医内科学》为主。后担任卫校校长，举办乡医培训班，大力普及乡村医生（当时称"赤脚医生"）的中医教育。7 年时间里共开办 14 期培训班。

乡医培训班采取基础理论与临床实践紧密结合的教学培养方式。周老针对农村常见病、多发病，突出中医药特色疗法，编写《农村常见病诊治》《中医特色疗法》教材。教材以"一根针、一把草"为主要教学内容，传授刮痧、针灸、挑疳的基础知识和基本操作。上针灸课时，让学生自己扎针，体会针感；上中草药课时，带着学员上山实地识别，采集标本带回课堂示教。

课堂上讲到某种病症时，周老结合病案从门诊部请患者到课堂进行实例讲解与分析，并结合自身的治疗经验进行现场教学。学生见习期间，以跟师带教为主，通过门诊跟师待诊、临诊、面授等方式，坚持理论与实践相结合，加深、提高学员理论知识和临床诊疗能力。

通过这种"短、便、简、快"的培养模式，让学生们易学易掌握，达到"早临床，早成才"的教学目的。每期乡医培训班实习带教 3 个月，14 期培训班，累计培养 700 多名乡村医生。这些乡村医生结业后，分配到全县各乡镇村，并建立卫生所（又称医疗站），成为农村医疗的生力军和骨干人才。他们就地就近选取药材，也在一定程度上改善农村缺医少药的状况。

◆ 四、携临床疑惑而来，带提升飞跃而去

周老认为，在职培训是提升医生理论水平和临床诊疗能力的重要方式。从理论到临床，是一次飞跃；从实践回到理论，又是一次新的飞跃。

深耕中医行业，周老干了一辈子，也学了一辈子，他觉得自己仍需要努力

提高一辈子。周老认为中医人要反复学习、不断实践，通过一段时间的临床经历，再带着问题继续学习，往往收效显著。

在永春县卫生学校，周老开办了 6 期在职医务人员培训班，参加人数达165 人。培训时长半年，分为理论班和临床班。开班前，先了解参训学员的基本情况，召开学员座谈会。会上听取学员的需求，知晓他们临床遇到哪些难题和难以治疗的病证，了解不同年龄、不同层次、不同科室的中医医务工作者对中医的认知、医疗现状差异以及各自优势和不足。

按照"缺什么补什么，需要什么就学什么"的原则，周老制定不同的教学内容，教学做到有的放矢，重点、难点迎刃而解。理论班以中医基础理论学习为主，传授《黄帝内经》《伤寒论》《金匮要略》等经典；临床班以常见病、多发病、疑难杂症病的诊治为主，结合专题讲座，传授其学术思想与临床经验。在培训实践时，周老常常亲自带队到中医院坐诊示教，让学生们的理论水平和临床诊治能力得到进一步提升。如今，周老带过的大部分学生已成为永春县中医领域的主力骨干。

● 五、培养"能中会西"人才

周老认为，西医学中医，主要是学习辨证施治等中医临床思维，融合中西医优势，取长补短，培训一批"能中会西"的医生。

为培养这样一批中西医结合的"双一流"专业交叉人才，扩大医疗服务范围，提升服务能力，开设"西学中班"。1979 年，周老在卫校举办第一期西医学中医学培训班，学制一年，半年学中医理论半年实习。培训班的 28 名学员，均为西医专科或本科生，临床工作十年以上。

周老根据中医优势治疗病种、防治特点和中医理论知识制定课程内容，编写《中医辨证施治手册》作为教材，内容突出"天人合一"整体观、阴阳五行、辨证施治、四诊、八纲等中医理论基础。课堂注重实际案例分析，以及个人学术思想和临床实践的传授。实习期间，周老亲自带着学员临床示教，让学员更快学习掌握四诊技能。通过半年课堂和半年临床学习，使学员具备一定中医理论水平和临床实践能力，建立微观诊断与整体辨证相结合诊疗模式，成为"能中会西"的人才。

结业后学员基本能坚持中西医并用，掌握两套本领服务大众健康的需求。部分学员后续采用中医疗法治病甚至占其病例 70% 以上，如五里街卫生院的吴素华副主任医师，因中医疗法独特，成为当地名医，获得广大患者的信任。

六、新时代传承发展之路

周老工作日都在永春县中医院的周来兴全国名老中医药专家传承工作室坐诊、带徒。他经常和学生们就某个病案展开激烈讨论，孜孜不倦地指导他们工作，有时候甚至错过了饭点。晚上或者周末好不容易有了休息时间，却常常坐在书桌前批改学生作业，有时周老的批注甚至比学生作业的字数还多。

作为第三、第六批全国老中医药专家学术经验继承工作指导老师，以及全国基层名老中医药专家传承工作室建设项目专家，周老对学生和传承工作室建设均严格按照继承实施方案和建设要求，坚持目标导向，细化建设进度，确保各项工作圆满完成。传承工作室下设一个惠安县中医院工作室和3个基层工作站，周老定期下沉带教指导，把中医学术传承延伸到医疗卫生第一线，鼓励弟子要博采众长，最大力度鼓励学生的个性发展。

传承实施中，周老坚持理论与实践紧密结合，采取读经典、跟师临诊、独立会诊相贯通的方法，以老师授课、学生提疑、老师解惑的模式，教学相长，让学生提交日记、心得、医案分析，并点评批改。定期开展学术活动等多种形式的活动，推动传承工作有条不紊地进行。周老坚持至少半个月为师传弟子上一次课，以学习《黄帝内经》《伤寒论》《金匮要略》《脾胃论》等经典为主，结合周老学术思想和临床经验对中医经典著作进行诠释。学习《脾胃论》时，周老结合"调中州，安五脏"的学术思想加以阐述，敦促弟子课后要更加系统学习中医理论，平时提高理论在临床上的渗透力。课堂上，以学生为主开展医案讨论，教授重点、难点并给予适当引导和点评，以此锻炼学生的临床思辨能力，共同提高理论水平。同时，结合中医特色疗法如针灸、刮痧、挑疳、放血、推拿、耳穴压豆等，当场示教。曾有一位腰部扭伤、酸痛导致行动困难的患者来找周老会诊，周老手把手教会弟子委中穴周围放血，不但使患者疼痛立消而且激发弟子们学习的兴趣与信心。

实践是理解中医理论基础、掌握辨证施治内涵的最佳途径。周老要求弟子每周必须安排一天在门诊跟师及教学查房。在临床带教中，周老会让弟子根据患者问诊记录拟方，再与他开的药方对比，检验弟子的诊疗水平。周老鼓励弟子要多思多问，提高对中医理、法、方、药的理解和应用能力。曾有一位失眠十多年的患者，用过多种镇静安神的药均难奏效。来诊，周老用温胆汤加减 15 剂见效。弟子问："怎么不用酸枣仁汤呢？"周老回答："经云'胃中不和则卧不安'，患者舌苔黄腻、脉滑、纳不香，是痰湿之火扰乱心神导致失眠，诊治应求其因。"弟子听后豁然开朗。

"桃李不言，下自成蹊"。周老的每届传承项目学制三年，传承教育共计17 人，合格出师 15 人，其中主治医师 13 人、副主任医师 2 人、主任医师 1 人。弟子陈仰东、林腾龙等成为永春县中医院脾胃科领军人才；弟子陈金海个人门诊问诊人数、主治住院人数增加一倍。

在哈尔滨市工作的弟子邵景新跟师 8 年后，在当地医界小有名气，担任当地基层医院院长，著有《邵景新选集》一书。邵景新原是草根中医，幼承家学。邵景新认为在众多国家名老中医药专家中，周老始于基层，成才之路艰辛，感人至深，于是在 2009 年三拜周老始得为师。

马来西亚中医蔡培春，曾教授《方剂学》课程，深感医、教、研的重要性，他说周来兴医师是其见过坚持走自己之路的高手，读周来兴的《疑难杂症临床经验》受益匪浅。

弟子陈仰东等人认为，周老从乡镇的基层医生起步，到如今国家级老中医药专家，这是求索者的必然。虽是中医，但不排斥西医对疾病的诊断，常把现代科技研究成果融入自己的遣方用药当中，丰富辨证用药的思路，也曾用西医的方法来观察中医药临床的疗效。与昔日中医纳入气功导引等技能，异曲同工。用西医的病名寻找中医对应的证候，用中医的法规佐使西医药物，扬长避短，思辨创新，这是弘扬和发展传统中医药的正确医疗观。

　　2017 年 6 月 19 日，举办"周来兴、曾进德全国基层名老中医药专家学术经验传承学习班"，泉州市卫生和计划委员会发来贺信，信中写道："二老德术兼备，知识渊博，治学严谨，医术高超，深孚众望，闻名海内外，履行中医传承使命，为弘扬岐黄做出了突出贡献！"这是对周老的医术医德传承育人的最好诠释。

陈仰东

陈仰东学兄：

您好！我是 2009 年遥从周老的学生，因缘巧合，我发现众多的老中医药专家里，唯有周老始于最基层，寻得蔡友敬、骆安邦二前贤提携，成才之路艰辛、感人至深。我原是草根中医，幼承家学，父亲是师传中医，纯粹的赤脚医生，在当地民间小有名气。我收藏古今名中医著作若干，其间苦乐参半。我三拜周老，蒙周老不弃，垂爱得教许多，并赠我经验集、《佛手茶养生》。我捧书向南跪拜，一昼夜读完弘文，一口气写成读书笔记 6 卷，施效仿孔圣馈师六经之意。只因方言差异，交流多有不便，曾一度信息中断。可是读周老赠予我的著作，以及周老嫡传周艺、陈兄等众同门在网络上发表的周老学术经验，我与周老师徒关系教受犹在，我的空间日记《评遥从老师——周来兴专家》可鉴。

评遥从老师——周来兴专家

福建惠安周来兴，医海探索发内经。

临证心得脾尚本，又有报道男病优。

随师拾贝汇通策，诊余笔谈话佛手。

案宗撷英解方药，验道集锦岁月峥。

治疗歌诀循善诱，附录两篇话人生！

邵景新

第三节　贺寿诗词三首

贺　寿

邵景新

鹤发童颜耄耋翁，八十康寿周尔增。

岐黄一脉来承道，杏苑永春兴荣昇。

人月圆·恩师寿诞

邵景新

兴来千古岐黄梦，诊脉候天涯。

永春醒目，调制百草，闽南周家。

传承医舍，文献万卷，赤子红吖。

月圆何事？诞辰喜酒，佛手煎茶。

鹧鸪天·寿诞作

邵景新

本是惠安山水郎，恬淡虚无与疏狂。

历履八耋经风券，敬业乐群借月章。

拯万疴，救千户，几曾着眼看侯王？

显贵平民归一去，且插梅花松竹扬！

第四节　时光时光慢些吧!——女儿眼中的父亲

小时候,父亲在我眼里近乎百变超人。他明明就是医生,却让我有"他是百变的"想法,也许他就是"万能"的。

时而,他是草药师,是那个背着竹箩上山采药的药工伯伯,我会想象着他在悬崖峭壁"飞檐走壁"。

时而,他是农民伯伯,在家里开辟一块区域,种着各种草药。想起父亲养金线莲的那次经历就想笑,他每天就像呵护孩子一样,不停地观察着室内温度、湿度,观察着金线莲的生长情况,一度让我怀疑我是他"捡回来的"。

时而,他又化身为"太上老君炼丹房的炼丹师",用麻雀、蜈蚣等炮制丹药,搞得家里犹如实验室。而我可能就是他身边那个捣蛋的"齐天大圣",总是把药丸搓成奇形怪状,还偷偷调整火候,而父亲总是慈祥地笑着任由我捣蛋。

时而,他是酿酒师,在各种瓶瓶罐罐里用酒浸泡着海马、蛇……老吓人了!还让我喝他酿造的药酒,当时我很害怕!然而,后来父亲的"长寿药酒"还得了奖。

时而,他是制香师,把各种草药做成盘香或者线香,每次我快感冒时就让我点上。一开始我还很不屑,后来发现,它们真的能把感冒扼杀在摇篮里。父亲研制的药香后来还申请到了国家专利,真是厉害!

时而,他是算命先生,天文地理无一不通,总是有那么些熟悉的人,来请他取名、算算开业时间……长大后懂了,一个好的中医师怎能不懂《周易》呢?

时而,他是一名老师,能让学生把方歌"背到吐"的严厉老师。居然为了让刚上小学的我背五行相生相克,让我批改他学生关于五行相生相克的简答题。我承认,这对成年后的我确实有用,到了大一的时候,我学中医基础理论还算比较轻松。

不管多百变,父亲总是最勤奋的那个。我每次深夜一觉醒来,他书房的灯总是亮着;凌晨四五点起床如厕,也总是能看到父亲书房的灯还亮着,或在学习,或在写论文、专著……父亲总让我想起拼命三郎，惭愧惭愧，自叹不如！父亲对学习是痴迷的，家中的各个角落都是他的书，但这么多的书似乎还是没法满足他的学习欲望。所以，小时候父亲经常外出学习，到处寻求名中医前往跟师学习。

一开始，我还觉得父亲自己去玩都不带上我，很失落。长大后终于明白了，父亲能有现在的成就是因为付出了很多努力。

我的整个童年都在医院宿舍楼里度过，直到最后一个"六一"儿童节过完才搬离了医院。而我的童年玩具就是各种和医学有关的东西，这肯定是爸爸的策略！我姓周名艺，而非易，小时候喜欢各种艺术的东西，曾幻想着成为一名背着画板浪迹天涯的画家，然而以医院为活动中心的童年除了画画、书法，还多了很多别的孩子没有的乐趣。例如，把苍耳子当成"武器"；假装自己是医生，拿出一卷纱布给娃娃包扎伤口……

医院有很多好玩的东西，也有血腥残酷的一面。小时候的我可是见过"大世面"的人，太平间、手术室、清创室……哪里没有偷偷去过。环境改变人，人还要改变人，爸爸总是能"不小心"让我学到很多医学知识。诸如，和他一起改试卷，潜移默化地让我学会五行相生相克的关系；教我唱歌，然后默默地把方歌改编成歌曲，潜移默化地让我背下几首小方歌……这绝对是策略！这样一来，我能不打小就与医学沾上边吗？

无论是"艺"还是"医"，我跟中医算是结下不解之缘了。"艺"可以是提升自己修养的辅助手段，但中医却是需要传承的宝贝。不管最内心的想法是什么，既然我已步入这个领域，就得努力去做好。虽说可能没有取得像父亲一样的成就，但无须羡慕、无须模仿，做好自己，努力把中医药学传承下来，并进一步发扬光大。

周艺

年谱篇

民国三十二年（1943 年）

出生 2 个月，被周姓家庭抱养至惠安县净峰松村。

1958 年

7 月，考入惠安县卫生学校。

1960 年

9 月，分配到惠安县净峰保健院，一边工作一边跟师老中医学习（至 1961 年 7 月）。

1961 年

9 月，考取晋江医士学校（今泉州医学高等专科学校）中医专业。

1965 年

7 月，毕业于晋江专区卫生学校（晋江医士学校后改名为"晋江专区卫生学校"，今泉州医学高等专科学校）。

9 月，分配到永春县一都卫生院工作。先后任医师、主治医师，以门诊、出诊为主兼顾病房诊疗工作。

1966 年

3 月，在一都仙友保健站任全科医生，一人承担门诊、出诊、打针、配药等医疗相关工作。

1967 年

3 月，继续在永春县一都卫生院工作，夜间经常进村开展丝虫病、麻疹等防治工作。

5 月，参加永春县全县先进事迹巡回报告团，到机关、公社、学校作先进事迹专题报告十多场。

8 月，任永春县一都卫生院负责人。后经全院上下几年的努力，将卫生院建设成为初具规模的中心卫生院。

1968 年

秋，在出诊途中用灸百合、血海、三阴交，救治一位因血崩昏倒在路边的妇女。

1970 年

冬，深夜冒着大风大雨出诊不小心陷入淤泥田中，被救后仍坚持前往抢救一位肺炎并发呼吸衰竭的患儿。

1972 年

初夏，精心救治一位久患发热惊风的患儿。家长感念救命之恩，改患儿名字为"来兴"。

7 月，举办首期赤脚医生培训班，参加人数 28 人，初步缓解乡村缺医少药的状况。

1974 年

1 月，到晋江地区第一医院中医科进修一年，跟师蔡友敬，并参与编写《蔡友敬医案》一册。

1976 年

8 月，借调至永春县卫生学校承担教学工作，为乡医、在职培训班学员传授中医基础理论、中医内科学等课程。放假期间回原单位上班。

1978 年

7 月，调动至永春县卫生学校任校长、兼任门诊部医师。以教授中医基础理论、中医内科学为主，门诊以内科为主，兼治妇科、儿科。

1979 年

10 月，参与筹建永春县中医药学会，并当选秘书长。

1982 年

4 月，参加福建省卫生厅在泉州开办的"内经进修班"。结业后留班参编《内经病候类诠》。该书由蔡友敬主编，1997 年由福建科学技术出版社出版。

1983 年

7 月，在安溪清水岩组织召开晋江地区仲景学术研究会，历时七天。蔡友敬、留章杰、骆安邦等专家出席活动。

1984 年

7 月，调至永春县中医院任党支部书记。

1986 年

组织永春县中医院创建精神文明单位，医院被福建省卫生厅授予"文明医院"。

1989 年

10 月，获评永春县优秀科技拔尖人才。

1991 年

9 月，被确定为骆安邦学术经验继承人。1994 年期满，考评合格出师。

11 月，当选中国人民政治协商会议永春县委员会第九届常委。

1992 年

12 月，撰写的论文《骆安邦老中医治疗危重急症经验简介》获由福建省中医药学会颁发的"1989—1991 年度福建省中医优秀论文三等奖"。

1994 年

4 月，赴美参加"第一届世界传统医学大会"，《刮抓疗法治疗小儿消化不良 200 例临床小结》荣获"金杯三等奖"。

10 月，回老家惠安途中，应急以童尿救治因吵架发怒吐血昏厥的妇女，被传为佳话。

1996 年

9 月，赴澳大利亚参加国际传统医学特色疗效学术大会。

1997 年

12 月，被中国共产党泉州市委员会评为优秀共产党员，并出席中共泉州市第八次代表大会。

1998 年

1 月，被泉州市卫生局评为泉州市卫生系统"天使杯"竞赛活动（1997—1998 年度）先进个人。

12 月，被卫生部中国医促会信誉度调查委员会授予"全国'德艺双馨'医护工作者"。

1999 年

1 月，当选中国人民政治协商会议永春县委员会第十一届常委。

4 月，课题"举阳丸治疗肾虚阳痿 100 例临床观察"，获评永春县"1992—1998 年度科学进步奖二等奖"。

2000 年

6 月，课题"春阳汤治疗肾虚阳痿 200 例临床观察"，获由中国中医研究院特色医药合作中心颁发的"中华名医高新科研成果领先荣誉金奖"。

6 月，被泉州市文明办、泉州市卫生局评为泉州市首届"卫生示范户"。

8 月，被中国中医药研究院特色医药合作中心授予"共和国名医专家成就贡献金奖"，并荣入《共和国名医专家大典》一书。

11 月，《再发汤治疗斑秃 244 例的疗效观察》获"泉州市第二届自然科学优秀论文三等奖"。

2001 年

6 月 15 日，晋升为主任中医师。

2002 年

8 月，《周来兴医学文集》在中华中医药学会举办的全国第二届中医药科研成果与临床应用研讨会上被评为优秀论著二等奖。

10 月，任永春县中医院名誉院长。

12 月，退休。继续留永春县中医院工作。

2003 年

1 月，被确定为第三批全国老中医药专家学术经验继承工作指导老师。

4 月，被中共永春县委员会永春县人民政府聘为党风廉政勤政建设监督员，聘期 2 年。

8 月，《新发汤治疗斑秃 326 例临床观察》一文，荣获"泉州市第三届自然科学优秀论文二等奖"。

9 月，受聘为《中华名医》杂志专家委员。

2004 年

2 月，《周来兴医学文集》荣获永春县"2001—2002 年度科学技术奖二等奖"。

9 月，参与筹备在永春县召开的第七届"中国泉州—东南亚中医药学术研讨会"。

11 月，专访《山区百姓的贴心医生——记主任周来兴》刊发于 2004 年第 11 期《中国中医药远程教育》，并成为该期封面人物。

2005 年

3 月，再次被聘为党风廉政勤政建设监督员，聘期 2 年。

5 月，参加永春县"庆'五一'暨弘扬实践永春人精神先进事迹报告会"，并作个人典型先进事迹报告。

2009 年

10 月，与张永树、徐福东、陈文鑫等 8 人，代表泉州市中医药学会出席在马来西亚召开的"第九届亚细安中医药学术大会"。

2010 年

4 月，被确定为国家中医药管理局农村医疗机构中医特色专科（专病）建设项目脾胃病专科学科带头人。在永春县中医院成立脾胃病专科，成为福建省中医重点脾胃专科建设单位。

2011 年

2 月，《佛手茶养生》获永春县"2005—2010 年度科学技术进步奖三等奖"。

2 月，"清清香外熏治疗风热型感冒 132 例"课题，获永春县"2005—2010 年度科学技术进步奖三等奖"。

2012 年

7 月，在泉州电视台拍摄制作《佛手茶养生》讲座类节目，推介永春佛手茶。

9 月，论文《食疗参肚汤抗溃疡病复发疗效观察》获"第七届泉州市自然科学优秀学术论文三等奖"。

10月，被确定为福建省第三批老中医药专家学术经验继承工作指导老师。

2013 年

7月，所研创的"清清香"取得国家发明专利，并开发成产品投入市场。

11月，获评"福建省名中医"。

12月，《清清香的防病治病作用探讨》一文，被中国公共卫生研究会评为"2013年全国现代医学及卫生管理创新成果"一等奖。

2014 年

8月，参与由泉州市科学技术协会组团到西藏考察藏医学的活动。

2015 年

5月，获评永春县第二批第二类高层次人才。

8月，接受泉州电视台《香道养生》节目访谈。

9月，获评全国基层名老中医药专家传承工作室建设项目专家。继承人9名，下设三个工作站（蓬壶卫生院、五里街吾东卫生所、桃城榜头社区服务站）。

12月，获评福建省基层老中医药专家师承带徒指导老师。

2016 年

7月，与弟子陈仰东、邵景新参加在中国台湾召开的"第六届国际经方班暨国医张步桃纪念研讨会"。

2017 年

6月，荣获由世界中西医结合医学研究院颁发的"世界传统医学金手指奖"。

同月，参加泉州市中医药学会在德化县中医院主办的"周来兴、曾进德全国基层名老中医药专家学术经验传承学习班"，到会近300人，交流学术论文100多篇。同时邀请国医大师杨春波，福建中医药大学校长李灿东，以及孙伟芬、林禾禧、崔闽鲁、张永树、刘德桓、郭为汀等十几位国家级专家到会发言、研讨。

7月，获评泉州市第二层次人才。

11月，在永春县中医院承办的福建省中医药学会脾胃分会第十八次学术会议上做"'调中州，安五脏'的理论源流及临床应用"专题报告。

2018 年

7 月，参加由泉州市卫生和计划生育委员会主办、泉州市中医院承办、泉州市中医药学会协办的以"中医药健康你我他"为主题的中医中药中国行活动，并参加在泉州中医院举办的义诊。

8 月，为前国手、女排世界冠军成员陈亚琼诊疗，获赠排球（队员 6 人签名）留念。

9 月，到母校泉州医学高等专科学校作"中医成才之路"报告，并赠送《周来兴医学文集》等书籍。

2019 年

1 月，与弟子陈仰东等参加在厦门举办的，由中华中医药学会主办的以"做有人情味的医者"为主题的医学与人文南普陀中医论坛。在专家访谈分享中医养生四点经验，并参加义诊活动。

5 月，被福建省金草生物集团有限公司聘请为技术顾问。

2020 年

8 月，全国基层名老中医药专家周来兴传承工作室以优秀成绩通过验收。

2021 年

1 月，《周来兴医学文集》由厦门大学出版社出版。

10 月，被确定为第六批"全国老中医药专家学术经验继承工作指导老师"。

10 月，获评永春县老年教育发展 30 周年突出贡献者。

2022 年

3 月，提供中药处方，煎汤送抗疫一线人员服用，为预防和抗击新型冠状病毒出力。

12 月，主持第五届"春波讲堂"国医大师杨春波"谈中医学术与临床经验"学术报告会。

2023 年

2 月 25 日，担任第三届福建省名中医评审专家。

7 月，获"光荣在党 50 年"纪念章。

7 月，获聘为福建省燃香类产品标准化技术委员会第二届委员会顾问。

9 月，受聘为龙岩市永定区明德中医村名誉顾问。

后 记

　　周来兴是全国老中医药专家、国家中医药管理局农村医疗机构中医特色专科（专病）建设项目脾胃病专科学科带头人、福建省名中医、中医主任医师，有着扎实的中医理论基础和丰富的临床经验，擅长中医内科，兼治妇科、儿科，对脾胃病、肝胆病、哮喘、癫痫、脱发、失眠、不育、男性病等疑难杂症的诊治有一定造诣。

　　"不经冰霜苦，哪得透骨香，世人之有所成就，无不自刻苦中来，而勤奋学习，精益求精，是为民治好病之本，也是人生一大贡献。"这既是周来兴的从医箴言，也是他的人生信条。他一生扎根山区、敬业尽责，深研经典、治学严谨，医术精湛、德术兼备。

　　中国人民政治协商会议泉州市委员会（泉州市政协）决定编撰出版包括《调中州　安五脏》在内的"泉州市全国老中医药专家学术经验传承系列丛书"，按照泉州市政协的编撰工作方案，2022年11月，中国人民政治协商会议永春县委员会（永春县政协）成立了以王文杨主席为主任，郭赐福副主席为副主任，永春县政协经济法制与人口资源环境办公室、永春县卫健局、永春县中医院等单位负责人及全国老中医专家周来兴传承工作室人员为委员的编委会，细化工作方案，落实工作责任，推进编撰工作。

　　本书收集整理了周来兴老中医从事医教研60余载的医案、医论、原始手稿、珍贵影像，以及在中医传承工作中积累的工作经验、特色疗法等。2年多来审稿专家、责任编辑对书稿精雕细琢，对内容反复推敲，不断打磨，几易其稿，力求完善。编写过程中，泉州市政协精心指导，周来兴老中医提供翔实资料，永春县中医院大力支持，执笔人颜尧民倾力而为。在此，对他们一并表示感谢并致以诚挚敬意！

　　限于编撰时间、条件和研究水平，难免挂一漏万，冀中医药界同仁和有识之士多提宝贵意见，以便今后修正、充实和提高。

中国人民政治协商会议永春县委员会

2024年5月

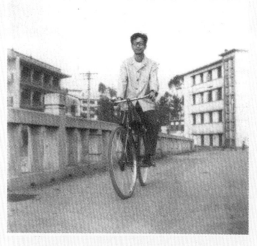

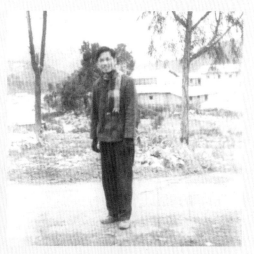

20世纪70年代，周来兴在出诊途中　　　1967年冬，在永春县一都镇周来兴冒着
　　　　　　　　　　　　　　　　　　　　　　　　严寒出诊归来

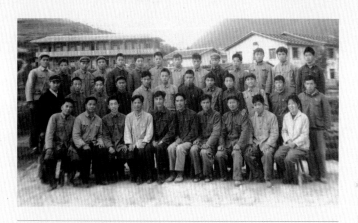

1972年，永春县一都中心卫生院领导班子与乡村医生
培训班全体成员合影（前排左四）

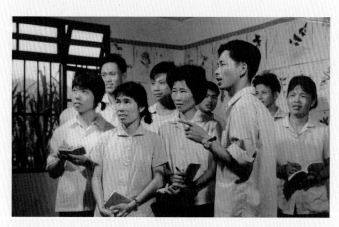

1978年，周来兴在永春县卫生学校给西学中班学员上
中草药标本课（前排右一）

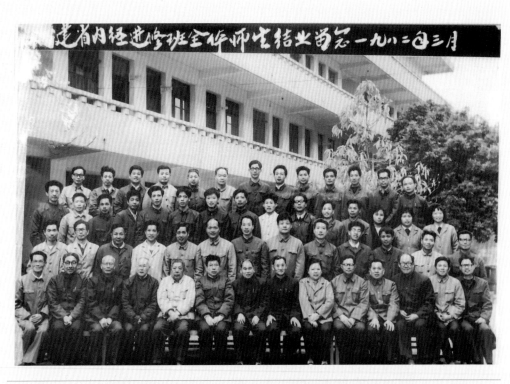

1982 年 3 月，"内经进修班"结业合影

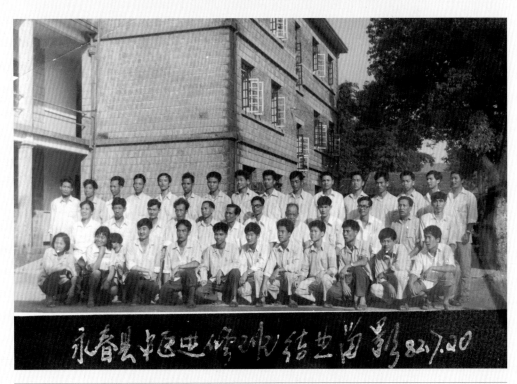

1982 年 7 月，永春县中医进修班结业合影

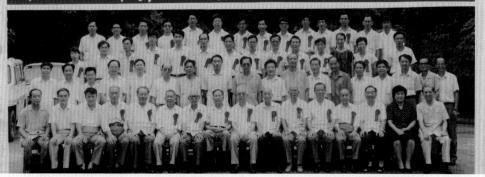

1991 年 9 月，福建省继承老中医药专家学术经验拜师会合影

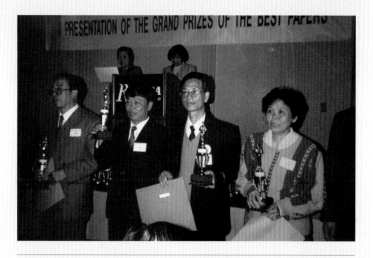

1994 年 4 月，赴美参加"第一届世界传统医学大会"，
课题获"金杯三等奖"（右二）

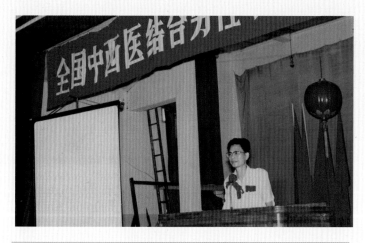

1996 年，在全国中西医结合学术大会上发言

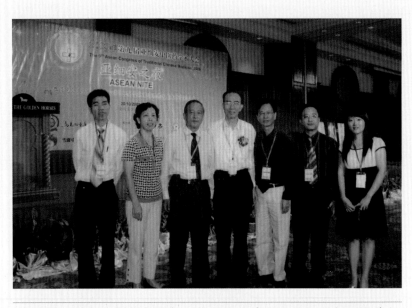

2009 年，周来兴参加在马来西亚召开的第九届亚细安中医药学术大会（右三）

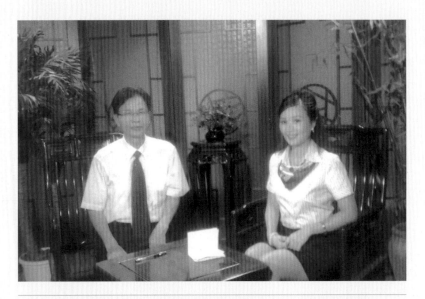

2012 年 6 月，周来兴做客泉州电视台，谈养生之道

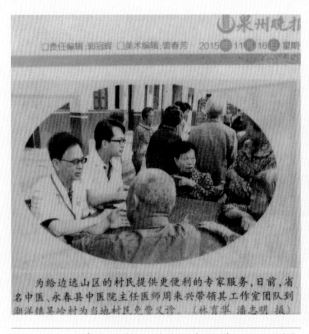

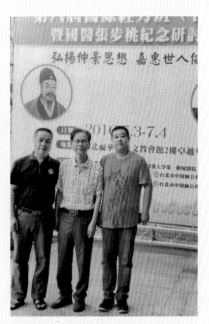

2015 年，《泉州晚报》刊登周来兴带领团队到湖洋镇吴岭村为当地村民免费义诊（左一）

2016 年 7 月，与弟子陈仰东、邵景新参加在中国台北召开的"第六届国际经方班暨国医张步桃纪念研讨会"

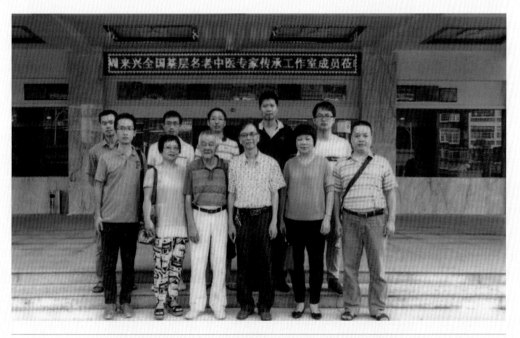

2016 年 9 月，周来兴传承工作室成员到德化县中医院曾进德传承工作室参观

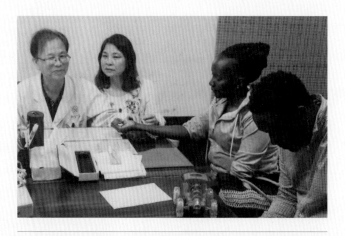

2016 年，周来兴在泉州市弘德中医国医堂为外国友人诊疗

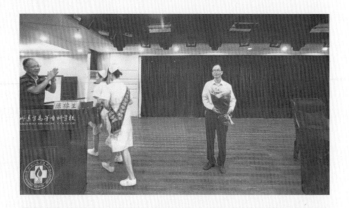

2018 年，周来兴到母校泉州医学高等专科学校给全校师生作"中医成才之路"报告，并赠送《周来兴医学文集》等书籍

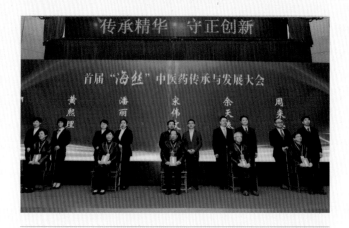

2019 年 12 月，首届"海丝"中医药传承与发展大会传承拜师仪式（右一）

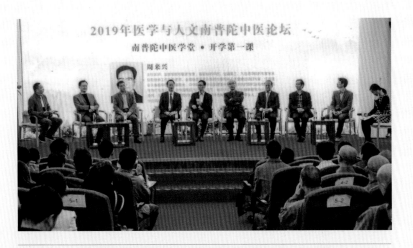

2019 年，周来兴在"医学与人文南普陀中医论坛"上做分享交流

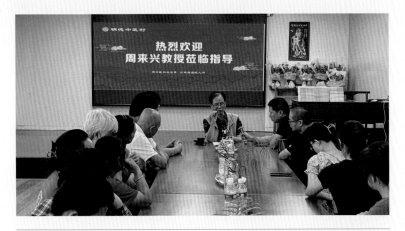

2023 年 9 月，周来兴在龙岩市永定区明德中医村向学生授课

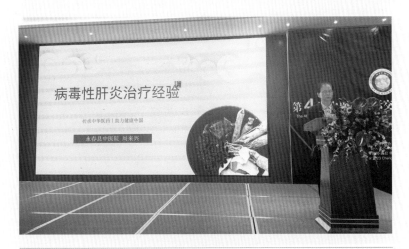

2023 年 10 月，周来兴在第四届中医药国际交流合作学术大会
上作学术报告

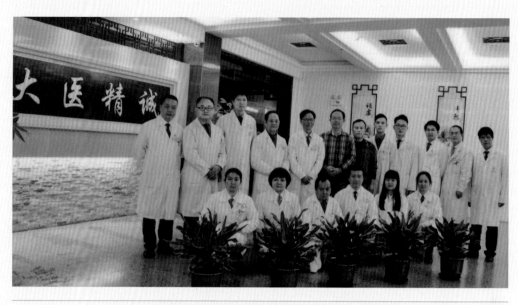

周来兴与传承工作室成员合影

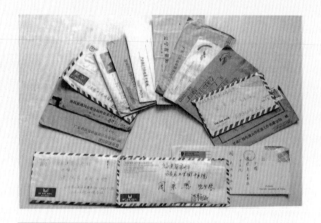

患者来信

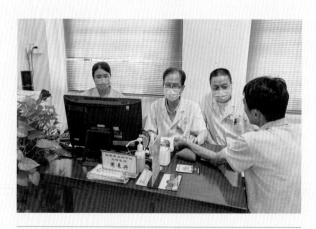

周来兴门诊带教学生

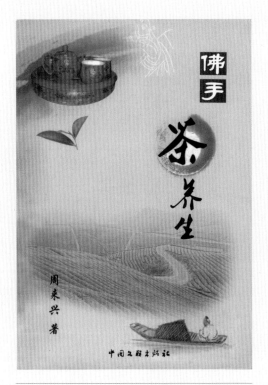

周来兴编撰的著作《佛手茶养生》书影

《佛手茶养生》序

"养生之道"的宗旨，就是要使人们身心健康、精神和体力充沛，过着幸福美满和谐的生活，能够寿享百岁。

中华民族自古以来，就重视养生之道。如孔孟、老庄学说中都提及"养生之道"，《内经·素问上古天真论》中说："虚邪贼风，避之有时……形体不敝，精神不散，亦可以百数"，充分说明了只要注意"养生之道"人是可以长寿的。

周来兴，国家级老中医专家，是国家人事部、卫生部、国家中医药管理局确定的第三批全国老中医药专家学术经验继承工作指导师之一。从事医、教40多年，临床经验丰富，着手回春，蜚声遐迩，病者称颂焉。近又潜心于"养生之道"的研究，而且卓有成效，体现在大著《佛手茶养生》一书。以佛手茶养生，有其特色，是书对"食疗"又一大贡献。夫饮食乃人生之大欲，故人当以食为养矣。全书内容翔实，说理精辟，切于实用，诚佳作也，有助于养老，防治疾病之参考。今将再版公之于世，余钦其平日治医之勤，其志尤坚，故乐为之序。

吴光烈

2010 年仲春之月于南安市中医院

（注：吴光烈，国家级老中医专家，主任医师，是全国首批名老中医药专家学术经验继承工作导师之一，南安市中医院名誉院长，享受政府特殊津贴）。

周来兴编撰的著作《佛手茶养生》序

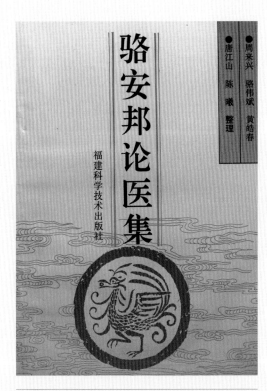

周来兴主编的著作《骆安邦论医集》书影

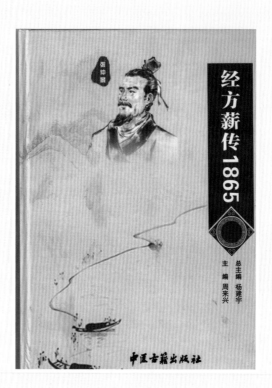

周来兴主编的著作《经方薪传 1865》书影

经方永辉！中医万岁！

这是继《经方薪传 1864》之后的又一部集中反映医圣张仲景经方学术传承进展前沿的最新力作！

这是敬结中华医圣张仲景诞辰 1865 周年的最美礼物！

这是纪念中华医圣仲景的最佳方式！

这是中医药学术精华——仲景医学传承的最捷途径！

这是中医药继承创新大发展新成果的最简体现！

为此我们一定会继续努力，推出《经方薪传 1866》1867、1868……

看到《经方薪传 1865》自然会想起第三届医圣张仲景南阳论坛暨第十二届南阳医圣张仲景医院文化节，在南阳医圣祠揭幕的"经方薪传碑"！而"经方薪传碑"就是为"经方薪传"竖碑立传。在 2015 年 11 月 9 日晚，在医圣故里南阳府饭店锦绣园会议厅召开了"中国中医药研究促进会仲景医学分会成立大会预备会"。2015 年 11 月 10 日下午 3 点在医圣祠仲景陵墓前举行了隆重的"中国中医药研究促进会仲景医学分会的成立大会"并颁奉张医圣祠。刘海燕馆长代表南阳医圣祠博物馆赠给新成立的"仲景医学分会" 300 册《伤寒论浅救·金匮要略浅救》（由南阳医圣祠收藏并印刷），我们代表"仲景医学分会"接受并致谢！此时此刻《经方薪传 1865》也是为"中国中医药研究促进会仲景医学分会"的成立而竖碑立传，以铭传扬经方之志！

《经方薪传 1865》在中国古籍出版社刘从明社长的支持下，得以顺利出版面世。《经方薪传 1865》的出版也是时"中华国医专病专科经方研修班"开班一周年的纪念。同时也是"中华经方大师网"开通一周年，也是中药泰斗祝之友教授"神农本草经"研修班暨中医临床药学高级研修班一周年，也是国医大师孙光荣中和医派成立 6 周年，是世界中医药协会国际中和医派研究总会成立 3 周年。《经方薪传 1865》书不大，然而承载的文化内涵丰富奢华，使得经方大家和经方爱好者的期待！

《经方薪传 1865》是诸多时代经方传人和经方大家的共同努力打造的，汇融了全国经方临床的学术精粹，归就了全国经方临床的典籍录。竹数千年来的经方薪传起有承上启下的意义。对继往开来再续经方薪传淀时临方传扬起有里程碑的作用，对下面继续开展的专科专病经方大师研修班项目，会有促进作用和新的启迪意义。千万年后《经方薪传 1865》也许是纵长万年的中医药历史长河中的一朵小小浪花，也正是这些无数的小小浪花，才汇集成了中医药长河中推动历史前进的波涛巨浪，才有了中医药取如今的大发展大繁荣，也正是像《经方薪传 1865》这样的小小浪花，才反映着太阳的辉煌与绚丽光彩，才会让后人体味到中医药的疗效卓著、博大精深与源远流长！

是的《经方薪传 1865》并不是最完美的，肯定有这样那样的下会差是是错误，敬请各位经方大师多多批评指正！我们一定虚心改进，编撰三更好的《经方薪传》而努力。请相信我们一定会做的更好！

请相信明天更美好！！

经方永辉！中医万岁！

美丽中国有中医！

杨建宇

2015 年 11 月

周来兴主编的著作《经方薪传 1865》序

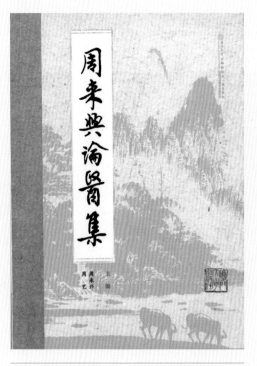

周来兴主编的著作《周来兴论医集》书影

序 一

中医学是"以中医药理论与实践经验为主体，研究人类生命活动中健康与疾病转化规律及其预防、诊断、治疗、康复和保健的综合性科学"。中医学有着系统的理论和丰富的防治方法；整体观念、恒动观点、辩证分析和依证论治是它的学术特点和优势，我们要认真传承、努力实践、积极创新，以促进中医学术的繁荣和进步，更好地为人民健康服务。

周来兴医师是全国第三批、第六批名老中医药专家学术经验继承指导老师，福建省首批名中医，福建省中医脾胃学术研究会第一至三届委员，福建省中医药学会传承研究分会副主任委员。他扎根基层，深研经典，承袭名师，勤于实践，魅力创新，积极交流，为丰富中医学做出了贡献，给基层中医树立了榜样。

我是周来兴医师的学术盟友，一起创建了福建省中医脾胃研究会，提倡多学科研究脾胃学说；还创建了福建省中医传承研究分会，由退休的"中医学术黄金时期"老中医组成，旨在用中医传统方法探索学术、总结经验、交流创新。本书含病例分析、理论探讨、临床、经验总结等，内容丰富，创新实用，给中医图地增增丽。我欣然为其写了小序，愿为中医学术"守正创新"，同周老友一起，尽映夕阳辉！

杨春波

国医大师，主任医师，教授
中国中医科学院首批学部委员
全国中医药杰出贡献奖（2019）获得者
全国人大八、九届代表，福建省政协第六届常委
福建中医药大学附属第二人民医院名誉院长
2020年夏

周来兴主编的著作《周来兴论医集》序一

序 二

"学无师无以得高明，术无承无以得传薪。"中医药之发展，传、帮、带乃必由之路，鼻祖岐黄阿对眄是心传口授，大器方成。全国名老六医六家周来兴医师，年少酷爱中医，毕业后广阅医书，爱不释手，熟语经典，发微释义，博极医源，勤求古训，博采众长，先后师从全国首批名老中医六家发教、姿安邦教授，得二老学术精髓于一身，哎取各家之所长，以成至今。在国医大师杨春波创办的福建省脾胃学说研究会中，周老成为第一至三届委员，对中医脾胃学术研究频深，成为省脾胃重点专科带头人。

在周来兴医师的事业蒸蒸日蒸、勤奋耕耘半世纪之际，时逢《中共中央、国务院关于促进中医药传承创新发展的意见》发布，将中医药的地位提升至前所未有的高度，开启了新时代中医的振兴发展之路，前程一片大好。于此时，周来兴医师撷取从医以来的部分临床实践经验及研究成果编成本论医集。

纵览本书，收录的研究成果均为周来兴医师平生心得，包含脾胃病、肝肾病、哮喘、糖尿病、瘢瘕、不育及其他疑难杂症的研究成果和临床经验总结。在医治探索、学术思想、继承拾宝、验证心得、古方今用各章节中，既介绍了周来兴医师根据脏腑相关学说和"服为中清之腑，以通为用"的原理，创立了"疏上源，通下腑，胆自安"之法，也有周来兴医师独具观提出的"调中州，安五脏"的学术思想，突出了脾胃与气血血治疗中的作用，无不体现辨证与辨病、继承与创新的融会贯通，塔养基层传播和弘扬中医药的典范。不论是弟子或中医同行，读之将获得受益与启迪。

览毕本书，深感其浩瀚经典，勤摩时贤之诚，博采众长，显古励今，临床多检而大胆创新之精神跃然纸上，股股寄望之情彰显至其中，足谓精研仲景学说之探索，乐为此序。

李灿东

福建中医药大学校长、岐黄学者
2020年5月15日

周来兴主编的著作《周来兴论医集》序二

序 三

《周来兴论医集》是周来兴医师一生从医五十余年的经验结晶。周老是全国第三批、第六批名老中医药专家学术经验继承工作指导老师，福建省名中医之一。

我深知周老医德高尚、医风淳朴，正如泉州市卫计委于2017年6月10日为周老举办的全国基层名老中医药专家经验传承学习班时曾馆所言："周来兴老首量德术兼备，知识渊博，治学严谨，医术高超，闻名海内外，履行中医传承使命，为弘扬岐黄做出了突出贡献。"

周来兴医师擅长中医内科、妇科、儿科的诊治，且对脾胃病有较深的研究。本书选取其"脾胃学说进展探讨""调中州，安五脏'理论溯渊与临床应用""脾旺不受邪'学术思想探析""治疗脾胃病用药特点""脾胃病诊治特色"等文章，阐发了他对《内经》《金匮要略》和《伤寒论》的学习理论体会和临床实践应用，所载文章，可见一斑。他对继承与传承做了较大贡献，如本书中撰写的"随师拾宝"、主编的《姿安邦论医集》及建立的"周来兴老中医传承工作室"，均为佐证。本书中有从临床科研、临证心得、医案选录的内容是周来兴医师治病的范例，其辨证精神管通精华之法，有"经方派"之称，是不可多得的经验。其治五十余年兼顾临床与教学工作，造诣之深，经验之丰，不仅毅力可钦，且伤朝乾夕日，孜孜不倦，以望高前，为治学楷模。

此书付梓之前，承周老嘱我写小序，出示手稿，使我得以先睹为快，读后有感，乐之为序。

杨叔禹

卫生部有突出贡献专家
享受国务院政府特殊津贴专家
第六批全国老中医药专家学术经验继承工作指导老师
福建省名中医
中国医师奖获得者
2020年5月8日

周来兴主编的著作《周来兴论医集》序三

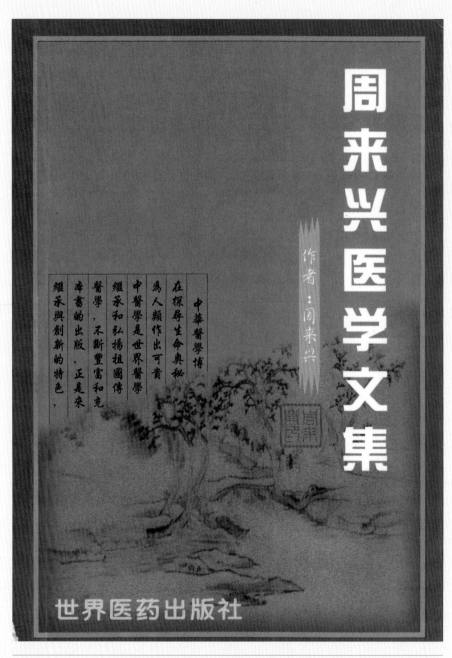

周来兴编撰的著作《周来兴医学文集》书影

序

周来兴主任医师，从事中医临床、教学四十年，全国□□名老中医药专家学术经验继承人之一。其论文在美国、澳大利亚、朝鲜以及全国省市进行学术交流，可见其□声誉之大，遍及国内外，不愧为当代名医也。

《周来兴医学文集》(以下简称文集)分为五部分：一、理论探讨；二、临证心得；三、临床报道；四、名医经验；五、医案撷拾。具有中西医结合，辨证与辨病，继承与创新的特色，读者可以从中受到教益与启迪。

《文集》理论探讨，渊源《内经》。如痹证是《内经》著名篇章，是人们的常见病，风寒湿三气杂至而为痹。四季均有，范围广大，证候多变，探讨其实质，符合客观规律。又如"祝由"一词，乃《内经·素问·移精变气论》提出一种精神疗法。马莳注："祝由"者，祝其病所由来，以告于神也。上古毒药未兴，针石未起，惟其移精变气，可祝由而已其病。含有俗语"心病还须心来医"的精神疗法的意义。又如"真心痛"是心痛中的危候，《内经·灵枢·厥病》中已有说明，乃寒邪直犯心脏也。这些病证都出于《内经》，故理论探讨有所本也。

《文集》临证心得，则是作者的思考方法而提出来的结果，是诊病治疗的别出心裁的体会，也是治愈一些病证的必然归宿。

《文集》临床报道，是作者对每种病症进行全面总结，观察其临床疗效，值得我们一读。

《文集》名医经验，作者是骆安邦名老中医专家学术经验的法定继承人之一，他总结结老对一些疾病，尤其是危急重症的经验，是一份宝贵的遗产。值得读者细心研究。

《文集》医案撷拾，作者提出生平治验显著者二十八种病证，并用中西医对照办法列出，而广法多，可资供鉴。

作者和余日久相处者数年，今为继承发扬祖国医学、著成此书，留传后代。今付梓之际，乐为之序。

蔡友敬

2001年9月于泉州

注：蔡友敬先生是全国首批500名老中医专家之一主任医师、教授。

371

周来兴编撰的著作《周来兴医学文集》蔡序

序

祖国医学是一个伟大宝库。其中有很多宝藏超越了时代对它的理解，只有当科学认识发展到一定水平后，才能认识它的价值。

我们所处的世界是一个全息的绝对真理世界，它可供以不同的方式不同的角度，去观察研究它。这种不同形式的观察方法，形成各自独立的参考系统。而绝对真理在各种参考系统中的投影便形成了相对真理。中医与西医就是两种不同的参考系统中产生的相对真理。

长期以来，西医偏重于从物质的角度来观察世界，以至于一度形成以魏尔啸一派观点占领医学领域，认为所有疾病都与细胞形态异常有关。随着现代科技的发展，偏重于实验为基础的西医得到了飞速的发展，但是由于绝对真理的无限性与相对真理性的有限性矛盾所决定，一个问题的解决，又迎来新的问题，例如抗菌素与耐药性的矛盾，使人类难以宣布自己征服致病微生物。所以西方有识之士，也开始重新认识并学习各国传统医学、自然疗法。在这种形势下，中医的发展开拓迎来了新的机遇。努力发掘整理、研究提高祖国医学更是我们这一代医学工作者的神圣职责。

周来兴主任医师的《周来兴医学文集》的出版是他从事医疗与教学40年的结晶。拜读后，深感周主任中医理论的坚实与临床经验的丰富。例如对真心痛(冠心病)的认识，提出了目前常用的"活血化瘀"和"芳香开窍"以外的论治四法和补通结合治疗方法，取得显著疗效。对肾病、"乙肝"、痛症都有独特的治疗方法和较高的疗效。对中医预防学、心理学也有独到见解。相信广大医务工作者读后一定会象我一样得到很多启发。

"中华医学创新论坛杂志"张侠主任嘱我为本书写序，幸甚！

彭印高

2001年12月

注：彭印高先生为新疆医科大学针灸系教授主任医师全国著名经络研究专家

周来兴编撰的著作《周来兴医学文集》彭序

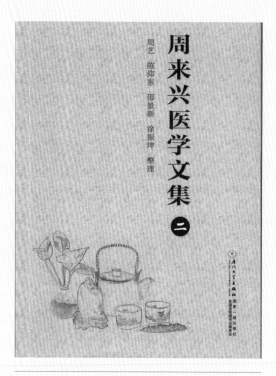

《周来兴医学文集（二）》书影

序　一

闽南名宿周公来兴，中医药界之渡罹津梁者，自边远山区艰辛走来。熟谙其传略感人至深，坎坷泥泞之中医路途似显眼前，如同此间吾之难兄难弟，理解之怀恳切。

北疆后景最新，遥从来兴主任六载，获益匪浅。甲午端午之际，于泉城拜谒周公，师徒机缘情深意长，回忆常说，诉取真经而归。记裹周师之命，卷稿整辑《周来兴医学文集（二）》。诚邀吾鉴顾此书纲目，拜读周主任理论探讨之精准，医案遴选之高深，临床报道之真谛，古方今用之高手，立方用药之特色，奉献《老老恒言》养生之道初探。且聆听媒体报道《山区百姓的贴心医生——记周来兴主任医师》，犹生敬意。再则曰，国内居一县隅乃成名医大家者，唯周公来兴一人而已！虽未与谋面，"成大器，苦心志、劳筋骨"，恐言周公便是那"天降大任之斯人"是也？！

周主任成才之旅，不亚于红军万里长征，大可标榜；实敢为年轻中医一代效仿临摹之拓腠，然其人却孜孜不倦，辛力以逮，将花甲寿龄抛于脑后，"老骥伏枥，矢志不渝"。慨当万里长征刚刚起步之娇健儿，晨暮笑傲悬壶济世之几何！谦逊之举彰扬，桑榆之奋馨启，甚是令吾感触

序　二

中医学具有先进医学思想、正确医学观点和丰富防治方法及经验，它的学术特点和优势是整体的观念、恒动的观点、辨证分析和依证论治的方法。时代发展，科学进步及疾病谱改变，给中医学提出新的挑战，当然也是机遇。在同仁们积极努力下，用传统和现代相结合的科学方法，促使中医学出现整体与局部、宏观与微观、功能与形态、机体与环境结合的新的医学思维，极大地提高了中医学对保健、防治水平，促进中医学术朝着现代方向发展。

周来兴主任医师是我的学术盟友，也是福建省脾胃学说研究的开拓者，一至三届委员，是全国第三批老中医药专家学术经验继承指导老师，被评为福建省名中医。他朝耕临床，善于证治，重视脾胃，喜用经方，经验丰富，多有创建。《周来兴医学文集（二）》正是他学术艳花的映示，也展现着中医学的新思维，给中医学的继承和弘扬做出了贡献，我欣为作序。

杨春波
2014年秋

杨春波，主任医师、教授、博士生导师、福建中医药大学附属第二人民医院名誉院长，国家中医脾胃病重点专科学术带头人。系国家"十五"科技攻关"名老中医学术思想、经验传承研究"对象，国家大师提名人，全国第二、四批老中医药专家学术经验指导老师，福建省名中医。享受国务院特殊津贴。

序　三

三子景新，裁我衣钵，孺子可教，追觅百家。常与家君书信，述及幸遇杏林巨匠周师来兴教授，蒙周师厚爱，点拨提携，醍醐灌顶，释解疑惑，也常同我交流周师病案。一三端午，周师泉城接见景新，师徒六载，得以机缘相会，夜餐同宿，促膝交谈，我为三子能拜得周老这样的伯乐翁老感欢庆。

三子介绍周师简历与医籍给我，知晓周师出生于1943年，长我两岁，理应称兄，我俩算是那个年代的进步青年了，周兄于沿海山区救死扶伤，我在北方乡村为民服务（师承中医出身）。回忆"文革"时期，农村医务人员统称为"赤脚医生"，是名之来历，源自于上海川沙镇，那里的医生，身背药箱，挽起裤脚，空闲时要赶到生产队，光脚下农田干活，参加劳动挣工分，秋后分红，此唤作"亦农亦医"。农业人口居多的新中国，也只好利用此种方法，才能养持起这么一支庞大的医疗队伍。于是乎，样板式推广，公社、大队、群众口中的"赤脚医生"传说了一个时代。本地区还习惯叫某姓先生，有调皮者竟言"赤脚大仙（先）"至今，真令人哭笑不得。

读周兄著作，重视脾胃补益后天是临证的主旋律、学术的落脚点，此乃治疗顽疾的法宝，也是当代养生学里不可或缺的环节。看周兄肖像，鹤发童颜，"调中州，安五脏"自身收益，手段明鉴，且常用验方、自拟方攻克慢病，屡起沉疴，医名享誉南邦。更需圈评周兄中药炮制经验这把"撒手锏"，而今医药兼通之医家少之又少，理论结合临床，临床认识药材，此技高一筹是也。周兄从民间摘得国家级名老中医药专家、省名中医等头衔，难能可贵。这些来之不易的成绩与殊荣，该耗费了多少心血？所谓良机还是给事业勤奋、智慧人生的周兄准备好的！周兄即将出版《周来兴医学文集（二）》，学弟一个乡野村夫，错投岐黄麾下，碌碌无为，忽忽老矣，本不该有所动作，然周兄乃仁人志士，又是三子恩师，必须敬谢。让我最感知音处，乃是想当年"同舟共济"的赤脚医生情愫！无奈何，焉敢隐居彷徨，诚恐惶谈数语，斗胆混装序言。

友谊同道：邵长志
2014年7月于双城堡正红旗二屯陋室蒿诊室

邵长志，中国民间中医药研究开发协会特色医疗专家，传统中医"截根、挑割、拔罐"手法技能发起人，中国专科名医百家。

调中州　安五脏

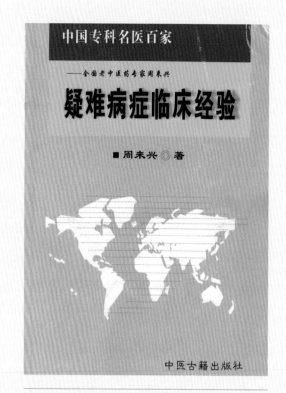

中国专科名医百家
——全国老中医药专家周来兴

疑难病症临床经验

■ 周来兴 ◎ 著

中医古籍出版社

周来兴编撰的著作《疑难病症临床经验》
书影

序

周来兴主任医师,从事中医药临床,教学四十载,第三批全国老中医药专家学术经验继承工作指导老师,其论文发表在国内外医学杂志60余篇,并在美国、澳大利亚、新加坡、朝鲜以及全国省、市进行学术交流,可见其声誉之大,遍及国内外,不愧为当代名医也。

周来兴《疑难病症临床经验》主要有医海探索、临证心得、临床报道、病案撷粹、验方集锦、证治歌诀等内容。具有中西医结合,辨证与辨病,继承与创新的特色,读者可以从中受到教益与启迪。

书中医海探索,渊源《内经》。如痹证是著名篇章,是人们的常见病,风寒湿三气杂至为痹。四季均有,范围广大,证候多变,探讨其实质,符合客观规律。又如"祝由"一词,乃《内经·素问·移精变气论》提出一种精神疗法。马莳注:"祝由"者,祝其病所由来,以告于神也。上古毒药未兴,针石未起,惟其移精变气,可祝由而已其病"。含有俗语"心病还须心来医"的精神疗法的意义。这些病证都出《内经》,故医海探索有所本也。

临证心得及临床报道则是作者的思考而提出来的结果,是诊病治疗的别出心裁的体会,也是治愈一些病症的必然归宿。对每种病症进行全面总结,并设对照组,观察其临床疗效,具有科学性,值得我们一读。

随师拾零,作者是全国首批名老中医药专家骆安邦学术经验法定继承人之一,他总结骆老对一些疾病,尤其是危急重症的经验,是一份宝贵的遗产,值得读者细心研究。

病案撷案,作者举出生平治验显著者三十种病症,并用中西医对照办法列出。面广法多,可资借鉴。

验方集锦,是作者广泛猎取,搜集民间有效的单方草药,在实践中加以验证的有效验方,具有"简、便、廉、验"的特点,用之得当,可收桴鼓之效,值得临床辨证推广应用。

证治歌诀,是作者学习中把二十种病证主要病因证治用歌诀加以概括,字句流畅,言简意赅,朗朗上口,便以记诵,为学者提供一份学习经验。

作者和余日久相处者数年,今为继承发扬祖国医学,著成此书,留传后代。今付梓之际,乐为之序。

蔡友敬
2003年10月于泉州

注:蔡友敬先生是全国首批500名老中医药专家之一,泉州市人大副主任,泉州市中医院名誉院长,主任医师、教授。

周来兴编撰的著作《疑难病症临床经验》序